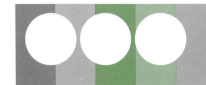

MICROBIOLOGY FOR NURSING

看護微生物学

第4版

今西二郎　市村　宏　編著

医歯薬出版株式会社

＜執筆者一覧＞

● 編　集 ─────────

市村　　宏　金沢大学医薬保健研究域医学系教授

今西　二郎　京都府立医科大学名誉教授
　　　　　　　明治国際医療大学附属統合医療センター長・教授

● 執　筆 ─────────

石﨑有澄美　金沢大学医薬保健研究域医学系准教授

市村　　宏　編集に同じ

今西　二郎　編集に同じ

神谷　　茂　杏林大学保健学部学部長・教授

小島夫美子　九州大学大学院医学研究院講師

槇村　浩一　帝京大学大学院医学研究科教授

森内　浩幸　長崎大学病院小児科・同大学院医歯薬学総合研究科教授

森内　昌子　長崎大学大学院医歯薬学総合研究科助教

（50 音順）

This book was originally published in Japanese
under the title of :

Kango Biseibutsugaku
(Microbiology for Nursing)

Editors :

Ichimura, Hiroshi
　Professor,
　Department of Viral Infection and International Health, Kanazawa University

Imanishi, Jiro
　Emeritus Professor,
　Kyoto Prefectural University of Medicine
　Professor and Director,
　MUIM Center for Integrative Medicine, Meiji University of Integrative Medicine

ⓒ 1993　1st ed.
ⓒ 2019　4th ed.

ISHIYAKU PUBLISHERS, INC.
　7-10, Honkomagome 1 chome, Bunkyo-ku,
　Tokyo 113-8612, Japan

第4版の序

本書第1版が出版されたのが1993年であり，その8年後の2001年に第2版が，さらに9年後の2010年に第3版が出版された．すなわち，本書第1版が刊行されてから四半世紀が経ったことになる．

25年以上も経てば，さすがに微生物学の領域では大きな変化があった．微生物の分類についても大きく変わってきた．たとえば真菌は今まで，植物の仲間とみなされていたが，実際は動物に近いことがわかってきた．さらに原虫類は動物の仲間と思われていたのに，動物とはまったく別のカテゴリーに入ることもわかった（5章 真菌学 参照）．

このような大きな変化だけではなく，実に多くの事項が新たに明らかにされてきたことから，これらを本書にも隈なく反映させる必要が生じてきた．

また，本書の編著者も今回大きな変更があった．今回の改訂にあたって，編者として新たに市村 宏先生に加わっていただいた．さらに執筆陣も大幅な変更を行った．「1章 病原微生物学と院内感染」では岸下雅通先生，小迫芳正先生から市村 宏先生，石﨑有澄美先生に，「3章 細菌学」では小迫芳正先生，岸下雅通先生から神谷 茂先生に，「5章 真菌学」では西山彌生先生から槇村浩一先生に，「6章 寄生虫学」では多田 功先生から小島夫美子先生に変更された．それに伴って，特に1，3，5章については大幅な更新がなされた．

それ以外に，2章については自然免疫の追加や腫瘍免疫療法，特に免疫チェックポイント阻害薬など最近の話題になっている項目の説明が加えられた．4章については，最近の抗ウイルス薬についての追加と修正や麻疹，風疹の最近の流行などについて説明が加えられた．6章については最新のデータやトピックが盛り込んで記載された．

今回の改訂により，急速に進化している微生物学について看護教科書として必要十分な内容が網羅されてきたことと思う．本書はこのような編著者らが意図したとおりになったものと確信してはいるが，これについては読者の皆様方の判断するところである．そのためにも皆様の本書に対する忌憚ないご意見を賜れば幸いである．

本書刊行にあたり，ご尽力をいただいた医歯薬出版株式会社ほか関係各位に感謝いたします．

2019年3月

編者　今西二郎

第3版の序

本書第1版が出版されたのが1993年であり，その8年後の2001年に第2版が世に出された．さらに，9年後の2010年に第3版を刊行することができた．すなわち，本書第1版が刊行されてから，20年弱が経とうとしているのである．

この20年の間には，微生物学の領域で驚くほどの変化が見られた．すなわち，分子生物学の発展により，多くの微生物の遺伝子が明らかになり，その機能なども解明されてきたこと，PCR法など，微生物の遺伝子を迅速に，高い感度と特異度で診断できる方法が開発され，しかも日常的に用いられるようになったことがあげられる．また，感染症の治療においても，さまざまな抗生物質の開発はいうまでもなく，抗ウイルス薬は，当時は抗ヘルペス薬くらいしかなかったのに，今や，エイズ，インフルエンザ，B型肝炎，C型肝炎などに対するものが，すでに日常診療で用いられるようになってきている．

また，免疫学の分野でも，大きな進歩をとげ，免疫学の根幹となる機構の概念も大きく変わってきている．

このように，ここ10年，20年の間の変化は大きく，それに伴って，教科書の記述内容も大幅に改訂する必要が出てきた．そのようなことから，今回，第3版の改訂を行うことになったわけである．

改訂の内容は，新しい微生物や感染症についての記述を加えたこと，第2章の免疫学を大幅に書き改めたこと，第4章のウイルス学についても，記述順を変更し，内容も大きく変えたことがあげられる．

今回の改訂により，日進月歩の微生物学についての最新の内容が，うまく盛り込まれたことと自負している．しかし，本当に編者らの意図したとおりになっているかどうかは，読者である皆様方の判断に委ねることになる．本書に対する忌憚ないご意見を賜れば，幸いである．

本書刊行にあたり，ご尽力を頂いた医歯薬出版株式会社の関係各位に感謝致します．

2010年2月

編者　今西二郎

序　文

第2版の序

本書は1993年に初版を発行して以降，第1版第10刷時の「新感染症法」関連の見直しに至るまで，できるだけ新しい情報を取り込むことを心がけながら増刷を重ねてきた.

　幸い各方面でご活用いただき，感謝の念とともに大きな責任も感じていたところ，この度，各領域において適任の共著者を得て，新しい研究成果に裏打ちされた内容を盛り込んだ改訂版発行という念願を実現できる運びとなった.

　全体の大きな章立ては従来の構成にそって，院内感染・起因微生物・感染症を三本柱とし微生物学の基本原則をわかりやすく解説したスタイルは踏襲しながら，微生物学の基礎的知識に加え，現時点で臨床的問題となっている主要な微生物に起因する疾患とその対策など，専門的領域についても最新の情報を盛り込んだ.

　近年の医療の高度化に伴う易感染性患者の増加は感染症の発生率を高めており，これに対する医療対策も近年飛躍的に進歩している一方では，ずさんな衛生管理が招いた食中毒例や感染事故にも事欠かないという現実があり，院内感染など病院内の重大な問題もいまだに解決されたとはいえない状況である.

　このようなときにあって，感染管理の基礎はあくまでも臨床微生物学であり，その知識に基づいた看護技術を駆使することによって，感染予防とよりよい感染看護が可能となることを再認識する必要を痛感している.

　21世紀には医療はさらに高度化され，細胞分子レベルの研究や臓器移植技術にともなう高度医療機器や薬剤の開発が進められていくなかで，患者さん一人ひとりに身近に接し，その訴えを聞くことのできる看護者が，専門的知識を身につけ，責任ある看護を実行できるということは，安全な患者看護に計り知れない効果をもたらすものと確信している.

　本書で多くの学生が臨床微生物学の基礎的知識を修得し，さらに臨床看護者となっても不可欠な知識を確認する手引きとして繰り返し活用していただければ幸いである.

　　　2001年1月

　　　　　　　　　　　　　　　　　　　　　　　　　　　　　　著者一同

序　文

　医療におけるナースの役割の多様化の中で，真に実力のあるナースの育成が求められている．とくに院内感染をめぐる諸問題は，患者の quality of life という観点からも，医療への信頼を高めるためにも，医療スタッフが力を合わせて取り組まねばならない基本的な問題である．

　看護学生のための「微生物学」のテキストを編集するにあたって，執筆者は看護にとって必要な「微生物学」とは何かを真剣に討論し，たくさんの情報の中から何が必要かを選択した．これまでのテキストは，ともすると医学生のための「微生物学」の内容をひきうつしたものが多く，看護教育における「微生物学」として何が求められているかという検討に欠ける点があったように思われる．

　実際の看護教育では，いわゆる専門基礎の分野は多様のニーズに対応するためであろうか，少ない時間にかかわらず項目の増加の傾向が目立ち，詰め込み教育や丸暗記教育に陥り，その結果，比較・連係・組み合わせによる思考や論理的思考，まとめの力を養うに至っていないという状況にある．

　一方，臨床看護は患者との１対１のケアを原点としており，それにはまず，患者一人ひとりの体の中に起きているできごとを大筋で誤りなくとらえることが一つの柱として必要である．そのうえではじめて，全人的総合看護や社会保健活動が展開されるのではないかと思われる．

　医療スタッフの一員としてナースが力を発揮していくためにも，医療の第一線で看護に求められているものは何かを認識し，看護教育のはじめから科学的思考力や応用力を養って，アセスメントや看護診断の力を身につけることが大切である．

　本書は医学生のテキストをそのまま簡略にするようなやり方をいっさい避けて，各分野の専門の先生方に，ナースに求められている内容を，ナースの実際の仕事に役立つ形で詳しく記述していただいた．

＜本書の特徴＞

1）微生物学に興味がわき，学んで楽しいテキストとなることを目指した．
2）項目の網羅主義を改め，看護の実情に合う内容を精選した．
3）看護の現場とのかかわり，結び付きがわかる書き方，構成を工夫し，基礎と臨床応用（院内感染など）に関して，学生がその関連づけを考え，理解できるよう努めた．
4）多くのわかりやすい図や表を工夫した．
5）ナースのメモ，参考欄（青枠）を設け，看護の現場で役に立つ知識のほか，歴史的事情や実験例を適宜に入れて，学説のつくられる背景を論理的に考える資料とした．
6）各章ごとに，学んだことを確認する問題をつけた．
7）索引には微生物学の重要用語のほか疾患名を多く入れ，ナースになじみのある疾患名から病原菌との関係を学べるように配慮した．
8）特論として「ナースのためのエイズの知識」を付した．

序　文

　　執筆者一同は，看護教育の中で模索してきた考えをふまえて「微生物学」を本書の形に
具体化してみたが，目的には達していない点も多々あると思う．ご指導，ご意見を心より
お願いするとともに，本書が多くの先生方に活用され，また本書で学んだ学生の皆様が医
療スタッフとともに活躍される日を執筆者一同願ってやまない．

　　　1993年2月

編　　　者

viii

CONTENTS

第1章 病原微生物学と院内感染　　1
（石﨑有澄美・市村　宏）

1 感染と感染症　　1
感染とは　*1*

2 病原微生物と常在菌叢　　2
病原微生物と非病原微生物　*2*／常在菌叢　*2*

3 感染様式，感染経路と微生物進入口　　4
感染様式　*4*／感染症の種類　*5*／感染経路と侵入門戸　*5*

4 感染症サーベイランス：感染症予防対策のための情報システム　　6

5 抗菌化学療法と耐性菌　　9

6 院内感染　　10
院内感染の種類　*10*／院内感染サーベイランス　*10*

7 滅菌と消毒　　11
消毒レベルは，医療行為のレベルに応じて判断　*11*／滅菌・消毒方法　*12*

8 感染性廃棄物　　12
感染性廃棄物とは　*12*

第2章 感染と免疫　　18
（今西二郎）

1 免疫とは　　18
免疫の定義，種類　*18*

2 抗原と抗体　　19
抗原　*19*／抗原決定基　*19*／抗体　*20*／免疫グロブリンG　*21*／免疫グロブリンM　*21*／免疫グロブリンA　*21*／免疫グロブリンE　*22*／免疫グロブリンD　*22*

3 免疫担当細胞と免疫応答機構　　23
1 免疫担当細胞　*23*
マクロファージ　*24*／CD分類　*24*／T細胞と感作リンパ球　*25*／細胞傷害性T細胞　*25*／ヘルパーT細胞　*26*／Bリンパ球　*26*／T細胞抗原レセプター　*26*／B細胞抗原レセプター　*27*／非T非Bリンパ球　*27*／好中球　*27*／好塩基球（肥満細胞）　*27*／好酸球　*28*

2 免疫応答機構　*28*
抗体産生機構　*28*／既往症反応　*28*

4 抗原抗体反応　　29
沈降反応　*30*／凝集反応　*30*／クームス試験　*30*／ABO式血液型　*30*／Rh式血液型　*31*／中和反応　*32*／血清療法　*32*

5 補体とアレルギー　　32
1 補体　*33*
古典的経路　*33*／代替経路　*34*／レクチン経路　*34*／補体結合反応　*35*

目次　ix

2 アレルギー *35*
Ⅰ型アレルギー *35* ／抗アレルギー薬 *36* ／アトピー *37* ／Ⅰ型アレルギーによる疾患 *37*
／Ⅰ型アレルギーの診断 *37* ／Ⅱ型アレルギー *37* ／Ⅲ型アレルギー *38* ／Ⅳ型アレルギー
38

6 サイトカイン　39

7 自然免疫　39
トール様レセプター *40* ／自然免疫を担う細胞 *40* ／自然免疫に関与する物質 *41* ／自然免疫
応答と獲得免疫の相互作用 *41*

8 移植，感染，腫瘍免疫　41
1 移植免疫と主要組織適合性抗原 *41*
移植の種類 *42* ／組織適合性抗原 *42* ／HLA *42* ／GVH 反応 *43*

2 感染免疫 *45*
感染防御抗原・感染防御抗体 *45* ／ワクチン *45*

3 腫瘍免疫 *46*
免疫療法 *48*

9 免疫の異常　49
1 自己免疫病 *49*
全身性エリテマトーデスと新生児ループス症候群 *49* ／関節リウマチ *49* ／膠原病 *50* ／橋本病
50 ／バセドウ病 *50* ／悪性貧血 *50* ／糖尿病 *50* ／重症筋無力症 *51* ／ベーチェット病 *51*

2 免疫不全 *51*
先天性免疫不全症 *51* ／後天性免疫不全症候群 *52*

10 成長，発達，老化と免疫　53
老化と免疫 *53* ／妊娠と免疫 *53* ／原発性習慣性流産 *53*

11 免疫抑制薬および免疫抑制　54

第3章　細菌学　55
（神谷　茂）

1 細菌学総論　55
1 形態，性状，構造，分類 *55*
形態 *55* ／性状 *55* ／構造 *55* ／分類 *56*

2 環境と細菌 *56*
環境条件 *56* ／嫌気性・好気性 *56* ／増殖曲線 *56*

3 化学療法 *57*
β-ラクタム系 *57* ／アミノグリコシド（アミノ配糖体）系 *59* ／テトラサイクリン系 *59* ／
マクロライド系 *59* ／キノロン系 *59* ／そのほかの抗菌薬 *60* ／抗結核薬 *60*

4 予防 *60*
ワクチン *60* ／血清療法 *61*

2 細菌学各論　61
1 グラム陽性球菌 *61*
1）ブドウ球菌（スタフィロコッカス属） *61*
2）レンサ球菌（ストレプトコッカス属） *63*

〈病原性を示す菌種〉 63
（1）化膿レンサ球菌（A 群レンサ球菌） 63
（2）ストレプトコッカス・アガラクティアエ（B 群レンサ球菌） 64
（3）ストレプトコッカス・ニューモニアエ（肺炎球菌） 64
3）腸球菌（エンテロコッカス属） 65

2 グラム陰性球菌 65
1）ナイセリア属 65
（1）淋菌（ナイセリア・ゴノレエ） 66
（2）髄膜炎菌（ナイセリア・メニンジティディス） 66

3 グラム陽性桿菌 67
1）バシラス属 67
（1）セレウス菌（バシラス・セレウス） 67
（2）炭疽菌（バシラス・アンスラシス） 68
2）クロストリジウム属 68
（1）破傷風菌（クロストリジウム・テタニ） 68
（2）ボツリヌス菌（クロストリジウム・ボツリヌム） 70
（3）ディフィシル菌（クロストリジウム・ディフィシル） 70
（4）ウェルシュ菌（クロストリジウム・パーフリンゲンス） 71
3）コリネバクテリウム属 72
（1）ジフテリア菌（コリネバクテリウム・ジフテリアエ） 72
4）リステリア属 72
（1）リステリア・モノサイトゲネス 73
5）放線菌類 74
（1）アクチノマイセス属 74
（2）ノカルディア属 74
6）マイコバクテリウム属 75
（1）結核菌群（マイコバクテリウム・ツベルクローシス・コンプレックス） 75
（2）非結核性抗酸菌 76
（3）らい菌（マイコバクテリウム・レプラレ） 77

4 グラム陰性桿菌 78
1）腸内細菌科 78
（1）エシェリキア属 78
（2）赤痢菌属 79
（3）サルモネラ属 80
（4）エルシニア属 80
　a）エルシニア・エンテロコリティカ 81
　b）偽結核菌 81
　c）ペスト菌 81
（5）プロテウス属 81
（6）セラチア属 82
（7）クレブシエラ属 82
2）ビブリオ属 83
（1）コレラ菌（ビブリオ・コレラエ） 83
（2）腸炎ビブリオ（ビブリオ・パラヘモリティカス） 84
3）エロモナス属 84
4）プレジオモナス属 85
5）ブドウ糖非発酵グラム陰性桿菌 85

　　　　　a）緑膿菌　**86**
　　　　　b）アシネトバクター属　**86**
　　　　　c）アクロモバクター属　**87**
　　　　　d）クリセオバクテリウム属　**87**
　　　　　e）ステノトロフォモナス属　**88**
　　　6）ヘモフィルス属　**88**
　　　（1）インフルエンザ菌（ヘモフィルス・インフルエンゼ）　**88**
　　　7）パスツレラ属　**89**
　　　（1）パスツレラ・ムルトシダ　**89**
　　　8）フランシセラ属　**90**
　　　（1）野兎病菌（フランシセラ・ツラレンシス亜種ツラレンシス）　**90**
　　　9）ボルデテラ属　**90**
　　　（1）百日咳菌（ボルデテラ・パツーシス）　**90**
　　　10）ブルセラ属　**91**
　　　11）レジオネラ属　**91**
　　　12）カンピロバクター属　**92**
　　　13）ヘリコバクター属　**93**
　　　（1）ピロリ菌（ヘリコバクター・ピロリ）　**93**
　　　（2）シネディ菌（ヘリコバクター・シネディ）　**94**
　　5 **マイコプラズマ属**　**94**
　　　　一般性状・分布　**94**／病原性　**94**／ヒトの疾患　**95**／治療　**95**
　　6 **スピロヘータ科**　**95**
　　　1）トレポネーマ属　**95**
　　　（1）梅毒トレポネーマ（トレポネーマ・パリダム）　**95**
　　　　梅毒の臨床症状　**95**／先天性梅毒　**96**／生物学的偽陽性反応　**96**／治療　**96**
　　　2）ボレリア属　**96**
　　　（1）回帰熱ボレリア（ボレリア・レカレンティス）　**96**
　　　（2）ライム病ボレリア（ボレリア・ブルグドルフェリ）　**96**
　　7 **レプトスピラ科**　**97**
　　　1）黄疸出血性レプトスピラ（ワイル病）　**97**
　　　2）秋疫（あきやみ）レプトスピラ　**97**
　　　3）イヌ・レプトスピラ　**97**
　　8 **リケッチア科**　**97**
　　　1）発疹チフスリケッチア（リケッチア・プロワゼキィ）　**98**
　　　2）発疹熱リケッチア（リケッチア・ティフィ）　**98**
　　　3）ツツガムシ病リケッチア（オリエンチア・ツツガムシ）　**98**
　　9 **クラミジア属**　**98**
　　　1）トラコーマ・クラミジア（クラミジア・トラコマティス）　**98**
　　　2）オウム病クラミジア（クラミジア・シッタシ）　**99**
　　　3）肺炎クラミジア（クラミジア・ニューモニアエ）　**99**

第4章　ウイルス学　　　　　　　　　　　*100*

（森内浩幸・森内昌子）

1　ウイルス学総論　..　*100*

1 **ウイルスとは何か？** *100*

ウイルスの構造 *101* ／ウイルスの増殖 *104* ／ウイルスの特徴 *105*

2 **ウイルスの生活様式は？** *105*

ウイルスの伝播様式 *105* ／ウイルスの感染形態 *106*

3 **ウイルスはどのようにしてヒトに病気を引き起こすのか？** *107*

発病機構 *107*

4 **ヒトはウイルスからどのようにして身を守っているのか？** *108*

自然免疫（内因性免疫）と獲得免疫（特異的免疫） *108* ／ウイルス感染はさまざまな段階で防御されている *108* ／ウイルス感染はなぜ時に重症化するのか *108*

5 **ウイルス感染からさらに逃れるためにはどうすればいいのか？** *109*

能動免疫 *110* ／受動免疫 *110*

6 **ウイルス感染はどう診断するのか？** *110*

疫学的および臨床的診断 *110* ／血清学的診断 *110* ／ウイルス分離 *110* ／抗原検出 *110* ／核酸検出 *110*

7 **ウイルス病はどう治療するのか？** *111*

抗ヘルペスウイルス薬 *111* ／抗レトロウイルス薬 *112* ／抗インフルエンザウイルス薬 *113* ／抗 B 型または抗 C 型肝炎ウイルス薬 *113*

2 ウイルス学各論 ··· *113*

（1）ウイルス学的分類 *113*

1 **DNA ウイルス** *113*

（1）ポックスウイルス *113*
（2）ヘルペスウイルス *113*
（3）アデノウイルス *114*
（4）ポリオーマウイルス *114*
（5）パピローマウイルス *114*
（6）パルボウイルス *115*
（7）ヘパドナウイルス *115*

2 **RNA ウイルス** *115*

（1）レトロウイルス *115*
（2）レオウイルス *116*
（3）フィロウイルス *116*
（4）ラブドウイルス *116*
（5）パラミクソウイルス *117*
（6）オルソミクソウイルス *117*
（7）ピコルナウイルス *118*
（8）カリシウイルス *119*
（9）コロナウイルス *120*
（10）フラビウイルス *120*
（11）トガウイルス *121*
（12）プリオン *121*

（2）症候学的または感染経路の観点からの分類 *122*

1 **呼吸器感染を起こすウイルス** *122*
2 **消化器感染を起こすウイルス** *122*
3 **急性発疹性発熱性感染を起こすウイルス** *122*
4 **中枢神経系に感染する，または障害を及ぼすウイルス** *124*
5 **肝炎を起こすウイルス** *125*

目次　xiii

(1) A 型肝炎ウイルス（HAV）　**125**
(2) B 型肝炎ウイルス（HBV）　**125**
(3) C 型肝炎ウイルス（HCV）　**126**
(4) D 型肝炎ウイルス　**126**
(5) E 型肝炎ウイルス　**126**

6 媒介動物を介して感染するウイルス　126
(1) 蚊が媒介するウイルス　**127**
(2) ダニが媒介するウイルス　**127**
(3) 動物咬傷により感染するウイルス　**127**
(4) 人獣共通感染する新興感染症ウイルス　**127**

7 性感染を起こすウイルス　127
(1) 性器病変を起こすウイルス　**127**
(2) 性行為を介して感染するが，性器病変ではなく全身性疾患を引き起こすウイルス　**128**

8 垂直（母子）感染を起こすウイルス　128
(1) 出生前感染　**128**
(2) 周産期感染　**129**
(3) 出生後感染　**130**

9 血液を介して感染するウイルス　132

10 日和見感染を起こすウイルス　132
(1) サイトメガロウイルス　**132**
(2) EB ウイルス　**132**
(3) 水痘帯状疱疹ウイルス　**133**
(4) 単純ヘルペスウイルス　**133**
(5) JC ウイルス　**133**

第5章　真菌学　　134

（槇村浩一）

1 真菌学総論　134

1 真菌とは何か　134
真菌の生物学的特徴　**134**／生命進化からみた真菌　**134**／形態学　**135**／生殖　**136**

2 真菌の分類　138

3 ヒトの生活と真菌　138
環境真菌　**138**／有用真菌　**138**／有害真菌　**139**

4 真菌症と原因真菌　139
感染症起因真菌　**139**／アレルギー起因真菌　**139**／中毒起因真菌　**140**

5 真菌感染症の分類　140
表在性真菌症　**140**／深部表在性真菌症　**140**／深在性真菌症　**140**

6 真菌感染症の疫学　141
表在性真菌症の疫学　**141**／深在性真菌症の疫学　**141**

7 真菌感染症の診断　141
臨床的診断法　**141**／顕微鏡的診断法　**142**／血清学的診断法　**142**／微生物学的診断法　**142**／遺伝子診断法　**144**

8 真菌感染症の治療　144
薬物療法　**144**／外科的療法　**146**／温熱療法　**146**／免疫療法　**146**

2 真菌学各論 ······ 147

1 単細胞発育を示す子嚢菌門の真菌 147
（1）カンジダ属とカンジダ症 147
（2）ニューモシスチス・イロベチイとニューモシスチス肺炎 149

2 糸状発育を示す子嚢菌門の真菌 150
（1）アスペルギルス属とアスペルギルス症 150
（2）白癬菌と白癬 153
（3）コクシジオイデスなど輸入真菌症原因菌と輸入真菌症 157
（4）フサリウム属とフサリウム症 158
（5）スポロトリックス属とスポロトリコーシス 159
（6）黒色真菌と黒色真菌症 160

3 単細胞発育を示す担子菌門の真菌 161
（1）クリプトコックス属とクリプトコックス症 161
（2）トリコスポロン属とトリコスポロン症 162
（3）マラセチア属とマラセチア症 163

4 ムーコル門とその他の真菌 164
（1）ムーコル門の真菌とムーコル症 164
（2）トリモチカビ門の真菌とエントモフトラ症 165
（3）ミクロスポリディア門の真菌とミクロスポリディア症 165

第6章 寄生虫学 167
（小島夫美子）

1 寄生虫学総論 ······ 167

1 世界の寄生虫病の現状 167
先進国で注意を要する寄生虫病 167

2 寄生と寄生虫 168
寄生虫の分類 168／生活史と宿主 169／感染の様式 169／生殖の様式 170／宿主－寄生虫関係 host-parasite relationship 170

3 寄生虫による病害・症候 170
血液にみられる症候 171／呼吸器症候 171／肝脾の症候 171／消化器症候 172／中枢神経症状 172／発熱 172／眼症状 172／心臓障害 173／皮膚・筋肉の症候 173／リンパ系の障害 173／泌尿生殖器の症候 173

4 寄生虫感染の背景 174
風土の条件 174／伝播昆虫・中間宿主の条件 174／人間の条件 175

5 寄生虫病の診断・検査 175

6 寄生虫病対策 176
個人レベルの対策 176／地域・地球レベルでの対策 177

2 寄生虫学各論 ······ 177

1 原虫類 177
1）腸管寄生性原虫類 177
（1）赤痢アメーバ 177
（2）ランブル鞭毛虫 178
（3）戦争イソスポラ 178
（4）小形クリプトスポリジウム 178
2）血液・組織寄生性原虫類 178

（1）トリパノソーマ **178**
（2）リーシュマニア **178**
（3）トキソプラズマ・ゴンディ **179**
（4）マラリア原虫 **179**

3）泌尿生殖器寄生性原虫 **180**
（1）腟トリコモナス **180**

2 条　虫　類 *180*

1）腸管寄生性条虫類 **180**
（1）日本海裂頭条虫 **180**
（2）無鉤条虫 **181**
（3）有鉤条虫 **181**
（4）瓜実条虫 **181**

2）幼条虫症を起こす条虫類 **181**
（1）マンソン孤虫症 **181**
（2）有鉤嚢虫症 **181**
（3）包虫症（エキノコックス症） **182**

3 吸　虫　類 *182*

1）腸管寄生性吸虫類 **182**
（1）横川吸虫 **182**
（2）有害異形吸虫 **182**
（3）肥大吸虫 **182**

2）血管寄生性吸虫類 **182**
（1）日本住血吸虫 **183**
（2）マンソン住血吸虫 **183**
（3）ビルハルツ住血吸虫 **183**
（4）住血吸虫性皮膚炎 **183**

3）組織寄生性吸虫類 **183**
（1）肝　蛭 **183**
（2）肝　虫 **183**
（3）肺吸虫 **183**

4 線　虫　類 *184*

1）腸管寄生性線虫類 **184**
（1）回　虫 **184**
（2）鉤　虫 **184**
（3）アニサキス **184**
（4）蟯　虫 **185**
（5）糞線虫 **185**

2）組織寄生性線虫類 **185**
（1）糸状虫（フィラリア）類 **185**
（2）顎口虫 **186**
（3）広東住血線虫 **186**
（4）旋毛虫 **186**

付表1　感染症法の分類，対象疾患と病原微生物 **189**
付表2　主な新興感染症と起因病原体 **192**
付表3　主な再興感染症と起因病原体 **193**

第1章
病原微生物学と院内感染

1 / 感染と感染症

■ 感染とは

　ヒトはさまざまな生体防御機能をもっており，微生物がヒトの体内に侵入しただけでは感染症は起こらない．微生物がヒトの体内に進入し，寄生的状態になって増殖することを感染 infection とよび，感染の結果，ヒトの身体に何らかの症状が引き起こされた場合を感染症 infectious disease とよぶ．また，微生物が感染してから，ヒトに何らかの症状が発現する（発症）までの期間を潜伏期 latent phase とよぶ．

　感染と発症の関係は，宿主（ヒト）と寄生体（微生物）の関係 host-parasite-relationship に大きく依存している．ヒトが微生物の感染ならびに感染による発症を防御しようとする力を免疫力という．免疫とは外来の微生物や異物，または生体に生じた不要物質，病的細胞，病的物質などを自己と異なるものと認識し，自己と異なるものを排除し，自己の恒常性を維持しようとする生体反応のことであり，自然免疫と獲得免疫（体液性免疫と細胞性免疫）がある（「第2章：感染と免疫」参照）．免疫力は，年齢，性別，予防接種の有無で大きく異なり，個人差が大きい．一方，微生物の毒力 virulence（病気を起こす力）も，その種 species や株 strain により大きく異なる．微生物の毒力よりも宿主の免疫力が勝っていれば，微生物は感染しない．また，感染してもその微生物の毒力に見合う免疫力があれば，発症しない．このように症状が現れない感染を不顕性感染という．一方，微生物の毒力が免疫力を超えた場合，発熱や咳，痰，鼻水，下痢などの症状が発現する，すなわち感染症を発症する．症状が現れる感染を顕性感染という．

　感染した微生物が体内から排除されると感染症は治癒する．体内から微生物が排除されない場合，慢性的に微生物の感染先の臓器で微生物の増殖が続く慢性（持続）感染 chronic (persistent) infection や，一時的に増殖が停止する潜伏感染 latent infection を起こす．潜伏感染をしている微生物は，何らかの誘因でヒトの免疫機能が低下した際に再び増殖を始め（再活性化），感染症を起こす．これを回帰発症 recurrent infection とよぶ．また，病原微生物を体内に保有しながら，それによる症状を示さないことがある．このような状態を保菌とよび，保菌状態にあるヒトを保菌者（無症状病原体保有者）とよぶ．保菌者は通常，その病原微生物を体外に排出しているので感染源になる可能性があり，注意が必要である[1, 2]．感染にかかわる主な用語を**表1-1**にまとめた．

表 1-1　感染にかかわる用語

用語	定義
感染	微生物がヒトの体内に侵入し，寄生的状態になって増殖すること
感染症	感染した微生物により，ヒトの身体に何らかの症状が引き起こされた状態
顕性感染	病原微生物が感染しヒトに何らかの症状が現れる状態
不顕性感染	病原微生物が感染してもヒトにはまったく症状が現れない状態
潜伏期	病原微生物がヒトに感染してから発症するまでの期間
治癒	感染した病原微生物がヒトの体内から完全に排除された状態
慢性（持続）感染	感染先の臓器で慢性的に病原微生物の増殖が続いている状態
潜伏感染	感染先の臓器で病原微生物の増殖が一時的に停止している状態
回帰発症	潜伏感染している病原微生物が再び増殖を始め，感染症を起こしている状態
保菌	体内に病原微生物をもっている状態
侵入門戸	病原微生物がヒトの体内へ侵入する入り口

2 病原微生物と常在菌叢

■ 病原微生物と非病原微生物

　　われわれを取り巻く環境中には多くの微生物が存在している．これらの微生物のうち，ヒトに病気を引き起こすものを病原微生物（病原体 pathogen）とよび，病気を起こさない微生物を非病原微生物とよぶが，その境界は必ずしも明確に区分できない．微生物の病原性 pathogenicity・毒力 virulence を決める因子には，人の細胞に付着・定着する能力，組織内への侵襲性，微生物が産生する毒素の強さ，人の感染防御機能への抵抗性などがある．

　　病原微生物は，ヒトの身体のどこにでも定着・増殖し，感染症を起こすわけではない．各病原微生物にはその特徴に応じた進入経路（感染経路・侵入門戸）や感染しやすい身体の部位・臓器（標的臓器）がある．代表的な病原微生物とその標的臓器を**表 1-2**に示す．病原微生物の感染経路と進入門戸の詳細については後述する（「4 頁：3. 感染様式，感染経路と微生物進入門戸」）．

　　病原微生物は大きくウイルス，細菌（マイコプラズマ，リケッチア，クラミジアを含む），真菌，寄生虫に分類される（**図 1-1**）．各病原微生物の詳細は後章で詳述する．

■ 常在菌叢

　　新生児は母体内にいるあいだは無菌であるが，産道を通り外に出てくるあいだに，母体や外部環境にいる菌に触れることにより，皮膚表面，口腔，消化管，生殖器などに微生物が住みつくようになる．これを常在菌叢といい，通常の健康状態であれば常在菌叢がヒトに感染症を起こすことはない．皮膚には表皮ブドウ球菌やプロピオニバクテリウム・アクネスなどが常在している．ヒトに定着している細菌の90%は消化管に生息しており，乳酸菌やビフィズス菌，大腸菌，バクテロイデス，腸球菌，クロストリジウ

1 病原微生物学と院内感染　3

表1-2　代表的な病原微生物と標的臓器

主な標的臓器	病原微生物	
呼吸器系 （鼻，副鼻腔， 　咽喉，気管， 　気管支，肺）	細菌	肺炎球菌 インフルエンザ桿菌 A群溶血性連鎖球菌 髄膜炎菌 結核菌 レジオネラ菌
	マイコプラズマ	肺炎マイコプラズマ
	クラミジア	肺炎クラミジア
	ウイルス	アデノウイルス* コクサッキーウイルス* エコーウイルス* ライノウイルス RSウイルス インフルエンザウイルス ヒトメタニューモウイルス 麻疹ウイルス ムンプスウイルス
	真菌	真菌
皮膚・粘膜	細菌	黄色ブドウ球菌，表皮ブドウ球菌 溶血性連鎖球菌
	ウイルス	風疹ウイルス 水痘・帯状疱疹ウイルス 単純ヘルペスウイルス ヒトパピローマウイルス
血液系	ウイルス	EBウイルス サイトメガロウイルス デング熱ウイルス ヒト免疫不全ウイルス ヒトパルボウイルスB19
	原虫	熱帯熱マラリア原虫
腸管系	細菌	大腸菌 腸球菌 肺炎桿菌
	ウイルス	ノロウイルス ロタウイルス ポリオウイルス
	原虫	赤痢アメーバ
	寄生虫	条虫
神経系	ウイルス	コクサッキーウイルス* エコーウイルス* 日本脳炎ウイルス 狂犬病ウイルス
	原虫	トキソプラズマ
肝臓	ウイルス	A型・B型・C型・E型肝炎ウイルス
尿路系	細菌	大腸菌

* 型によって異なった臓器特異性をもつ

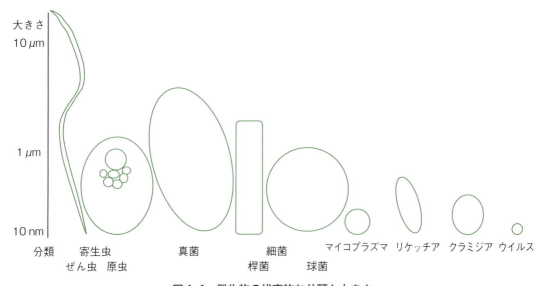

図 1-1　微生物の代表的な分類と大きさ
nm（ナノメートル）：10 億分の 1 m，μm（マイクロメートル）：100 万分の 1 m

ム，ウェルシュ菌などが腸内細菌叢を構成している．腸内細菌叢は，ビタミンや短鎖脂肪酸などヒトにとって必要な物質を産生したり，ヒトの免疫系の発達をうながしたり，外来の病原微生物に対するバリアとしても機能している．

　ヒトは皮膚や粘膜バリア，気道の繊毛や腸管の蠕動運動，鼻汁・唾液・胃酸などの分泌液，免疫機能など，さまざまな感染防御機構をもっている．医療行為（注射・点滴，尿道カテーテル挿入，中心静脈カテーテル挿入，経管カテーテル挿入，人工呼吸器装着，外科手術など）や何らかの要因（熱傷による皮膚バリア損傷など）でこれらの感染防御機能が破綻し，本来は無菌状態の体腔（皮下組織，腹腔，血管内，脳内など）へ菌の侵入が起こることにより常在菌による感染症が起きたり，生体機能の異常（胆道・腸管閉塞など）により常在菌叢（腸内細菌群など）が異常増殖し感染症が起きたりする場合がある．また，抗菌化学療法により，正常な常在菌叢のバランスが変化し，通常は常在菌叢により増殖が抑えられている病原微生物が異常増殖し感染症（クロストリジウム・ディフィシル腸炎，カンジダ膣炎など）を引き起こすこともある．これを菌交代症という．

3　感染様式，感染経路と微生物進入口

■ 感染様式

　微生物の感染様式には，大きく分けて水平感染 horizontal infection と垂直感染 vertical infection がある．水平感染はさらに，ヒトの体内に常在する微生物が増殖して起こる内因性感染と，体外から侵入した微生物による外因性感染に分けられる．垂直感染とは，周産期に起こる母から児への感染をいう．出産前の母体内で起こる経胎盤感染／胎

1 病原微生物学と院内感染 5

内感染，分娩時に起こる産道感染，出産後に起こる母乳感染がある．

■ 感染症の種類

　　感染症は感染の発生場所を基準に，市中感染 community acquired infection と院内感染 nosocomial infection（または病院感染 hospital acquired infection）に分類される．市中感染は，医療機関の外で発生する感染をさす．院内感染（または 病院感染）は病院の中で起こった感染，または入院中に受けた感染をさす．感染を受けるのは，入院中の患者だけでなく，医療機関にかかわっているすべての人（医療従事者，訪問者，業者）が含まれる．医療行為に伴う感染もあるが，市中感染が院内に持ち込まれ，院内で広がることもある．世界的には，院内感染（病院感染）は，在宅ケアでの感染を含めて「医療関連感染 Healthcare-Associated Infection（HAI）」といわれるようになっている[3]．

　　そのほかの感染症として，宿主の免疫が低下した際に，健康なヒトには感染症を起こさない微生物（弱毒微生物や非病原微生物）により発症する日和見感染症 opportunistic infection がある．患者自身がもっている病原微生物による内因性感染の場合（カンジダ感染症など）と，外部環境からの病原微生物による外因性感染（多剤耐性菌感染症など）の場合がある．日和見感染症を起こす代表的な微生物を**表 1-3** に示す．日和見感染を起こす宿主を易感染性宿主 compromised host とよぶ．易感染状態は免疫を低下させる基礎疾患（血液疾患，悪性腫瘍，糖尿病，人工透析患者など），手術，放射線治療，臓器移植，免疫を抑制する薬剤（抗がん剤，ステロイド，免疫抑制薬など）の使用などにより引き起こされる．

　　また，性行為に伴い伝播する性感染症（sexually transmitted infection：STI）（**表 1-4**），動物由来感染症（**表 1-5**）や，飛行機などの交通機関の発達や輸入食品の増加などのグローバル化に伴い，もともとわが国には存在しないきわめてまれな感染症や熱帯特有の感染症が，海外から持ち込まれる輸入感染症（**表 1-6**）がある．

■ 感染経路と侵入門戸

　　微生物の感染経路と生体への侵入門戸は，感染予防策を実施するうえで特に重要である．**表 1-7** に感染経路と主な病原微生物をまとめた．

表 1-3　主な日和見感染起因微生物

細菌	表皮ブドウ球菌 黄色ブドウ球菌 緑膿菌 肺炎桿菌 セラチア菌 アシネトバクター菌 バクテロイデス属	真菌	カンジダ・アルビカンス クリプトコックス・ネオフォルマンス アスペルギルス菌 ニューモシスチス・イロベチイ
		ウイルス	単純ヘルペスウイルス 水痘・帯状疱疹ウイルス サイトメガロウイルス

表1-4 主な性感染症と起因微生物

分類	起因微生物	感染症
細菌	淋菌 梅毒トレポネーマ* ガードネレラ・バジナリス B群レンサ球菌*	淋病，尿道炎，咽頭炎 梅毒 腟炎 腟炎
マイコプラズマ	マイコプラズマ・ホミニス ウレアプラズマ・ウレアリティカム	腟炎 尿道炎
クラミジア	性器クラミジア*	尿道炎，咽頭炎，骨盤内炎症性疾患
ウイルス	単純ヘルペスウイルス* ヒトパピローマウイルス B型肝炎ウイルス* サイトメガロウイルス* EBウイルス* ヒト免疫不全ウイルス*	陰部ヘルペス 尖圭コンジローマ，子宮頸がん，膀胱がん，陰茎がん B型肝炎 サイトメガロウイルス感染症 EBウイルス感染症 後天性免疫不全症候群（AIDS）
真菌	カンジダ・アルビカンス*	外陰・腟カンジダ症
原虫	トリコモナス 赤痢アメーバ	腟トリコモナス症 アメーバ赤痢
寄生虫	ヒゼンダニ ケジラミ	疥癬 ケジラミ症

* 妊婦が慢性感染している場合や初感染の場合には，胎児・新生児に重篤な感染症を引き起こす場合がある．必要に応じて，妊婦へのスクリーニング，治療および母子感染予防対策を行う．

4 感染症サーベイランス：感染症予防対策のための情報システム

　1897年に制定された最初の感染症予防に対する法律「伝染病予防法」は，「性病予防法」および「エイズ予防法」と統廃合する形で，1999年に「感染症予防及び感染症の患者に対する医療に関する法律」（通称「感染症法」）として新たに制定された．また，2007年には「結核予防法」が廃止され，感染症法に統合された．

　感染症法は，感染症を1～5類感染症に区分し，それぞれの感染症に対し，人権を尊重するという基本理念に基づいた感染症患者への対応と措置，病原体などの所持，輸入，運搬そのほかの取り扱いについて規定している（189頁：**付表1**）．また，感染症法の大きな柱として，感染症発生動向調査（感染症サーベイランス）がある．1～4類感染症と5類感染症の一部は全数把握疾患であり，これらの感染症を診断した医師は，届け出基準に則り，最寄りの保健所に速やかに患者発生の届け出を行う．病原体検査の必要がある場合には，地方衛生研究所および国立感染症研究所で検査を実施する．全数把握疾患のなかには，ウイルス性肝炎（A型肝炎およびE型肝炎を除く）や，多剤耐性菌感染症など，たびたび院内感染として流行を起こす感染症が含まれており，医療従事者は感染症サーベイランスの情報には注意が必要である．

　5類感染症の一部は定点把握疾患であり，小児科定点，インフルエンザ定点，眼科定

1　病原微生物学と院内感染　　7

表 1-5　主な動物由来感染症と起因微生物

分類	起因微生物	感染症	媒介動物
細菌	炭疽菌	炭疽	ヒツジ, ウシなど
	ブルセラ菌	ブルセラ症	ウシ, ブタなど
	ウシ型結核菌	結核	ウシ
	サルモネラ	サルモネラ症	ウシ, ブタ, カメ
	野兎病菌	野兎病	野ウサギ, げっ歯類
	パスツレラ-ムルトシダ	パスツレラ症	ネコ, イヌなど
	リステリア・モノサイトゲネス	リステリア症	ウシ, ヤギ
	レプトスピラ・インターロガンス	レプトスピラ症	イヌ, ネズミ
	ライム病ボレリア	ライム病	マダニ
	鼠咬症スピリルム	鼠咬症	ネズミ
	バルトネラ・ヘンセラエ	ネコひっかき病	ネコ
	カンピロバクター属	カンピロバクター症	ニワトリ, ウシなど
クラミジア	オウム病クラミジア	オウム病	オウム, インコなど
リケッチア	Q 熱コクシエラ	Q 熱	家畜, マダニ
	ツツガムシ病リケッチア	ツツガムシ病	野ネズミ
	日本紅斑熱リケッチア	日本紅斑熱	マダニ
ウイルス	日本脳炎ウイルス	日本脳炎	ブタなど
	ハンタウイルス	腎症候性出血熱	ネズミ
	狂犬病ウイルス	狂犬病	イヌ, キツネ, 肉食獣
	フラビウイルス属	ダニ脳炎	マダニ
	H5N1, H7N9 など	鳥インフルエンザ	
真菌	クリプトコックス・ネオフォルマンス*	クリプトコックス症	ウシ, イヌなど
	アスペルギルス属*	アスペルギルス症	鳥類
原虫	トキソプラズマ*	トキソプラズマ症	ネコなど
	ニューモシスチス・イロベチイ*	ニューモシスチス肺炎	げっ歯類など

* ヒトに日和見感染症を起こす.

表 1-6　主な熱帯感染症・輸入感染症と起因微生物

分類	起因微生物	感染症
細菌	赤痢菌	細菌性赤痢
	チフス菌, パラチフス菌	腸チフス
	コレラ菌	コレラ
ウイルス	ラッサウイルス	ラッサ熱
	デングウイルス	デング熱
	黄熱ウイルス	黄熱病
真菌	ヒストプラズマ・カプスラーツムなど	ヒストプラズマ症
	コクシジオイデス・イミティス	コクシジオイデス症
原虫	熱帯熱マラリア原虫	熱帯熱マラリア

表 1-7　感染経路と主な病原微生物

感染経路	定義	主な病原微生物
空気感染 (飛沫核感染)	飛沫が気化した後の小粒子 5 μm 以下（エアロゾル）による感染．エアロゾルは長時間空中を浮遊する．	結核菌 麻疹ウイルス 水痘・帯状疱疹ウイルス
飛沫感染	咳，くしゃみ，会話などにより飛び散る飛沫（5 μm を超える）による感染．飛沫が飛び散る範囲は 1 m 以内であり，長期間空中を浮遊することはない．	インフルエンザウイルス，アデノウイルス，RS ウイルス，エンテロウイルス，マイコプラズマなど
接触感染	直接の接触や，患者が触れた環境面，物品を介しての感染． * 飛沫感染する病原体が直接あるいは間接的に接触感染を起こす場合もある．	多剤耐性菌，クロストリジウム・ディフィシル菌，ヒトパピローマウイルスなど
血液・体液感染	血液や体液から粘膜への接触を介して感染．	梅毒トレポネーマ，熱帯熱マラリア原虫，EB ウイルス，サイトメガロウイルス，B 型肝炎ウイルス，C 型肝炎ウイルス，ヒト免疫不全ウイルス，ヒト T リンパ球向性ウイルス I 型など
糞口・経口感染	便などの排泄物中に含まれる微生物に汚染された飲食物を介して感染．	病原性大腸菌，赤痢菌，ノロウイルス，ロタウイルス，エンテロウイルス，A 型肝炎ウイルスなど
経皮感染	微生物が皮膚から侵入して感染．	住血吸虫など
動物媒介感染	節足動物や動物が媒介する感染．	狂犬病ウイルス，デング熱ウイルス，日本脳炎ウイルス，熱帯熱マラリア原虫など

点，性感染症定点，入院患者を対象とする基幹定点として指定された医療機関から，週または月ごとにまとめて保健所に患者発生届けが出される．感染症サーベイランスの結果は，国立感染症研究所のホームページで日報・週報・月報の形で随時確認することができる．全国における感染症発生状況が迅速に収集・分析されること，また発生状況に基づいて積極的に疫学調査が実施されることにより，有効かつ的確な感染症対策の実施につながっている[4]．

　最近新しく認知され，局地的にあるいは国際的に公衆衛生上の問題となる感染症（新興感染症）やすでに公衆衛生学上問題にならないと考えられていた感染症のうち，最近になり再び流行しはじめた感染症（再興感染症）が世界規模で流行するなど，現代では，わが国のみを対象とした感染症対策のみでは，世界における感染症拡大防止は不可能である．わが国の感染症サーベイランスシステムは，国際的に連携し世界規模の感染予防対策を実施するための基礎的な疫学情報として大きな意味をもつ．また，グローバル化が進んだ今日では，海外の感染症疫学情報も，国内への感染症進入阻止やアウトブレイク防止の観点から重要である．

1　病原微生物学と院内感染　　9

5 抗菌化学療法と耐性菌

　近年，複数の抗菌薬に耐性をもつ多剤耐性菌が登場し，感染症診療を困難にしている．日常診療で頻繁に遭遇する多剤耐性菌としては，メチシリン耐性黄色ブドウ球菌（MRSA），ペニシリン耐性肺炎球菌（PRSP），多剤耐性緑膿菌（MDRP），カルバペネム耐性腸内細菌科細菌（CRE），多剤耐性アシネトバクター菌，バンコマイシン耐性腸球菌（VRE）などがある．また，世界的には多剤耐性結核菌（MDRTB），スーパー淋菌，多剤耐性サルモネラ菌の増加や，マラリアの特効薬（アーテスネート製剤）に耐性をもつマラリア原虫の出現などが問題となっている．それぞれの病原微生物とその化学療法については後章で詳述する．ここでは，細菌の薬剤耐性化機序と耐性誘導について解説する．

　抗菌化学療法が細菌に無効となる薬剤耐性が発生する機序はいくつか知られている．主に，①薬剤を不活化あるいは修飾する酵素の産生，②標的部位の変化による薬剤の親和性の低下，③薬剤作用点への到達阻害（細菌内への薬剤取り込みの低下），④多剤排出蛋白質の産生（薬剤の能動排出の亢進）などがある．

　耐性誘導には，細菌の増殖過程で起こる薬剤耐性遺伝子の誘導と，外来性の薬剤耐性遺伝子の取り込みがある．細菌は増殖の過程で自然に遺伝子に変異が生じ，細菌では1億個に1個の確率で変異体が誕生している．これを自然突然変異とよぶ．ここに抗菌薬が存在すると，使用されている薬剤に対する耐性関連遺伝子に変異をもつ変異体が選択的に増殖しやすくなり，薬剤耐性株が誘導されやすくなる．外来性の薬剤耐性遺伝子が細菌の染色体上に組み込まれることもある．染色体上に生じた変化により獲得した薬剤耐性は，次世代の細菌へ垂直伝播する．また，染色体外にあるプラスミドとよばれる遺伝子や細菌ウイルスであるバクテリオファージの伝播，形質転換などにより，薬剤耐性機序がひとつの菌からほかの菌へ伝達される水平伝播も起こる．プラスミド伝播による薬剤耐性獲得（ESBLsやカルバペネマーゼ）は菌種を超えて起きるため，より大きな問題となる．

　薬剤耐性化は広域抗菌薬の投与，不適切かつ長期の抗菌薬投与により進む．感染症患者の特徴（体重，腎・肝機能，アレルギー歴など）および感染症を起こしている病原微生物とその薬剤感受性に応じた，適切な抗菌化学療法を使用することが重要である．また多剤耐性菌は，主として接触感染によりほかの人へと伝播し，院内感染（医療関連感染）を起こすため，医療従事者は接触感染予防策に習熟し，予防を徹底することが求められる．厚生労働省は2016年に「薬剤耐性対策アクションプラン2016-2020」を策定し，わが国における薬剤耐性に関する取り組みを強化している．抗微生物薬の適正使用，薬剤耐性菌サーベイランス強化，感染予防策の徹底を主要な目標としてあげている．

6 院内感染

院内感染は，患者のみならず医療機関にかかわるすべての人に起こる感染症である．さらに，院内感染の発症は患者の生命予後を大きく左右するとともに，医療費の高騰を招く．また，多剤耐性菌による院内感染のアウトブレイクは社会問題ともなりうる．したがって，院内感染対策は，現代の医療では必須である．院内感染制御の中心的な役割を果たすのが，病院内に設けられる院内感染対策委員会である．厚生労働省は 2011 年の通知「医療機関等における院内感染対策について」のなかで，院内感染対策委員会の活動の基本を示し，また診療報酬においても感染防止対策加算の基準を示すなど，近年は，院内感染制御の強化を図っている．院内感染対策委員会は病院長などの医療機関の管理者を長とするが，感染管理の中心を担う実働部隊である ICT（infection control team）は医師・看護師・薬剤師・臨床検査技師・事務職員などからなる．わが国では，感染管理担当者の専門資格として，ICD（infection control doctor），感染管理認定看護師（ICN），感染制御認定臨床微生物検査技師，感染制御専門薬剤師などがある．日本看護協会の定める感染管理認定看護師教育カリキュラムでは，「医療関連感染予防・管理システムの立案・運用・評価・改善，医療関連感染サーベイランスの実践，エビデンスに基づいた医療ケアの改善，医療従事者・患者・家族に対して医療関連感染の予防と管理の指導・支援の実施，職業感染防止の推進，施設管理の推進，パンデミックや災害時の緊急事態を想定した準備と対応」が ICN 認定資格の条件として定められている [5]．

■ 院内感染の種類

重要な院内感染として，多剤耐性菌感染症，MRSA 感染症，人工呼吸器関連肺炎，手術部位感染症，カテーテル関連感染症（尿道カテーテル，血管内留置カテーテルなど）がある．また，抗菌化学療法により，目的とした病原微生物はコントロールされるが，投与されている抗菌化学療法が効かない（感受性がない，あるいはもともと耐性がある）微生物に病院内で新たに感染する，あるいは内因性の微生物により感染症を発症する菌交代症がしばしばみられる．たとえば，腸管感染症において，もともとの原因であった病原性大腸菌は投与された抗菌化学療法により死滅するが，その代わりに，投与された抗菌化学療法薬が無効であるクロストリジウム・ディフィシルやカンジダ（真菌）が異常増殖し，新たに腸炎を発症するということが起こる．院内感染のアウトブレイクとして問題となる感染症としては，多剤耐性菌感染症，インフルエンザ，麻疹，感染性胃腸炎（ノロウイルスやロタウイルス），疥癬，結核，流行性角結膜炎，RS ウイルス感染症などがある．

■ 院内感染サーベイランス

院内感染管理の基本は，①院内での感染症発生状況の把握（サーベイランス，アウトブレイク調査，抗菌薬使用モニタリングなど），②感染症発症の原因の評価・分析，③感染対策の立案と手順の作成，④問題解決（感染制御実施，環境整備，教育）である．院内での感染症発生状況の把握が，感染管理の第一歩である．医療関連感染症サーベイランスには，全患者を対象とした包括的サーベイランスや焦点を絞ったターゲットサーベイランス（例：集中治療室や外科病棟で血管内留置カテーテル感染を対象としたサー

ベイランスを実施），また微生物検査データに基づいたアウトブレイクサーベイランス
（MRSA，インフルエンザなど）がある[6]．

7 滅菌と消毒

　もともと環境は無菌ではなく，また先に述べたように人間の皮膚，口腔内，腸管など
にも無数の常在菌が存在するが，健康なヒトであれば感染症は起こらない．しかし，医
療行為などによりヒトの感染バリア機能が破綻することで，通常は無菌状態の体腔（皮
下組織，腹腔，血管内，脳内）への菌の侵入が起き，感染症が引き起こされる場合があ
る．したがって，医療行為を行ううえで，滅菌・消毒および無菌操作の概念の理解と実
践に十分に習熟する必要がある．

■ 消毒レベルは，医療行為のレベルに応じて判断

　滅菌は，芽胞を含むすべての微生物を殺滅または除去することであり，消毒は，病原
微生物を殺す，または病原微生物の能力を減退させ病原性をなくすことである．消毒は，
　①高水準消毒：大量の芽胞の場合を除き，すべての微生物を殺滅
　②中水準消毒：芽胞以外のすべての微生物を殺滅
　③低水準消毒：結核菌などの抵抗性を有する菌および消毒薬に耐性を有する一部の菌
　　以外の微生物を殺滅
に分類される[7]．

　病院環境を無菌にすることは不要である．通常の定期的な清掃の実施と床面や壁など
に汚物が付着した場合などにただちに清掃することで十分である．ただし，ノロウイル
ス，多剤耐性菌，結核菌などによる院内感染の発生時には，原因となった病原微生物の
種類に応じた消毒薬入り洗浄剤を選択するなど，清掃方法には注意が必要である．

　医療器材に必要な滅菌・消毒レベルは，器材の使用用途ならびに用途に応じた清潔要
求度で分類すると判断しやすい（**表 1-8**）．滅菌・消毒については，消毒・洗浄マニュ
アルの作成（使用済み器材の処理方法，滅菌機器操作手順，滅菌器材の扱い方，滅菌
のモニター方法，滅菌物品の供給方法など），中央滅菌室の整備，職員の教育など，医
療機関内で共通したルールの確立・実行が求められる．

表 1-8　患者使用物品の滅菌・消毒のレベル　（スポルディング分類）

器具分類	用途	具体例	滅菌・消毒レベル
クリティカル	体内・血管内に挿入	手術器具，カテーテル類，注射器・針，インプラントなど	滅菌（あるいは長時間の高水準消毒）
セミクリティカル	粘膜や傷のある皮膚と接触	人口呼吸器，麻酔器回路，軟性内視鏡など	高水準あるいは中水準消毒
ノンクリティカル	傷のない皮膚のみで粘膜には接触しない	酸素マスク，血圧計カフ，聴診器，体温計，リネン，尿器など	低水準消毒あるいは洗浄

実際の滅菌・消毒方法は，上記カテゴリーに併せて，器材の材質，医療機関の消毒・滅菌のための設備の
有無により決まる．

<使用済み医療器材の処理手順>

1. 洗浄：付着した汚れを除去し，付着した菌量を低下させる．通常は，器具除染用洗浄機（熱水と洗浄剤）を用いる．

2. 滅菌・消毒：器具分類に応じて，滅菌，高水準消毒，中水準消毒，低水準消毒を行う．

3. 滅菌・消毒後：できるだけ清潔な環境で保管する．病棟には滅菌・消毒済み医療器材の在庫は多く置かず，中央器材室から適宜補充する．補充した順に使用する．滅菌・消毒の包装材が破れている，濡れている，開封されている場合には，滅菌・消毒状態は保たれていないため使用しない．

■ 滅菌・消毒方法

①滅菌法

①熱による滅菌：　高圧蒸気滅菌（121℃で15分など）
　　　　　　　　　乾熱滅菌（160〜180℃で1〜2時間など）

②照射による滅菌：放射線滅菌，紫外線滅菌

③ガスによる滅菌：酸化エチレンガス（滅菌，過酸化水素ガスプラズマ滅菌）

④濾過による滅菌：濾過滅菌

＊滅菌器の効果判定のため，インディケーター（化学的，機械的，細菌学的）を使用し，滅菌が適切に行われているか確認する．

②消毒法

①化学的方法：気体（オゾン殺菌法など），液体（消毒薬：**表1-9**，使用例：**表1-10**）

②物理的方法：流通蒸気法（100℃の蒸気の中に30〜60分間接触）
　　　　　　　煮沸法（沸騰水の中で15分間以上煮沸），紫外線滅菌（消毒）法など

8 感染性廃棄物

■ 感染性廃棄物とは

感染性廃棄物とは，医療関連機関から出される廃棄物（医療廃棄物）のうち，「ヒトが感染し，又は感染するおそれのある病原体が含まれ，若しくは付着している廃棄物又はこれらのおそれのある廃棄物」と定義されている（廃棄物の処理及び清掃に関する法律．昭和45年法律第137号）．環境省は，2017年に感染性廃棄物処理マニュアルを策定しており，そのなかで廃物の形状，排出場所，感染症の種類から，感染性廃棄物と判断するフローチャートを示している（**図1-2**）[8]．感染性廃棄物はほかの廃棄物と分別して，バイオハザードマークのついた容器に廃棄する．バイオハザードマークには3種類ある．黄色は，鋭利物用（注射針，メスなど）が対象で，金属製・プラスチック製などで，耐貫通性のある堅牢な容器に廃棄する．橙色は，固形・泥状物用（血液の付着したガーゼ類など）が対象で，丈夫なプラスチック袋を二重にして使用するか，堅牢な容器に廃棄する．赤色は液状の物用（血液・体液など）が対象で，廃液などが漏洩しない密閉容器に廃棄する．各医療関係機関は，感染性廃棄物処理にかかわる特別管理産業廃棄物管理責任者を設置し，医療機関内で共通したルールを整備・実施しなければならな

表 1-9　消毒薬の種類・特徴

区分	消毒薬	細菌 一般細菌	細菌 緑膿菌	細菌 芽胞	細菌 結核	真菌*1	ウイルス エンベロプのないウイルス	ウイルス エンベロプのあるウイルス	ウイルス HBV	環境	金属器具	非金属器具	手指皮膚	粘膜	排泄物による汚染
高水準消毒	グルタラール	○	○	○	○	○	○	○	○	×	○	○	×	×	△
	過酢酸	○	○	○	○	○	○	○	○	×	×	○	×	×	△
	フタラール	○	○	○*2	○	○	○	○	○	×	○	○	×	×	△
中水準消毒	次亜塩素酸ナトリウム	○	○	×	○	○	○	○	○	○	×	○	○	×	○
	消毒用アルコール	○	○	×	○	○	○	○	○	○	○	○	○	○	×
	ポビドンヨード	○	○	×	○	○	○	○	○	×	×	×	○	○	×
低水準消毒	クレゾール石けん*4	○	○	×	×	△	×	○	×	△*3	×	○	○	×	○
	第4級アンモニウム塩*5	○	○	×	×	△	×	○	×	○	×	○	○	○	△
	クロルヘキシジン	○	○	×	×	△	×	○	×	○	○	○	○	×	×
	両性界面活性剤	○	○	×	△	△	×	○	×	○	○	○	○	○	△

○：使用可能，△：注意して使用，×：使用不可，HBV：B型肝炎ウイルス

*1：糸状真菌を含まない，*2：バチルス属の芽胞を含まない，*3：主に糞便消毒に用いて有効．広く環境には散布しない．広く環境に用いられる，*4：排水規制あり，*5：塩化ベンザルコニウムと塩化ベンゼトニウム

(文献7より)

表1-10 実際の消毒例

消毒例	方法
速乾式擦式手指消毒 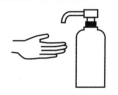	手順：速乾性擦式アルコール製剤約3mLを手のひらにとり，水を使用せず乾燥するまで擦り込んで消毒する．手荒れ防止作用のある皮膚保護剤が含まれている．手指の汚れが明らかではなく，衛生的手洗いが必要な際に実施． 消毒薬：消毒用エタノール＋クロルヘキシジン 消毒用エタノール＋第4級アンモニウム塩 消毒用エタノール＋ポピドンヨード
手術時手洗い 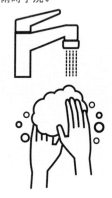	手順： ①ラビング法：流水と石けんで手洗いを行う．滅菌ペーパータオルで水分を取り除いた後，持続殺菌効果のある速乾性擦式消毒用アルコール製剤を手指から前腕にかけて十分に擦り込む． ②2段階法：手から前腕を流水で洗い流す．生体用消毒剤で洗う．滅菌タオルで水分をぬぐった後，速乾性擦式消毒用アルコール製剤を擦り込む． ＊ ブラシの使用は手荒れの原因（＝細菌の付着や増殖がしやすい）となる．手荒れが起きた場合は，手指衛生を行っても手をきれいにするのが難しくなる．そのため，近年はブラシを使用した手術時手洗いは減ってきている．ブラシを使用する場合は指先のみとする． 消毒薬：洗浄剤含有4%クロルヘキシジン，洗浄剤含有7.5%ポピドンヨードおよび速乾性擦式消毒用アルコール
注射刺入部位消毒 	手順：消毒薬に滅菌カット綿や綿球を十分に浸し，消毒部位が完全に濡れる程度に，軽く叩くか清拭する． 消毒薬：70%アルコール ＊ 可能なかぎり単包品，小包装品を使用する． ＊ アルコールにアレルギーがある場合は，10%ポピドンヨードを使用．あるいは0.1%クロルヘキシジン．
血管内留置カテーテル挿入部位消毒	手順：挿入部位から外に向かって遠心状に広範囲に2回以上の消毒を行う．十分な消毒効果を得るために，乾燥するまで待つ． 消毒薬：10%ポピドンヨード，0.5%クロルヘキシジンエタノール液，70%アルコール ＊ 可能なかぎり単包品を使用する．
手術野消毒	手順：中心から外に向かって同心円をかくように，十分な面積の消毒を行う．十分な消毒効果を得るために，乾燥するまで待つ． 消毒薬：10%ポピドンヨード，10%ポピドンヨードエタノール液，0.5%クロルヘキシジンエタノール液など．
高水準消毒 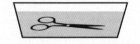	手順：一次洗浄後に消毒薬に浸漬消毒．その後滅菌水ですすぎ，乾燥させる． 消毒薬： ①＞2%グルタラール：6時間で滅菌．10分間で消毒． ② 0.3%過酢酸：10分間で滅菌．5分間で消毒． ③ 0.55%フタラール：96時間で滅菌．10分間で消毒．

表 1-10 つづき

中水準消毒 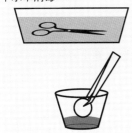	手順：消毒薬に滅菌綿球やガーゼなどを浸して使用したり，対象器材を消毒薬に浸漬したりして使用する． 消毒薬： ①次亜塩素酸ナトリウム溶液：呼吸器関連の器材，経管チューブやリネンなどの消毒に ②アルコール：正常皮膚やアンプル・バイアルの消毒に ③ポビドンヨード：創部，粘膜の消毒に
低水準消毒 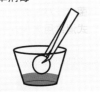	手順：消毒薬に滅菌綿球やガーゼなどを浸して使用する． 消毒薬： ①クロルヘキシジン：創部や手指の消毒に ②塩化ベンザルコニウム：粘膜や環境などの消毒に ③両性界面活性剤：器材や環境などの消毒に
環境面清掃 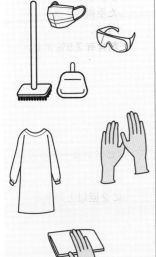	・日常的な清掃 　消毒の必要はない．埃や汚れをふき取る湿式清掃（洗浄剤と水を使用） ・血液・体液などによる汚染がある場合 方法： ①個人防護具を着用して清掃する． ②使い捨てクロスやペーパータオルなどで汚染部位をふき取る． ③消毒薬を湿らせた布でふき取りよく乾燥させる． 　＊消毒液は噴霧しない． ④清掃に使用したものおよび個人防護具は廃棄する． 消毒薬：物理的に汚染が除去できている場合は 0.1％次亜塩素酸ナトリウム溶液，除去できていない場合は 0.5～1％次亜塩素酸ナトリウム溶液． ・接触感染予防のための環境清掃 方法：消毒薬を湿らせた布で清拭する． 消毒薬：第 4 級アンモニウム塩またはアルコール系消毒薬． 　＊医療器具は取扱説明書をみて，使用可能な消毒薬を確認． 　＊クロストリジウム・ディフィシルは芽胞を形成するため，0.1％次亜塩素酸ナトリウム溶液を使用する．

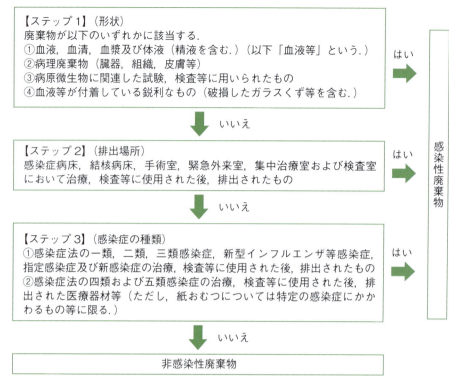

図 1-2 感染性廃棄物の判断フロー
（文献 8 より抜粋）

い．また，医療従事者のみならず，患者，訪問者への周知徹底と協力が必要である．感染性廃棄物の処理は原則的には排出した医療機関内で行われるが，一般廃棄物の処理よりも高額となる．日常的に感染性廃棄物と非感染廃棄物の適切な区別を心がけることは，感染管理の観点からも，医療費抑制の観点からも重要である．

(1) 感染と感染症の違いについて述べなさい．
(2) 感染様式について述べなさい．
(3) 感染予防策について述べなさい．
(4) 手指消毒の方法について述べなさい．
(5) 院内感染および医療関連感染とは何かについて述べなさい
(6) 院内感染サーベイランスの目的について述べなさい．
(7) 感染管理認定看護師（ICN）の役割について述べなさい．
(8) 滅菌・消毒方法について述べなさい．
(9) 医療行為に使用する医療器具はすべて滅菌が必要であるか述べなさい．
(10) 感染性廃棄物には何が含まれているか述べなさい．

文　献

1) 中込　治　監修：標準微生物学．第13版，医学書院，2018．
2) 高田賢蔵　編：医科ウイルス学．第3版，南江堂，2009．
3) 青木　眞：レジデントのための感染症診療マニュアル．第3版，医学書院，2015．
4) 国公立大学附属病院感染対策協議会 編：病院感染対策ガイドライン．改訂第2版，じほう，2015．
5) 日本看護協会：認定看護師教育基準カリキュラム 分野：感染管理．2017．
6) 坂本史衣：基礎から学ぶ医療関連感染対策―標準予防策からサーベイランスまで．改訂第2版，南江堂，2012．
7) 小林寛伊　編：消毒と滅菌のガイドライン．新版　増補版，へるす出版，2015．
8) 環境省大臣官房　廃棄物・リサイクル対策部：廃棄物処理法に基づく感染性廃棄物処理マニュアル．2017．

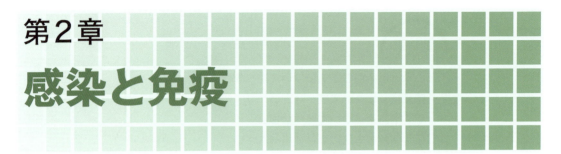

第2章 感染と免疫

1 免疫とは

わたしたちの身体は，その機能を一定に保っておくための機構が備わっている．これを一般にホメオスタシス homeostasis とよんでいる．このため，血圧，脈拍数，血糖値などのさまざまな生理的機能が一定に維持されている．

体外より病原体や異物が侵入してきても，ホメオスタシスが働き，いち早くこれらを処理し，体外に排除しようとする機構が働く．これを生体防御という．生体防御を担っているのは，さまざまな細胞や物質であるが，なかでも重要な役割を果たしているのが免疫である．

■ 免疫の定義，種類

免疫とは，一度ある病気にかかると二度と同じ病気にかからない現象をいう．すなわち，最初に，ある病原体の感染により感染症となっても，病原体の侵入により生体は病原体に特異的に結合する抗体や感作リンパ球を誘導する．これらの特異的な抗体 antibody や感作リンパ球 sensitized lymphocytes の作用により，病原体は死滅・分解され，体内より排除されることにより，病気は治癒する．しかし，病原体が排除された後も，抗体や感作リンパ球は体内に残っている．再び，同じ病原体が生体内に侵入してきたときは，ただちに抗体や感作リンパ球によりやっつけられるので，病気にかからずにすむ．したがって，免疫を担っているのは抗体と感作リンパ球である．

抗体が誘導される免疫を体液性免疫 humoral immunity という．抗体は体液（血液，涙液，唾液，気道粘液，消化管液，膣液，前立腺液など）中に溶解している蛋白質であるためこの名前が付いている．一方，抗原が生体を刺激したとき，感作リンパ球が誘導される免疫を細胞性免疫 cellular or cell-mediated immunity という．感作リンパ球は特殊な血液系細胞であるため，この名が付いている．

以上のように，抗原の刺激があってから誘導されてくる免疫を獲得免疫 acquired immunity という．これに対して，抗原の刺激がなくても，あらかじめ備わっている免疫を先天免疫 innate immunity あるいは自然免疫 natural immunity（「39頁：7．自然免疫」参照）という．

したがって，免疫には，自然免疫と獲得免疫の2つがあり，獲得免疫には，体液性免疫と細胞性免疫があることになる（図 2-1）．

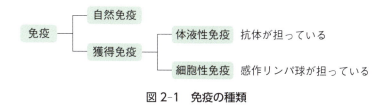

図 2-1　免疫の種類

2 抗原と抗体

　生体内に病原体や異物が侵入すると，生体は反応し，抗体を産生したり，感作リンパ球を誘導したりする．このように免疫応答を起こす引き金になる病原体や異物を抗原という．また，これと特異的に結合する生体内に誘導される物質を抗体という．

■ 抗原（antigen）

　抗原とは，抗体や感作リンパ球を生体内に誘導する原因となる物質で，免疫原 immunogens ともいう．非自己の物質（異物）で，蛋白質，糖，脂質，核酸，合成ポリマーなどが抗原となる．このうち最も強い抗原性をもっているのは蛋白質である．

　抗原には抗体や感作リンパ球を生体内に誘導する性質（免疫原性）と抗体や感作リンパ球と特異的に結合する性質（反応原性）の2つの性質がある．このうち，特に反応原性だけをもったものを不完全抗原 incomplete antigen あるいはハプテン hapten という．これに対して，2つの性質を備えているものを完全抗原 complete antigen という．通常，抗原といえば，この完全抗原をさす（**図 2-2**）．

　抗原の免疫原性を高めるのにアジュバント adjuvant という物質が使われる．すなわち，この物質と抗原を乳濁液にして生体に接種すると抗体や感作リンパ球の誘導が亢進する．アジュバントには，鉱油を主成分としたフロイントの不完全アジュバント Freund's incomplete adjuvant（FIA）とこれに結核菌を加えた完全アジュバント Freund's complete adjuvant（FCA）などがある．

■ 抗原決定基（antigenic determinant）

　抗原分子上にある抗体あるいは感作リンパ球を誘導する原因となっている領域を抗原決定基という．この領域と抗体や感作リンパ球が特異的に結合する．エピトープ epitope ともいう．抗原が蛋白質である場合，この領域はおよそ4～8個のアミノ酸からできていると考えられる（**図 2-3**）．したがって，抗原物質が高分子の場合，抗原決定基はいくつも存在することになる．特に，抗原決定基がその分子の生物活性を決めているような場合，それに対する抗体は，生物活性を中和する（中和抗体）．また，レセプターのようなものが抗原となっている場合，リガンド*の結合部位が抗原決定基になると，それに対する抗体は前記のように中和的に作用する場合と，逆にリガンドと同じ作用をもつ場合とがある．

　抗体を用いて，研究や検査を行う場合，その抗原の決定基を十分に把握しておくこと

---

*リガンド：特定のレセプター（受容体）に特異的に結合する物質

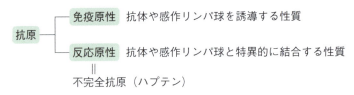

図 2-2 抗原の性質

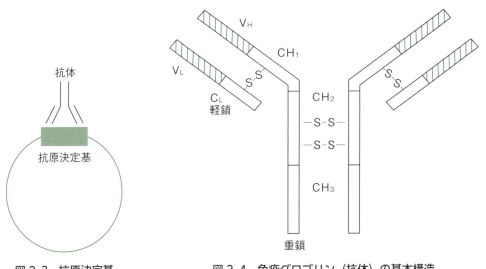

図 2-3 抗原決定基　　　図 2-4 免疫グロブリン（抗体）の基本構造

が重要である．

■ **抗体 (antibody)**

抗体は，体液中に存在する蛋白質で，抗原によって誘導され，抗原と特異的に結合する．血清蛋白質中のγ-グロブリン分画に属する．免疫グロブリン immunoglobulin (Ig) ともいう．抗体には，IgG，IgM，IgA，IgE，IgD の5つのクラスがある．また，IgG と IgA にはそれぞれ4および2つのサブクラス（IgG1, IgG2, IgG3, IgG4 および IgA1, IgA2）がある．基本構造として，2本の重鎖 heavy chain と2本の軽鎖 light chain からなる．重鎖は Ig のクラスに応じて，γ, μ, α, ε, δ の5種類があり，それぞれ，IgG, IgM, IgA, IgE, IgD を構成している．軽鎖にはκおよびλ鎖の2つがあり，各クラスに共通である．

IgG の重鎖は 446 個のアミノ酸からなり，N 末端より 1〜121 残基が V 領域，それより C 末端までを C 領域として VH，CH として表す．CH はさらに CH1，CH2，CH3 などの各ドメインに分けられる．各ドメインは約 110 個のアミノ酸からできている．一方，軽鎖は 214 個のアミノ酸からできており，分子量は 20,000〜25,000 である．N 末端より 107 位までのアミノ酸残基が V 領域，それより C 末端までが C 領域である．軽鎖の可変部を VL，不変部を CL と表す．

重鎖と軽鎖および，重鎖と重鎖のあいだはジスルフィド結合で結ばれている（**図**

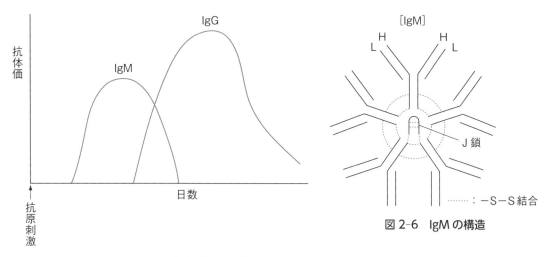

図 2-5　IgM と IgG の産生（経時的変化）

図 2-6　IgM の構造

2-4）．

■ 免疫グロブリン G（immunoglobulin G：IgG）

　　分子量は約 16 万で，正常人では血清中の濃度は約 1,200 mg/dL である．胎盤通過性であるので，新生児では母親由来の IgG が存在するが，生後約 3～6 ヵ月で消失していく．ヒトの IgG には，IgG1，IgG2，IgG3，IgG4 の 4 つのサブクラスが存在し，重鎖のイソクラス γ1，γ2，γ3，γ4 に対応する．IgG1 は 60～70%，IgG2 は 14～20%，IgG3 は 4～8%，IgG4 は 2～6% を占めている．

　　IgG 抗体は一般に系統発生的にも個体発生的にも IgM よりも遅く出現する（図 2-5）．また，補体に対する結合能をもっているが，IgG3，IgG1，IgG2 の順で弱くなる．IgG4 には補体結合能はない．マクロファージに対する結合能は IgG1 と IgG3 が強い．

■ 免疫グロブリン M（immunoglobulin M：IgM）

　　分子量約 100 万の抗体分子で，正常人の免疫グロブリンの 10% を占める．重鎖は μ 鎖である．通常，5 量体をなしており，それぞれの Fc 部分は J 鎖 joining chain（J chain）により結合されている．IgM 分子には多くの抗原結合部位があるので，IgG に比べて，赤血球凝集能，細菌凝集能，溶血能，殺菌能などは高い．

　　IgM に属する抗体として，同種赤血球凝集素，寒冷凝集素，異種好性抗体，リウマチ因子などがある．IgM は胎盤通過性ではないが，新生児期に抗体産生能が出現している．また，系統発生的にも IgG より早く出現する．さらに，抗原刺激後最初に出現するのもこのクラスの抗体である（図 2-6）．

■ 免疫グロブリン A（immunoglobulin A：IgA）

　　分子量約 17 万（単量体）あるいは 39 万（2 量体）の抗体分子であり，血清 IgA と分泌型 IgA の 2 つがある．血清 IgA は全体の 10～20% を占める．重鎖は α 鎖であり，サブクラス IgA1 および IgA2 に対応して，α1 および α2 がある．血清 IgA は単量体または 2 量体をとっている．血清 IgA には生物活性はない．

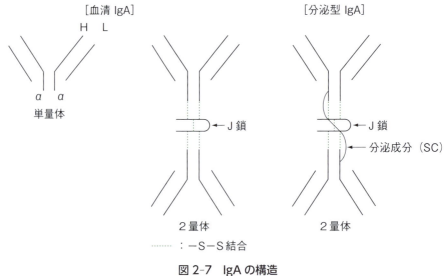

図 2-7　IgA の構造

　これに対して，分泌型 IgA は，外分泌液中（唾液，涙，気管支分泌液，鼻汁，前立腺，膣分泌液，腸管分泌液など）に含まれており，それぞれの場での免疫を担っている．分泌型 IgA は，2量体の形で存在している．分泌型 IgA には分泌成分 secretory component（SC）と J 鎖が結合している．SC は分子量が 75,000 の糖蛋白質で，分泌型 IgA の Fc 部分に結合している．SC は，粘膜上皮細胞で産生される．J 鎖は分子量約 15,000 の糖蛋白質で，粘膜下組織の形質細胞（plasma cells）で産生される（**図 2-7**）．

■ 免疫グロブリン E（immunoglobulin E：IgE）

　分子量約 19 万の抗体分子で，重鎖として ε 鎖をもっている．ε 鎖の分子量は 75,000 で，しかも 5 つのドメインからできている．IgE は気道，消化管粘膜，リンパ節などの局所で産生される．全血清中の免疫グロブリンのわずか 0.004％ しか占めていない．I 型アレルギーを担っている．組織中の肥満細胞や末梢血中の好塩基球と結合し，細胞膜表面上でアレルゲンと反応して I 型アレルギーを起こす．IgE の血中濃度は 0.03 mg/dL であり，ラジオイムノアッセイによりはじめて検出できる．IgE は一般に補体を結合しないといわれている（**図 2-8**）．

■ 免疫グロブリン D（immunoglobulin D：IgD）

　分子量約 19 万の抗体分子であり，血中濃度は 3 mg/dL である．2 本の軽鎖と 2 本の重鎖からできており，重鎖は δ 鎖である．全血清中の免疫グロブリンの 0.2％ を占めている．IgD の正確な生物学的機能についてはよくわかっていない．IgD は δ 鎖 CH3 ドメインで B 細胞膜に結合し，B 細胞抗原受容体として機能していると考えられている．

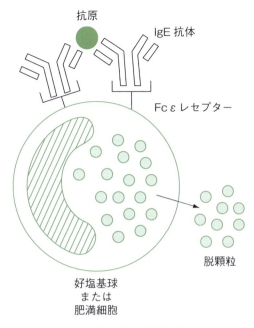

図 2-8　IgE と好塩基球（肥満細胞）との結合

3　免疫担当細胞と免疫応答機構（図2-9）

　抗体が産生されるのは，特定の抗原レセプターをもったB細胞が分化・増殖し，抗体産生細胞になることによる．

　B細胞は白血球の中のリンパ球に属している．リンパ球はB細胞以外に，T細胞や非T非B細胞などもある．さらにリンパ球以外の白血球として，単球，好中球，好塩基球，好酸球などがある．

　このうちの単球の仲間であるマクロファージが抗原を認識・処理し，その情報をヘルパーT細胞に伝える．ヘルパーT細胞はさらに，これをB細胞に伝えることにより，B細胞が活性化し，抗体産生細胞へと分化していくのである．

　また，抗原情報がTリンパ球に伝えられると，ヘルパーT細胞，制御性T細胞，細胞傷害性（キラー）T細胞の活性化が起こり分化していく．これらの抗原刺激によって変化した細胞を感作リンパ球 sensitized lymphocytes という．

　抗原刺激により，抗体産生や感作リンパ球が誘導されることを免疫応答 immune response という．

1　免疫担当細胞（immunocompetent cells）

　免疫応答に直接関与している細胞を免疫担当細胞といい，マクロファージおよびリンパ球がある．マクロファージは抗原提示細胞の役割をしている．また，リンパ球のうち，B細胞には抗体産生細胞があり，T細胞にはヘルパーT細胞，制御性T細胞，細

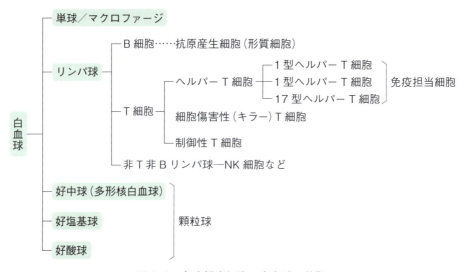

図 2-9 免疫担当細胞と白血球の分類

胞傷害性（キラー）T 細胞などがある．

■ マクロファージ（macrophages）

マクロファージは骨髄中の幹細胞に由来する．まず，monoblast から前単球 promonocytes を経て単球 monocytes へと分化していく．末梢血中では単球の形で存在する．組織中に出るとマクロファージになる．それぞれの組織の種類により名前が変わることがある．結合組織では組織球 histiocyte，肝臓ではクッパー細胞 Kuppfer cells，肺では肺胞マクロファージ alveolar macrophage，骨では破骨細胞 osteoclast，脳ではミクログリア microglia とよばれている．

マクロファージの機能として，小粒子の取り込み（ピノサイトーシス），大粒子の取り込み（ファゴサイトーシス），抗原提示能，サイトカイン産生などがあげられる．一般にピノサイトーシスやファゴサイトーシスを営むマクロファージと抗原提示能をもったマクロファージとは異なるといわれている．特に抗原提示能をもった細胞を抗原提示細胞 antigen presenting cells（APC），アクセサリー細胞（A 細胞）といい，樹状細胞 dendritic cells がこれに相当すると考えられる．

■ CD 分類

CD は cluster of differentiation の略で，白血球の分化の段階に応じて出現してくる細胞膜上の抗原を意味する．この抗原に対する抗体を用いることにより，白血球の分類ができる．CD1，CD2 のように番号が付いており，現在，三百数十の CD 抗原が認められている．このなかには，さまざまな接着分子やサイトカイン，レセプターなども含まれる．

主な CD としては T 細胞に共通して存在する CD3 がある．また，CD4 はヘルパー T 細胞に特異的に存在する．CD8 は細胞傷害性 T 細胞や制御性 T 細胞に存在する．CD16 や CD56 は，NK 細胞に存在する．

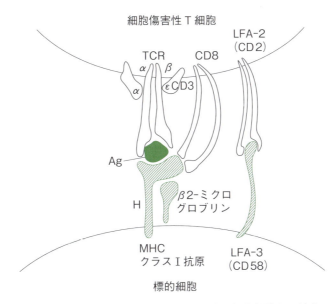

図2-10 細胞傷害性（キラー）T細胞と標的細胞との結合

■ T細胞（T cells）と感作リンパ球（sensitized lymphocytes）

　　　胸腺で分化したリンパ球で，Tリンパ球 T lymphocytes ともいう．このなかにはヘルパーT細胞 helper T cells，制御性T細胞 regulartory T cells，細胞傷害性T細胞 cytotoxic T cells（キラーT細胞 killer T cells）などがある．CD抗原としては，T細胞に共通するものとしてCD3が，ヘルパーT細胞はCD4，細胞傷害性T細胞ではCD8がある．また，T細胞の膜表面上にはEレセプター（CD2）があり，ヒツジ赤血球によるロゼット形成が起こる．Bリンパ球に比べ，大きく，比重も大きい．細胞表面の微絨毛は少なく，ナイロンウールに対する付着性は低いなどの特徴がある．さらにT細胞抗原レセプターが存在する．末梢血中のリンパ球に占める割合は55～75%である．
　　　細胞性免疫を担っているTリンパ球を感作リンパ球という．抗原刺激を受けて分化し，ある種の機能をもったもので，このなかには，ヘルパーT細胞，制御性T細胞，細胞傷害性T細胞などが含まれる．ある種の感作リンパ球では，抗原と結合することによりさまざまな生理活性をもつサイトカインが放出される．また，細胞傷害性T細胞は標的細胞を傷害する．感作リンパ球は感染防御，腫瘍免疫，免疫調節，炎症反応惹起などを担っている．

■ 細胞傷害性T細胞（cytotoxic T cells）

　　　細胞傷害性T細胞は，細胞膜表面上にCD8抗原をもち，キラーT細胞ともいう．IL-2により活性化し，増殖する．標的細胞の膜表面上に存在する抗原はMHCクラスI抗原と複合体を形成し，細胞傷害性T細胞膜表面上のT細胞抗原レセプターと抗原エピトープが結合する．同時にCD8はMHCクラスI抗原と結合する．さらに，LFA-2（CD2）とLFA-3（CD58）の結合も起こり，抗原エピトープとT細胞抗原レセプターの結合をより強固なものにし，細胞傷害性T細胞を活性化する．細胞傷害性T細胞にはセリンプロテアーゼやパーフォリンが細胞質内に含まれており，これらの物質により

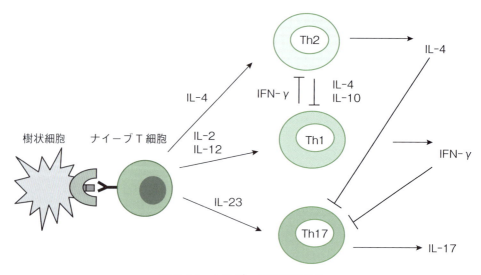

図 2-11　ヘルパー T 細胞の分化

標的細胞が傷害を受けると考えられる（図 2-10）．

■ ヘルパー T 細胞（helper T cells）

　　ヘルパー T 細胞は，細胞表面上に CD4 抗原をもっている．樹状細胞（抗原提示細胞）から抗原情報を受け取り，B 細胞あるいは T 細胞に抗原情報を渡す．最近，ヘルパー T 細胞は機能的に 1 型（Th1），2 型（Th2），17 型（Th17）などに分類されるようになってきた．Th1 は IL-12 で誘導され，反対に IL-4 や IL-10 により分化が抑制される．Th1 は主として IFN-γ，IL-2，リンホトキシンなどのサイトカインを産生する．一方，Th2 は IL-4 で誘導され，反対に IFN-γ によって分化が抑制される．Th2 は IL-4，IL-5，IL-6，IL-10 などの免疫調節性サイトカインを産生する．さらに，IL-17 を産生する Th17 もある．これは，ナイーブ T 細胞（抗原刺激を受ける前の細胞）に IL-23 が作用することにより誘導される．Th17 の役割は，まだよくわかっていないところもあるが，細胞外細菌の排除や自己免疫に関係しているといわれている（図 2-11）．

■ B リンパ球

　　B リンパ球は，鳥類ではファブリキウス嚢 Bursa of Fabricius で，ヒトではブルザ相当器官 Bursa-equivalent organs で分化する．細胞膜表面上に免疫グロブリン G をもっている．これが B 細胞抗原レセプターとしての役割をしている．また，C3 レセプター，Fc レセプターが存在する．T リンパ球よりも小さく，比重も低い．細胞表面の微絨毛は多く，ナイロン付着性は高いなどの特徴がある．末梢血中のリンパ球に占める割合は 15〜30% である．

■ T 細胞抗原レセプター（T cell antigen receptor：TCR）

　　T 細胞抗原レセプターは，T 細胞の膜表面にあり，抗原エピトープと特異的に結合する．2 本鎖でできており，α 鎖と β 鎖からなるものと γ 鎖と δ 鎖からなるものの 2 つに分けられる．それぞれの鎖は免疫グロブリンの構造に似ており，免疫グロブリンスーパーファミリーに属する．また，可変部と不変部のドメインに分かれる．$\gamma\delta$ 鎖レセプ

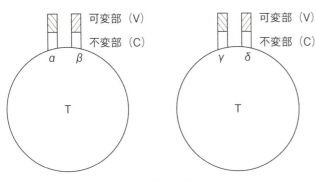

図 2-12 T 細胞抗原レセプター

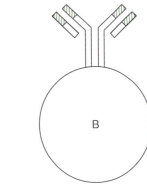

図 2-13 B 細胞抗原レセプター

ターをもつ T 細胞がまずでき，次いで $\alpha\beta$ 鎖レセプターの T 細胞が出現してくるものと考えられる（**図 2-12**）．

■ **B 細胞抗原レセプター（B cell antigen receptor：BCR）**

B 細胞抗原レセプターは B 細胞膜表面に結合している免疫グロブリンである．ただし，それぞれの免疫グロブリンは単量体である．膜表面上には約 $0.5〜1.5×10^5$ 分子の免疫グロブリンが存在する．抗原とレセプターが結合すると，B 細胞は分化・増殖し，膜表面の免疫グロブリンと同じ免疫グロブリンを産生する．したがって，ひとつの B 細胞には 1 種類の抗原レセプターしかなく，抗体産生細胞は 1 種類の免疫グロブリンだけを分泌する（**図 2-13**）．

■ **非 T 非 B リンパ球（non T non B lymphocytes）**

非 T 非 B リンパ球は，リンパ球のうち，T 細胞の表面マーカーも，B 細胞の表面マーカーももっていない．代表的なものにナチュラルキラー（NK）細胞，キラー（K）細胞，リンホカイン活性化キラー細胞（LAK 細胞）などがある．T 細胞，B 細胞の両方の表面マーカーをもたないので，null cell ともいわれる．

■ **好中球（neutrophils）**

好中球は，中性の顆粒が細胞質内に詰まっている白血球である．多形核白血球 polymorphonuclear leukocytes ともいい，ヒトの末梢血では約 60％を占める．核は 3〜5 個に分葉している．貪食作用と殺菌作用がある．中性の顆粒として一次顆粒と二次顆粒がある．一次顆粒には酸性水解酵素，ミエロペルオキシダーゼ，リゾチーム，陰極性蛋白質が含まれている．また，二次顆粒にはラクトフェリンとリゾチームが含まれている．これらの酵素類により，貪食された細菌の成分が分解され，殺菌される．好中球の細胞膜表面上には C3 レセプターおよび Fc レセプターが存在する．

■ **好塩基球（肥満細胞）（basophils, mast cells）**

好塩基球（肥満細胞）は，マスト細胞ともいい，細胞質内に塩基性の顆粒が詰まっている．末梢血中では好塩基球とよばれ，組織中では肥満細胞とよばれる．塩基性顆粒中にはヘパリン，ヒスタミン，蛋白質分解酵素，プロテオグリカンが含まれ，I 型アレルギーを引き起こす．細胞膜表面上には IgE の Fc 部分と結合するレセプター（FcεR）が存在する．IgE 抗体分子同士が多価抗原によって架橋されると脱顆粒 degranulation

が起こり，ヒスタミンやロイコトリエンなどの化学伝達物質が放出される（23頁：図2-8）．そして，いわゆるI型アレルギーが起こる．肥満細胞は，分化する場所により発現物質が異なる．すなわち消化管粘膜などで分化すると粘膜肥満細胞 mucosal mast cell になり，皮膚や腹腔では結合組織肥満細胞 connective tissue mast cell となる．これらは顆粒中のプロテオグリカンの種類，蛋白質分解酵素の種類と量を異にしている．

■ 好酸球（eosinophils）

好酸球の細胞質内には酸性の顆粒が詰まっている．この顆粒中には major basic protein（MBP），好酸球ペルオキシダーゼ（EPO），好酸球由来神経毒 eosinophil-derived neurotoxin（EDN）および好酸球陰極性蛋白質 eosinophil cationic protein（ECP）の4つが含まれる．これらの多くは寄生虫を傷害することから，寄生虫の感染防御に関与していると思われる．また，即時型アレルギーにも大きな役割を果たしているものと考えられている．

2 ● 免疫応答機構

抗原が生体に侵入するとまず抗原提示細胞 antigen-presenting cell（APC）が抗原を認識する．次いで，APC内で抗原エピトープとMHCクラスII抗原が複合体をつくり，APCの膜面上に表出する．これをヘルパーT細胞が認識することになる．さらにヘルパーT細胞からB細胞に抗原情報が伝えられると抗体産生細胞になる．

さらに，抗原によって変化を受けたT細胞は感作リンパ球となる．

また，細胞傷害性T細胞は，標的細胞膜上で形成された抗原エピトープとMHCクラスI抗原との複合体を認識することにより，分化していく．

■ 抗体産生機構

抗原が，生体内に侵入すると，まずAPCが抗原を処理する．これには，APC内のファゴゾームの中で抗原のエピトープとMHCクラスII抗原が複合体を形成し，この複合体が，APCの膜表面上に発現される．このエピトープと特異的に結合するT細胞抗原レセプターをもったヘルパーT細胞がAPCと結合し，さらにCD4やさまざまな接着分子の結合により，APCおよびヘルパーT細胞の結合がより強固なものとなり，B細胞に抗原の情報を伝える．さらに，ヘルパーT細胞とB細胞のあいだでも同様の抗原情報の伝達が行われる．そして，B細胞は刺激を受け，さらにインターロイキン-4，5などの働きにより，抗体産生細胞へと分化していく．

最初はIgMの産生細胞に，次いでIgDの産生細胞に，最後にIgG，IgA，IgEの産生細胞へと変わっていく（**図2-14**）．

■ 既往症反応

同じ抗原を二度以上生体に刺激すると，一度目より早く，しかも強い免疫応答が起こる．これを二次免疫応答あるいは既往症反応という．これの起こる機構は，一次免疫応答のときに記憶細胞 memory cells が出現することによる．記憶細胞は長寿命であり，ごく少量の抗原と接触することにより急激に増殖し，抗体産生細胞へと分化していくものと考えられている（**図2-15**）．

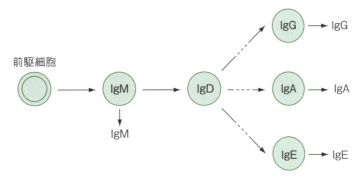

図 2-14　B 細胞の増殖・分化とクラススイッチ

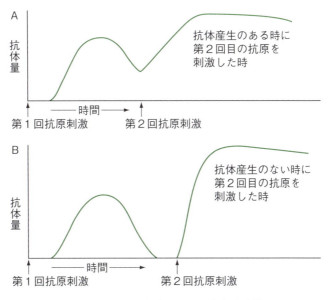

図 2-15　一次免疫応答と二次免疫応答
（武谷健二・他：微生物学. 医学書院, 1981 より）

4　抗原抗体反応

　抗原と抗体は特異的に結合する．これを抗原抗体反応という．抗原の抗体と結合する部位の数すなわちエピトープの数を価で表す．単純な蛋白質では5〜10価である．また，抗体の抗原を結合する部位の数も価で表す．単量体の抗体は2価である．IgMのように5量体となっているものは5×2=10価となる．
　抗原の抗体と結合する部位が6個以上（6価以上）あり，抗体の抗原と結合する部位が2個以上（2価以上）あれば，3次元の格子状の立体構造が形成される．これにより，肉眼的に見ることのできなかった抗原や抗体分子が，白濁した沈降線や，凝集塊となって見えるようになる．このように抗原と抗体分子が特異的に結合して，格子状の構造物

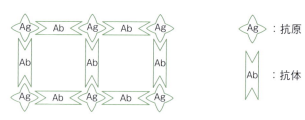

図 2-16 格子説の模式図

を形成するのを格子説という（図 2-16）．

■ 沈降反応（precipitation）

可溶性抗原と抗体を結合させたとき，沈降物 precipitate が生じる反応を沈降反応という．抗原を沈降原 preciptinogen，抗体を沈降素 precipitin という．沈降反応はいわゆる格子説で説明される．すなわち，6価以上の抗原と2価以上の抗体を結合させると格子状の構造物を形成する．これが，白濁した沈降物，沈降環，沈降線となって肉眼的に観察できる（図 2-16）．

沈降反応には沈降管を用いた重層法やゲル内沈降反応がある．さらに電気泳動と組み合わせた免疫電気泳動法がある．

■ 凝集反応（agglutination）

細菌や赤血球などの比較的大きい抗原を用いたとき，生じた抗体と反応させると凝集塊が形成される．これを凝集反応という．抗原を凝集原 agglutinogen，抗体を凝集素 agglutinin という．凝集反応の例として，Widal 反応，Weil-Felix 反応，クームス試験，受身赤血球凝集反応，正常同種赤血球凝集反応などがある．

■ クームス試験（Coombs' test）

抗ヒトグロブリン抗体を加えることにより，不完全抗体 incomplete antibody あるいは不完全抗体の結合した赤血球を検出する方法をクームス試験という．不完全抗体とは赤血球に結合する性質はあるが，凝集反応を生じないものをいう．不完全抗体の結合した赤血球を検出するには，患者赤血球に抗ヒトグロブリン抗体を加えることにより行う．これを直接クームス試験 direct Coombs' test という．これに対して，患者血清中の不完全抗体を検出する場合は，血清と赤血球を反応させた後，抗ヒトグロブリン抗体を加えて凝集をみる．これを間接クームス試験 indirect Coombs' test という（図 2-17）．

■ ABO 式血液型

赤血球膜表面上に凝集原としての糖鎖抗原が存在する．AとBの2種類があり，A凝集原では末端がN-アセチルガラクトースが，B凝集原ではガラクトースがH物質の末端に結合している．H物質は末端部がN-アセチルグルコサミン，ガラクトース，フコースからできている．A型はA凝集原を，B型はB凝集原を，AB型はA，Bの両方の凝集原を，O型はH物質だけをもっている．遺伝子型は**表 2-1** のようであるが，A，BはOに対して優性である．A型のヒトには抗B抗体（β）が，B型のヒトには抗A抗体（α）が，O型のヒトには両方が存在するが，AB型のヒトには両方とも存在しない．

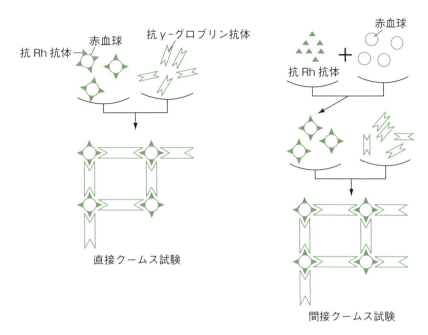

図 2-17 直接クームス試験と間接クームス試験
（P. Letonturier : Immunologie générale. 1982 より）

表 2-1 ABO 式血液型

血液型	遺伝子型	赤血球凝集原	赤血球凝集素
A	AA または AO	A	β
B	BB または BO	B	α
O	OO	—	α, β
AB	AB	AB	—

■ Rh 式血液型

　ウサギで *Macacus rhesus*（西洋アカゲザル）の赤血球に対する抗体を作成し，この抗体とヒトの赤血球を反応させると凝集が起こる．このようなヒトの血液を Rh(+) という．これに対して，凝集が起こらない場合，Rh(−) という．このような血液型の分類法を Rh 式血液型とよぶ．これには，Dd, Cc, Ee の三対の抗原因子があり，DCE, dce などのように 3 つの抗原因子の複合ペアになって遺伝子型が決定される．このうちの D 因子が最も抗原性が強い．

　Rh(−) の母親が Rh(+) の胎児を妊娠すると母親の体内に抗 Rh 抗体ができる．2 回目の妊娠でもう一度 Rh(+) の胎児を妊娠すると，これが胎児に移行し，胎児の赤血球を破壊する．これにより胎児赤芽球症 erythroblastosis foetalis や新生児溶血性貧血 neonatal hemolytic anemia になる．溶血がひどいと死産になることもある．新生児溶血性貧血の治療としては，交換輸血を行う．また，予防的に第一子の出産直後に抗 D

抗体を注射する．このことにより，抗D抗体が，この胎児の赤血球が母胎に侵入しても赤血球をおおい，母胎が感作されるのを防ぐとされている．

■ 中和反応（neutralization）

毒素やウイルスとそれらに対する抗体を反応させると，毒作用がなくなったり，ウイルスの増殖が阻止されたりする．これを中和反応という．毒素に対する抗体は，抗毒素 antitoxin という．また，中和反応に与かるウイルスに対する抗体を中和抗体 neutral-ization antibody という．

■ 血清療法（serotherapy）

毒素によって起こる病気に対して抗毒素を含む血清により予防や治療を行うことを血清療法という．ジフテリア，破傷風，ボツリヌスなどのような細菌の分泌する外毒素 exotoxin によって起こってくる病気やヘビ毒のような疾患に対して，あらかじめ異種の動物（ウマなど）で作成しておいた抗毒素を含む血清を治療のために使用する．また，ヒトγグロブリン製剤を投与することもある．異種の血清を投与する場合，特に投与が2回以上になるとき，血清病 serum sickness の発症に十分注意する必要がある．

ヒトγグロブリン製剤には，標準ヒト免疫血清グロブリン，特異的ヒト免疫血清グロブリン，静注用ヒト免疫血清グロブリンなどがある．標準ヒト免疫血清グロブリンは多数の血清をプールし，精製したもので，A型肝炎，B型肝炎，麻疹，風疹などの予防に使われる．特異的ヒト免疫血清グロブリンは一定の病原体に対する抗体を一定濃度以上に含むγ-グロブリン製剤で，感染症の予防や治療に用いられる．このなかには，破傷風ヒト血清免疫グロブリン，B型肝炎ヒト免疫血清グロブリン，水痘ヒト免疫血清グロブリンなどがある．静注用ヒト免疫血清グロブリンはγ-グロブリン製剤にさまざまな処理をすることによって，凝集体の形成をなくし，補体の活性化作用を抑制したものである．重症感染症，ウイルス感染の予防，川崎病の治療および低γグロブリン血症，特発性血小板減少性紫斑病などの治療に用いられる．

5 補体とアレルギー

抗原と抗体が特異的に結合すると，抗原抗体複合体（免疫複合体 immune complex）が形成される．

抗原が病原体の場合，抗体が結合し，複合体が形成されることにより，補体が活性化され，最終的に病原体の破壊が起こる．

しかし，いつもこのような生体防御的に免疫応答が起こっているとは限らない．生体内に侵入してきた病原体や異物により，抗体が産生され，抗原抗体複合体が形成される．そこに補体が活性化されることにより，病原体や異物だけでなく自己の組織傷害を起こしてしまうことがある．これがいわゆるアレルギーという現象である．すなわち，免疫のもっている本来的な機能である異物排除機構が過剰に働きすぎて，自己組織にまで傷害を与えてしまうのである．

表 2-2　補体成分の物理化学的性状

名称	分子量	移動度	血漿中の濃度（μg/mL）
C1q	400,000	γ_2	70
C1r	190,000	β	34
C1s	87,000	α	31
C2	117,000	β_1	25
C3	185,000	β_1	1600
C4	206,000	β_1	600
C5	180,000	β_1	85
C6	128,000	β_2	75
C7	121,000	β_2	55
C8	153,000	γ_1	55
C9	72,000	α	60
B 因子（Factor B）	95,000	β_2	200
D 因子（Factor D）	25,000	α	1
I 因子（Factor I）	88,000	β	34
H 因子（Factor H）	150,000	β_1	500
C1 インヒビター	105,000	α_2	180
C4b 結合タンパク質	570,000	β	

1 　補体（complement）

　　補体とは，抗原抗体複合体に結合し，さまざまな生物活性を示す物質の総称である．
肝臓の実質細胞で産生され，血中に存在する蛋白質である．C の省略形を用い，C1～
C9 の 9 つの成分に分かれる．また，C1 は C1q，C1r，C1s の 3 つに分けられる．その
ほか補体の阻害物質などいくつかの関連因子がある．補体は，抗原抗体複合体に結合す
ることにより，補体成分が活性化される．この活性化の経路を古典的経路 classical
pathway という．補体は C3 を直接活性化する経路もある．これを代替経路 alternative
pathway という．さらにレクチンとフィコリンの結合によりはじまるレクチン経路も
ある（**表 2-2**，**図 2-18**）．

■ 古典的経路（classical pathway）

　　抗原抗体複合体に結合することにより，C1 から C9 までが活性化される反応経路を
古典的経路という．最初，C1q が抗体の CH2 ドメインに結合し，次いで C1r と C1s が
結合し，C1qrs 複合体（注：○○は活性体であることを示す）ができる．C1s の酵素作
用により，C4 が C4a と C4b に分解され，C4b が膜に結合する．そこに，C2 が結合し，
C1s の作用により C2a と C2b に分解され，膜上で C4b2a 複合体が形成される．この複
合体は C3 コンベルターゼとして作用し，C3 を C3a と C3b に分解する．そして，
C4b2a3b 複合体が膜上に形成される．この複合体は C5 を C5a と C5b に分解し，C5b
が膜上に結合する．次いで，C6，C7 が結合して，C5b67 複合体が形成され，さらに
C8 が結合する．最後に C9 が活性化されて重合化することにより，膜傷害性複合体
membrane attack complex（MAC）が形成され，細胞溶解 cytolysis が起こる（**図**

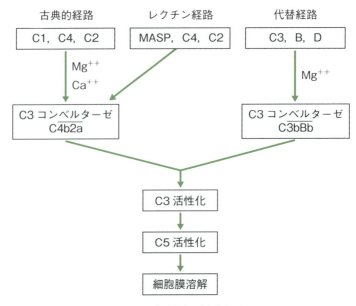

図2-18 補体活性化経路

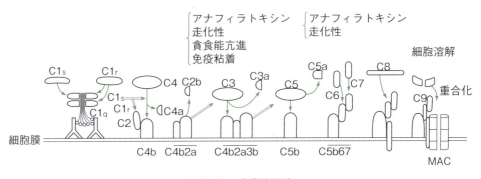

図2-19 古典的経路

2-19).この反応経路中で活性化されるC3a,C3b,C5a,C5b67などの成分は,さまざまな生物活性をもつ.

■ 代替経路(alternative pathway)

ザイモサン,細菌内毒素(LPS)などは直接,C3成分を活性化する.すると,C3はC3aとC3bに分解され,B因子とともにC3bB複合体を形成する.さらに,D因子の作用により,B因子はBaとBbに分解され,C3bBb複合体になる.これはC3コンベルターゼとしての働きがあり,C3をC3aとC3bに分解する.さらに,この複合体は同時にC5をC5aとC5bに分解され,以降は古典的経路と共通の反応経路により,C9まで次々と反応が進んでいく(図2-20).

■ レクチン経路

レクチン経路は古典的経路とほぼ同じである.古典的経路が,抗原抗体結合により開

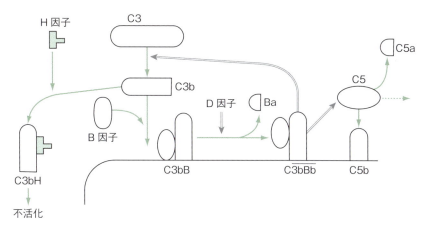

図 2-20　代替経路

始されるのに対して，レクチン経路では，マンノース結合レクチン（MBL）と病原体表面のフィコリンの結合で開始する．この経路は，自然免疫において大きな役割を果たしていると考えられる．

■ 補体結合反応（complement fixation test）

補体結合反応は，抗原抗体複合体に補体が結合するのを利用し，消費された補体量を推定することにより，抗原または抗体量を定量しようとする方法である．第1相と第2相に分かれている．第1相反応では，抗原と抗体を反応させ，その後一定量の補体を加えて反応させる．結合しなかった補体（残留補体）を第2相反応で定量する．すなわち，ヒツジ赤血球 sheep red blood cell（SRBC）とその抗体を反応させ，そこに残留補体を加える．もし，残留補体量が多ければ，溶血の程度が高くなる．したがって，被検抗原あるいは抗体の量と第2相の溶血の程度は反比例する．

梅毒血清反応，補体結合抗体の検出など各種の臨床検査に用いられる（図2-21）．

2 アレルギー（allergy）

個体が免疫されたとき，個体が正常よりも過敏な反応を示し，組織障害を引き起こす現象をアレルギーという．過敏症とほぼ同じである．アレルギーの原因になる抗原をアレルゲン allergen という．アレルギーはアレルゲンを注射してから，数分から十数時間で発現する即時型アレルギー immediate type allergy と，4時間から48時間後に生じる遅延型アレルギー delayed type allergy がある．即時型アレルギーは体液性免疫すなわち抗体により起こる．これには，IgEの関与するI型アレルギー，補体の関与するII，III型アレルギーに分かれる．また，遅延型アレルギーは細胞性免疫によって起こるが，これをIV型アレルギーという．

■ I型アレルギー（type I allergy）

IgE抗体が誘導されることにより起こるアレルギーをI型アレルギーという．アレルゲンの感作を受けて，体内にIgEが産生されると，このIgEは好塩基球あるいは肥満

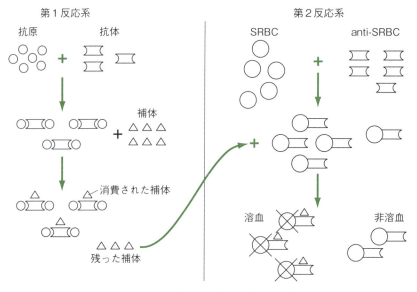

図 2-21　補体結合（CF）試験の原理

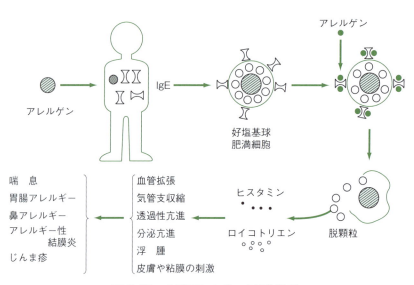

図 2-22　Ⅰ型アレルギーの発生機序

細胞のFcεレセプターと結合する（23頁：**図2-8**）．さらに，このIgEにアレルゲンが結合して，レセプター同士の架橋が形成されると，好塩基球あるいは肥満細胞内の顆粒が細胞外に放出され（脱顆粒），顆粒中に含まれるヒスタミンやロイコトリエンなどのケミカルメディエーターが遊離する．これらのメディエーターの作用により，アレルギー症状が起こってくる（**図2-22**）．

■ 抗アレルギー薬

抗アレルギー薬は，Ⅰ型アレルギーの治療薬である．このなかには，メディエーター

遊離抑制薬，ヒスタミン H1 レセプター拮抗薬，トロンボキサン A2 阻害薬，ロイコトリエン LT 受容体拮抗薬，Th2 サイトカイン阻害薬がある．

■ アトピー（atopy）

アトピーは，遺伝的素因をもった I 型アレルギーである．気管支喘息 bronchial asthma，枯草熱 hay fever，スギ花粉症，鼻アレルギー，アレルギー性結膜炎 allergic conjunctivitis，じんま疹 urticaria，胃腸アレルギーなどが代表的疾患である．このような体質をもつ者はしばしばアトピー性皮膚炎を伴う．遺伝が関与する因子として，特定の HLA があげられる．すなわち，HLA-A1，A3，B8，DW2，DW8 などの型では I 型アレルギーの皮内反応陽性になる率が高いとされている．

アトピー性皮膚炎は，細菌感染や IV 型アレルギーなどさまざまな機構が介在した複雑な過程によって起こってくるものと考えられている．したがって，種々のサイトカイン，ケミカルメディエータ，炎症性細胞などがアトピー性皮膚炎の成立に関与している．

最近，アトピー性皮膚炎が増加してきている．しかも，年齢が高くなっても，皮膚炎が軽減しない例が多い．これには食事などによるアレルギー，環境中のさまざまな物質が大きい影響を与えていると考えられる．

同様に，スギ花粉症も著しく増加しているが，森林保護の問題や大気中のディーゼルエンジンの排気ガス濃度の問題なども関与しているものと考えられる．

このように，アトピーは，一義的には遺伝的要因が大きいが，そのほかの食物や環境問題ともかかわった代表的な現代病のひとつといえる．

■ I 型アレルギーによる疾患

全身性アナフィラキシー（systemic anaphylaxis）

アレルゲンが体内に入ってから数分で起こってくる呼吸困難や全身性痙攣を伴うショック症状．時によっては致命的になることもある．全身性アナフィラキシーの例としては，ペニシリン・セファロスポリンなどの抗生物質，ピリン系薬剤，リドカインなどの医薬品によるものが知られている．これに対して局所だけにみられる I 型アレルギー反応を局所アナフィラキシー local anaphylaxis という．

■ I 型アレルギーの診断

I 型アレルギーの診断を行う場合，臨床症状などである程度推測できるが，アレルゲンを特定することが必須条件である．アレルゲンを特定するためには in vivo で行う方法と in vitro で行う方法がある．in vivo で行う方法としては皮内テストがある．皮内テストは疑われるアレルゲン液を皮内に注射したり，あるいは皮膚を注射針などで引っ掻いてアレルゲン液を塗布したりし（スクラッチテスト scratch test），数分から数十分後に出てくる皮内反応の有無からアレルゲンを特定できる．

また，in vitro では RAST 法がある．そのほか，I 型アレルギーの診断として血清中の IgE 値，血球分類での好酸球増多などが診断の参考となる．

■ II 型アレルギー（type II allergy）

細胞膜上の抗原もしくは細胞膜に結合したハプテン hapten がアレルゲンであるときに起こるアレルギー反応である．細胞膜抗原あるいは膜に結合したハプテンが抗原となった場合，これに対して IgG あるいは IgM クラスの抗体が産生される．これらの抗体が細胞膜表面上の抗原あるいはハプテンに結合し，抗原抗体複合体が形成される．そ

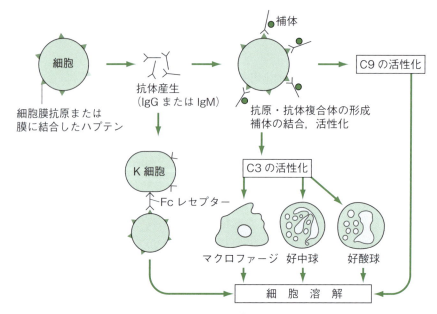

図 2-23　Ⅱ型アレルギーの発現機構

こに補体が結合すると古典的経路によりC1からC9までの活性化が起こる．この結果，細胞溶解 cytolysis が起こる．また，C3までの活性化が起こった場合，マクロファージや好中球，好酸球などの機能が活性化され，これらの細胞による細胞溶解が起こってくる．また，これらの抗体はキラー（K）細胞に働いてADCC（抗体依存性細胞介在性細胞傷害）による細胞溶解も起こす．Ⅱ型アレルギーによる典型的な疾患として，血液型不適合輸血，新生児溶血性貧血，自己免疫性溶血性貧血，Goodpasture症候群，重症筋無力症，薬剤アレルギーなどがある（**図 2-23**）．

■ Ⅲ型アレルギー（type Ⅲ allergy）

アルサス反応 Arthus reaction によって起こってくるアレルギー反応をⅢ型アレルギーという．Ⅲ型アレルギーは可溶性蛋白質がアレルゲンになり，これに対して抗体が産生される．そして，抗原抗体複合体ができると補体が活性化される結果，さまざまな組織や臓器に障害を起こしてくる．抗原抗体複合体が形成されることによって起こるアレルギー反応であるので，Ⅲ型アレルギーによる疾患を免疫複合体病 immune complex diseases ともいう．このなかには血清病や糸球体腎炎などが含まれる．

■ Ⅳ型アレルギー（type Ⅳ allergy）

細胞性免疫による遅延型過敏症 delayed-type hypersensitivity である．アレルゲンが体内に侵入するとそれに対して感作リンパ球が誘導される．感作リンパ球と特異抗原が結合することにより，感作リンパ球からサイトカインが放出される．これらのサイトカインにより炎症反応や組織障害が起こる．これがⅣ型アレルギーの機序と考えられる（**図 2-24**）．

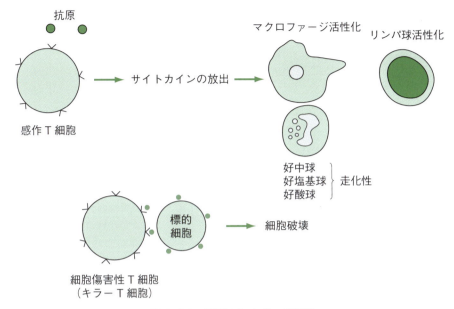

図 2-24　Ⅳ型アレルギーの機構

6　サイトカイン (cytokine)

　サイトカインは，一般に分子量数万の蛋白質あるいは糖蛋白質で，主として免疫系の制御，炎症惹起作用，抗腫瘍作用，細胞の増殖や分化などの作用を起こす．以前はリンパ球から産生される物質をリンホカイン lymphokines，マクロファージ／単球系から産生される物質をモノカイン mokines とよんでいた．研究が進むにつれ，これらは同一物質であることがわかり，これらの総称として最近ではサイトカイン cytokines という名前が使われている．このなかにはインターロイキン interleukin，インターフェロン interferon，腫瘍壊死因子 tumor necrosis factors，コロニー刺激因子 colony stimulating factors などのいわゆるリンホカイン，モノカインがある．これ以外にさまざまな増殖因子 growth factors，分化誘導因子 differentiation factors などもサイトカインのなかに含まれる（**表 2-3**）．サイトカインの特徴としては，ひとつのサイトカインが多くの生物活性をもっていること，サイトカイン同士が相互作用を営み，いわゆるサイトカイン・ネットワークを形成していることなどである．

7　自然免疫

　免疫には，獲得免疫および自然免疫の 2 つがある．獲得免疫は，抗原の刺激があって免疫応答が起こり，それによって抗体産生や感作リンパ球の誘導が起こってくる．一方，このような抗原刺激がなくても生体にはさまざまな病原体に対する防御機構が備わっている．これらの生体防御機構を一般に自然免疫あるいは先天免疫という．

表 2-3　サイトカインの種類

A．リンホカイン，モノカイン	E．抗ウイルス物質
・インターロイキン（IL）1-38	・インターフェロン（IFN）-α
・インターフェロン（IFN）-γ	・インターフェロン（IFN）-β
・腫瘍壊死因子（TNF または TNF-α）， リンホトキシン（LT または TNF-β）	・インターフェロン（IFN）-γ
B．ケモカイン	F．増殖因子
・IL 8	・上皮増殖因子（EGF）
・RANTES＊	・トランスフォーミング増殖因子（TGF）
・I-309/TCA-3	・血小板由来増殖因子（PDGF）
・γIP-10	・ケラチノサイト増殖因子（KGF）
・MIP-1α，MIP-1β，MIP-2	・インスリン様増殖因子（IGF）
・MCP-1，2，3	・神経増殖因子ファミリー（NGF）
C．コロニー刺激因子（CSF）	・brain-derived neurotrophic factor（BDNF）
・M-CSF	・ciliary neurotrophic factor（CNTF）
・G-CSF	・oncostatin M（OSM）
・GM-CSF	・肝細胞増殖因子（HGF）
D．造血因子	
・エリスロポエチン（FPO）	
・トロンボポエチン（TPO）	
・ステムセルファクター（SCF）	
・白血病阻害因子（LIF）	

＊ RANTES : regulated on activation, normal T-cell expressed and secreted

　　自然免疫にはさまざまな物質や細胞，すなわち，マクロファージや好中球，さらに好塩基球，好酸球などの白血球系の細胞，さまざまなサイトカインが重要な役割を果たしている．

■ トール様レセプター（TLR）

　　病原微生物が感染してきたとき，獲得免疫ではそれぞれの病原体固有の抗原構造を認識することによって免疫応答が起こってくる．一方，自然免疫ではそれぞれの病原体の特異的な抗原を認識するのではなく，病原体全般に共通した構造体を認識する．これらの病原体 pathogens に存在する，自然免疫を刺激する微生物分子を病原体関連分子パターン pathogen-associated molecular pattern（PAMP）という．そして，PAMP を認識するレセプターをパターン認識レセプター pattern recognition receptor（PRR）という．PRR には，いくつかの種類が知られているが，そのなかでもトール様レセプター Toll-like receptor（TLR）が重要である．

　　ヒトの TLR は 10 種類ある．TLR とそれに対応するリガンドが結合すると，マクロファージ内での殺菌物質が生成され，さらにサイトカイン，特にインターフェロンの産生が誘導される．また，マクロファージの貪食作用も亢進すると考えられる．

　　これらのサイトカインにより，病源微生物や損傷あるいは死細胞の排除が行われる．

■ 自然免疫を担う細胞

　　自然免疫に関与する細胞にはさまざまなものがある．

上皮バリアは，機械的防御壁を構成するもので，皮膚や粘膜の細胞，特に上皮細胞が生体の最表面を被うことにより，防御が営まれる．これらの細胞は，機械的な防御壁としてだけでなく，ムチンなどの粘液物質，リゾチームなどの酵素類，サイトカインなどさまざまな物質を産生，分泌することにより，病原体に対する防御を担っている．

食細胞（ファゴサイト）は，病原体を細胞内に取り込み排除する．樹状細胞は，抗原提示細胞としてだけでなく，さまざまのサイトカインを分泌することにより，炎症反応を起こす．

肥満（マスト）細胞は，TLRを介して，活性化される．また，ヒスタミンなどのメディエーター分子を分泌することにより，炎症反応を起こし，寄生虫やその他の病原体から防御する．

リンパ球系の細胞も自然免疫に深くかかわっている．T細胞には，1型（Th1），2型（Th2），17型ヘルパーT細胞（Th17）の3種のヘルパーT細胞が関与している．

そのほか，ナチュラルキラー natural killer（NK）細胞は，腫瘍細胞傷害や感染細胞の破壊を起こし，インターフェロン-γ IFN-γ やそのほかのサイトカインを分泌することにより，自然免疫に関与する．

■ 自然免疫に関与する物質

自然免疫に関与する物質としては，補体，血漿蛋白質，サイトカインなどがある．

補体の反応経路には，古典的経路，代替経路，レクチン経路の3つがあるが，このうちの代替経路，レクチン経路が自然免疫に重要である．

また，多くのサイトカインも重要な働きをしている．たとえば，微生物成分がTLRに結合すると，さまざまなサイトカインが産生される．そのうち，炎症に関与しているインターフェロンやケモカインが重要な働きをしている．インターフェロンは，抗ウイルス作用があり，細胞に働いて，ウイルスの増殖を抑制する．また，インターフェロンγは，炎症反応にも関与する．

■ 自然免疫応答と獲得免疫の相互作用

自然免疫と獲得免疫はそれぞれ相互作用が営まれている．すなわち，自然免疫によって産生されたサイトカインは獲得免疫に大きく影響するし，獲得免疫で産生された抗体は，自然免疫で重要な役割を担っている補体の活性化を起こす．獲得免疫においても，多くのサイトカインが産生されてくる．すなわち自然免疫と獲得免疫は協調し合って生体防御機構を形成しているのである．

8 移植，感染，腫瘍免疫

1 ● 移植免疫と主要組織適合性抗原

同種異系移植や異種移植を行うと免疫応答が起こり，移植された臓器（組織，細胞の場合もある）が拒絶される．

異種移植の場合は，きわめて強い免疫応答が起こる．これに対して，同種異系移植で

は，ほとんどの場合，弱いながらも免疫応答が起こり，最終的には移植片 graft は拒絶される．この原因となる物質が主要組織適合性抗原である．

MHC は，同種異系移植の免疫応答の原因物質であるだけでなく，免疫応答での抗原認識に必要不可欠な物質でもある．

■ 移植の種類 （organ transplantation）

臓器移植を行う場合，臓器を提供する側を供与者（ドナー）donor とよび，受け取る側を受容者（レシピエント）recipient とよぶ．供与者と受容者の関係により臓器移植を次のように分類する．供与者と受容者が同一個体であるときは自家移植 autograft，同一個体ではないが一卵性双生児のように同一の遺伝子をもっている者同士である場合は同種同系移植 isograft という．また，供与者と受容者が同種異系の関係にある場合，同種異系移植 allograft，異種の関係にあるときは異種移植 xenograft という．同種異系移植を行った場合，移植片により宿主に免疫応答が起こるがそれを移植免疫 transplantation immunity という．移植免疫が起こるのは同種異系移植および異種移植においてである．

■ 組織適合性抗原 （histocompatibility antigen）

同種異系移植において移植片により免疫応答が起こってくる．これは個体間の遺伝子が異なることによりほかの遺伝子産物が抗原として認識され移植免疫応答が起こってくるからである．この抗原のことを組織適合性抗原とよぶ．組織適合性抗原には多くの遺伝子が関係している．このうち特に強い免疫応答を引き起こすものを主要組織適合遺伝子複合体 major histocompatibility complex（MHC）という．ヒトでは HLA，マウスでは H-2，ラットでは Rt-1 という．

■ HLA

ヒトの MHC である HLA 抗原の遺伝子は 6 番目の染色体の短腕に位置している．HLA-A，B，C，DP，DQ，DR の 6 つの遺伝子群がある．そして遺伝子は HLA-A，C，B，DR，DQ，DP という順序で染色体上に並んでいる（**図 2-25**）．この遺伝子群をHLA ハプロタイプという．子どもの HLA 表現型は父方の HLA ハプロタイプのひとつと母親からの HLA ハプロタイプのひとつを受け継いで決定される（**図 2-26**）．それぞれの遺伝子には多型性があり，現在**表 2-4** に示すように多くの種類が知られている．HLA-A，B，C をクラス I 抗原という．細胞傷害性 T 細胞が腫瘍細胞，移植片細胞，ウイルス感染細胞などの標的細胞の膜表面抗原を認識するとき，クラス I 抗原とともに認識することが必要である．クラス I 抗原はほとんどすべての細胞膜の表面上に存在している．これらクラス I 抗原の型決定は，抗体と補体による細胞傷害性試験により同定される．クラス I 抗原はそれぞれ共通の構造をとっており，膜を貫通する分子量の大きい H 鎖と膜より遊離している β_2 ミクログロブリンの 2 つの鎖からできている（**図 2-27**）．

HLA-DP，DQ，DR はクラス II 抗原とよばれている．このうちのあるものはリンパ球混合培養反応によって型が同定される．MHC クラス II 抗原は B リンパ球，マクロファージ，活性化 T 細胞，血管内皮細胞などで発現している．抗原提示細胞（APC）が抗原を認識するとき，抗原エピトープと MHC クラス II 抗原の複合体が形成され，ヘルパー T 細胞がこの複合体を認識する．クラス II 抗原の構造は両方とも細胞膜を貫通

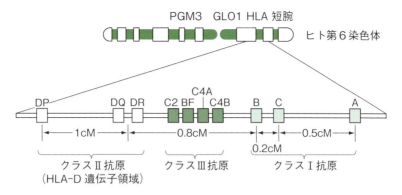

図2-25 HLA遺伝子複合体と抗原特異性

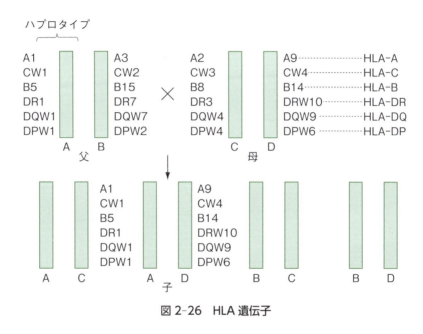

図2-26 HLA遺伝子

する分子量34,000のα鎖と分子量29,000のβ鎖の二本鎖からできている（**図2-27**）．

■ **GVH反応**

　通常の移植反応は移植片に対する宿主の免疫応答 host-versus graft reaction（HVG）反応である．しかし，移植片中に免疫担当細胞が含まれていると，移植片中の免疫担当細胞が宿主側の組織を抗原として認識し，移植片が免疫応答を起こし，宿主の組織を傷害する．これを GVH反応 graft-versus-host reaction という．一般に次の条件が揃っているときに起こりやすいとされている．すなわち，移植片中に免疫担当細胞が含まれていること，移植片と宿主のあいだのMHCが不適合であること，宿主が免疫学的機能不全になっていることがあげられる．しかし，最後の免疫学的不全になっていることは必ずしも絶対的な条件ではない．たとえば輸血などで供血者と受血者とのあいだのHLAの型が部分的に一致しているとき，むしろGVH反応が起こりやすいとされている．これは移植片中の免疫担当細胞が宿主の組織を異物として認識しにくいことによると考え

表 2-4 HLA 抗原の特異性のリスト (WHO, 1996)

HLA-A	HLA-B	HLA-C	HLA-D	HLA-DR	HLA-DQ	HLA-DP
A1	B5	Cw1	Dw1	DR1	DQ1	DPw1
A2	B7	Cw2	Dw2	DR103(1)	DQ2	DPw2
A203(2)	B703 (7)	Cw3	Dw3	DR2	DQ3	DPw3
A210(2)	B8	Cw4	Dw4	DR3	DQ4	DPw4
A3	B12	Cw5	Dw5	DR4	DQ5(1)	DPw5
A9	B13	Cw6	Dw6	DR5	DQ6(1)	DPw6
A10	B14	Cw7	Dw7	DR6	DQ7(3)	
A11	B15	Cw8	Dw8	DR7	DQ8(3)	
Aw19	B16	Cw9(w3)	Dw9	DR8	DQ9(3)	
A23(9)	B17	Cw10(w3)	Dw10	DR9		
A24(9)	B18	Cw11	Dw11(w7)	DR10		
A2403(9)	B21		Dw12	DR11(5)		
A25(10)	B22		Dw13	DR12(5)		
A26(10)	B27		Dw14	DR13(6)		
A28	B2708		Dw15	DR14(6)		
A29(19)	B35		Dw16	DR15(2)		
A30(19)	B37		Dw17(w7)	DR16(2)		
A31(19)	B38(16)		Dw18(w6)	DR17(3)		
A32(19)	B39(16)		Dw19(w6)	DR18(3)		
A33(19)	B3901(16)		Dw20	DR51		
A34(10)	B3902(16)		Dw21	DR52		
A36	B40		Dw22	DR53		
A43	B41		Dw23			
A66(10)	B42		Dw24			
A68(28)	B44(12)		Dw25			
A69(28)	B45(12)		Dw26			
A74(w19)	B46					
A80	B47					
	B48					
	B49(21)					
	B50(21)					
	B51(5)					
	B5102					
	B5103					
	B52(5)					
	B53					
	B54(22)					
	B55(22)					
	B56(22)					
	B57(17)					
	B58(17)					
	B59					
	B60(40)					
	B61(40)					
	B62(15)					
	B63(15)					
	B64(14)					
	B65(14)					
	B67					
	B70					
	B71(70)					
	B72(70)					
	B73					
	B75(15)					
	B76(15)					
	B77(15)					
	B7801					
	B81					
	Bw4					
	Bw6					

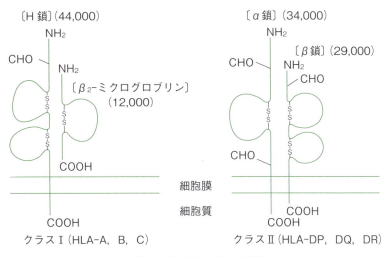

図 2-27 HLA 抗原の構造

られる．あらかじめ輸血液を放射線照射して免疫担当細胞を死滅させておいたり，成分輸血をしたりすることで，輸血による GVH を抑えることができる．GVH 反応の症状として，発熱，発疹にはじまり，肝障害，下痢，下血が続いた後骨髄無形成，汎血球減少症，敗血症を示して，致死的な経過をたどる．

2　感染免疫

微生物が生体内に侵入し，寄生的状態になって，増殖することを感染という．

生体には，これらの微生物による感染を防御する機構が備わっている．これには，大きく非特異的な防御機構と免疫の2つがある．非特異的なものとしては，機械的防護壁，さまざまな物質や細胞などがあげられる．

微生物が感染すると，免疫応答が起こり，最終的にこれらの微生物は体外に排除される．微生物にある免疫応答を起こす原因となる抗原を防御抗原という．この防御抗原に対する免疫応答を人為的に誘導できれば，その病原体に対する免疫が成立する．この方法が予防接種 vaccination であり，これに使われるのがワクチン vaccine である．

■ 感染防御抗原・感染防御抗体 (protective antigen, protective antibody)

生体防御に関係している抗体を一般に感染防御抗体という．このような抗体を誘導する原因となる抗原を感染防御抗原とよぶ．その例として肺炎球菌の多糖体抗原，サルモネラの O 抗原，Vi 抗原，レンサ球菌の M 蛋白質などがあげられる．感染防御抗体は一般にマクロファージや好中球による貪食作用を高める働きがある．ウイルスでは中和抗体として働き，感染防御に関係していると考えられている．中和抗体としては，IgG，IgM，IgA の各免疫グロブリンクラスがある．特に，分泌型 IgA は，気道や腸粘膜，眼結膜，呼吸気道などの局所における細菌やウイルスの感染防御の役に立っている．

■ ワクチン (vaccine)

人工的に感染に対する防御免疫機構を成立させるための産物を一般にワクチンとい

う．ワクチンは大きく3つに分類される．ひとつは弱毒生菌（生）ワクチン live vaccine である．これは，たまたま得られた弱毒株 attenuated strain をワクチンとして利用しようとするものである．もうひとつはホルマリンなどで微生物を殺した死菌（不活化）ワクチン killed or inactivated vaccine である．そのほか毒素をホルマリンなどで毒力を消失させたトキソイド toxoid がある．

弱毒生菌ワクチンと死菌ワクチンではそれぞれ長所・短所がある．弱毒生菌ワクチンでは一度で強い免疫が得られる．自然感染に近いので局所免疫を生じることができる．接種者の周囲にもワクチンの効果をもたらすことができるので一定の地域より微生物を駆遂できるなどの長所がある．

反対に，弱毒生菌ワクチンにはほかの微生物の汚染の危険性がある，強毒株への復帰の可能性がある，不安定であるなどの短所がある．死菌ワクチンはこれらの逆である．

ワクチンの特殊なものとして，多価ワクチン polyvalent vaccine や混合ワクチン mixed vaccine がある．多価ワクチンは同種のいくつかのワクチン株を混合したもので，混合ワクチンはまったく別の微生物あるいはトキソイドのワクチンを混合したものである．多価ワクチンとしては，インフルエンザ，ポリオなどが知られている．混合ワクチンには四種混合ワクチン（ジフテリア，百日咳，破傷風，不活化ポリオ），MR ワクチン（麻疹，風疹）などがある（**表 2-5**）．

3　腫瘍免疫

腫瘍細胞は，正常な細胞の突然変異により，トランスホーメーション（悪性転換）が起こることにより生じる．このとき正常細胞にはない物質が出現する．これを腫瘍特異抗原（TSA）という．TSA が非自己物質として生体に認識されると生体はこの抗原に対し免疫応答を起こす．すなわち，腫瘍細胞に対して免疫応答が成立するわけである．すると誘導されてきた抗体や感作リンパ球により，さらに感作リンパ球から放出されるサイトカインなどにより腫瘍細胞の増殖が抑制されたり，破壊されたりして，腫瘍細胞が体外に排除される．こういった機構を Burnet, F. M. は免疫学的監視機構と名付けた．このような機構が生体内に備わっているために頻繁に出現してくるがん細胞が免疫学的監視機構によって体外に排除され，がんという病気にならなくてすむ（**図 2-28**）．しかし，この機構をすり抜けたがん細胞は増殖し，いわゆる病気としてのがんになってくるのである．以上のようにさまざまな免疫学的機構により，腫瘍細胞を破壊したり，増殖を抑えたりしているのである．しかしながら，腫瘍のほうは，これらの監視機構を回避しようとする働きもある．それらの機構としては，次のようなことが考えられる．

①抗原の発現を停止する．

②腫瘍細胞上の MHC クラス I 分子の発現を抑制することにより，細胞傷害性 T 細胞に抗原提示をできなくする．

③ある種の腫瘍は，PD-1（プログラム死蛋白質 1 programmed death protein-1）のような T 細胞抑制性レセプターに対するリガンドを発現する．

④ある種の腫瘍は，免疫応答を抑制するサイトカイン（たとえば TGFβ）を産生したり，免疫応答を抑制したりする制御性 T 細胞を誘導する．

表 2-5 ワクチンの種類

種類	微生物		接種	その他
腸チフス	細菌	死菌	任意	現在，国内では使用されていない
コレラ	細菌	死菌	任意	現在，国内では使用されていない
四種混合			定期	
ジフテリア	細菌	トキソイド		
百日咳	細菌	死菌		
破傷風	細菌	トキソイド		
ポリオ（IPV）	ウイルス	不活化		
二種混合			定期	
ジフテリア	細菌	トキソイド		
破傷風	細菌	トキソイド		
破傷風	細菌	トキソイド	任意	
成人用ジフテリア	細菌	トキソイド	任意	
BCG	細菌	生菌	定期	結核の予防
肺炎球菌（13価, 23価）	細菌	死菌	定期	高齢者，小児，ハイリスクグループ
Hib ワクチン	細菌	死菌	定期	
髄膜炎菌	細菌	死菌	任意	
種痘	ウイルス	生	任意	痘瘡の予防．現在，国内では使用されていない
日本脳炎	ウイルス	不活化	定期	
黄熱	ウイルス	生	任意	検疫所での接種のみ
インフルエンザ	ウイルス	不活化	定期	
おたふくかぜ（ムンプス）	ウイルス	生	任意	
水痘	ウイルス	生	定期	
A 型肝炎	ウイルス	不活化	任意	
B 型肝炎	ウイルス	不活化	定期, 任意	
ポリオ	ウイルス	不活化	定期	
狂犬病	ウイルス	不活化	任意	
MR ワクチン	ウイルス		定期	
麻疹	ウイルス	生		
風疹	ウイルス	生		
麻疹	ウイルス	生	定期	
風疹	ウイルス	生	定期	
子宮頸がん（HPV）	ウイルス	不活化	定期	
ロタ	ウイルス	生	任意	
レプトスピラ症（秋疫）	スピロヘータ	不活化	任意	

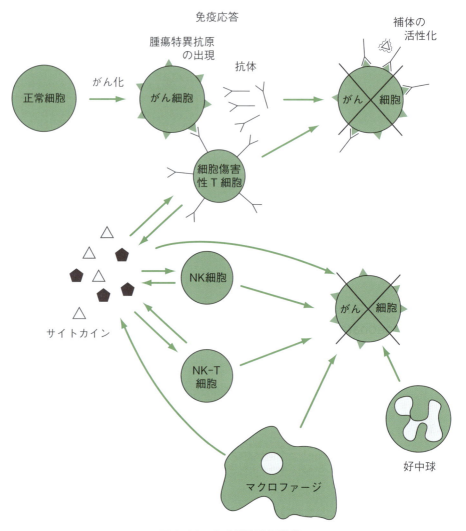

図 2-28　免疫学的監視機構

■ **免疫療法（immunotherapy）**

　　免疫学的監視機構を人為的に高めることによって，がんの治療を行うのが免疫療法である．これには，免疫増強薬 immunopotentiators，サイトカインやサイトカインインデューサーなどを用いる．

　　T細胞抑制性レセプターに対する抗体（PD-1抗体やCTLA-4抗体）やPD-1のリガンドであるPD-L1抗体を投与することにより，抑制性シグナルを阻害して，腫瘍が免疫学的監視機構から回避されることを防ぐ．これらの抗体薬を免疫チェックポイント阻害薬という．

2 感染と免疫 49

9 免疫の異常

免疫の異常としては，自己物質に対する抗体が生じることにより起こる自己免疫病および免疫能の低下を起こす免疫不全症の2つがある．

1 ● 自己免疫病

自己物質に対して免疫応答が起こり，自己抗体が産生されるのは，一見免疫能の異常な亢進のようにみえる．しかし，実際は，むしろある種の免疫担当細胞の機能低下などに基づくことが多く，いわば免疫系の撹乱により自己抗体が生じてくると考えたほうがよいだろう．

自己抗体が生じると，Ⅱ型およびⅢ型アレルギーの機序により，組織障害が起こり，いわゆる自己免疫病となるものと考えられる．

■ 全身性エリテマトーデス（systemic lupus erythematodes：SLE）と新生児ループス症候群（neonatal lupus syndrome）

若い女性にみられる疾患で，発熱，発疹，特に顔面の蝶形紅斑，関節炎，筋炎，多発性漿膜炎，肺臓炎，腎障害，神経障害，眼底異常など多彩な症状を伴う．抗核抗体あるいは抗DNA抗体が陽性である．抗核抗体とDNAが複合体を形成し，補体とともに組織の障害を起こすものと考えられる．LE現象，抗核抗体，抗DNA抗体の検出，補体価の低下，腎糸球体基底膜の免疫グロブリン，補体の沈着，生検による組織のフィブリノイド変性の確認で診断がつけられる．

SLEをはじめとする自己免疫疾患にかかっている母親から生まれた新生児に新生児ループス症候群が起こることがある．この疾患は先天性の完全房室ブロックや皮膚の発疹を伴う．これは母親がもっているIgG型自己抗体が胎盤を通過して胎児に入り，この抗体により組織障害が起こってくるためと考えられている．特に自己抗体のなかでも抗SSA/Ro抗体や抗SSB/La抗体がこの症候群の発症に関係しているものと考えられている．臨床症状としては一過性のループス様症候群と心症状である．新生児に移行したIgGが代謝されれば症状は改善する．したがって生後約6ヵ月ぐらいで自然消退するので，比較的予後はよい．

SLEの診断は，臨床的所見のほか，抗核抗体，抗DNA抗体の検出，LE現象の陽性などで確定する．

SLEの患者の血清と白血球を培養すると，血清中の抗核抗体により白血球は死滅し，好中球に貪食される．これをLE細胞という．LE細胞の出現することをLE現象という．SLEの診断に用いられる．

■ 関節リウマチ（rheumatoid arthritis）

関節，特に小関節の炎症性病変を特徴とする．滑膜の病的増殖とそれに伴う軟骨および骨組織障害が起こる．リウマチ因子rheumatoid factorが検出されるが，これはヒトのIgGのFc部に対する自己抗体でIgMクラスに属する．患者のIgGのFc部のCH2ドメインに結合している糖鎖が異常なため，自己抗体が生じるものと考えられる．おそ

らく IgG とそれに対する自己抗体が結合し，免疫複合体を形成する．さらに補体成分を活性化することにより炎症性変化を起こすものと考えられている．また，ヘルパー T 細胞より分泌される IL-1，IL-6，TNF などのサイトカイン，コラゲナーゼ，プロテアーゼなども本症の病変に関与している．

■ 膠原病（collagen diseases）

SLE，関節リウマチ，リウマチ熱などのような結合組織にフィブリノイド変性を起こす一連の疾患を膠原病という．これら以外の疾患として，結節性多発動脈炎，全身性強皮症などがあげられる．

■ 橋本病（Hashimoto's disease）

橋本病は，慢性甲状腺炎である．病理学的には固いびまん性の甲状腺肥大を示し，小リンパ球の浸潤，リンパろ胞形成，甲状腺ろ胞上皮の変性とろ胞の破壊，間質の線維症を特徴とする疾患である．女性に多く，自己抗体としてサイログロブリンミクロソーム抗原，第2ろ胞抗原，甲状腺上皮細胞膜抗原に対する抗体が考えられている．

■ バセドウ病（Basedow's disease）

バセドウ病は，びまん性の甲状腺腫である．眼球突出，頻脈，やせ，手足の振えなどの中毒症状を示す．バセドウ病患者の血液中から long-acting thyroid stimulator（LATS）という甲状腺刺激作用をもつ物質が検出される．この物質は現在では甲状腺刺激性免疫グロブリン thyroid stimulating immunoglobulin（TSI）であることが示されている．この免疫グロブリンは TSH レセプターに対する自己抗体と考えられる．この抗体により甲状腺ホルモンが過剰に分泌されていくものと考えられる．

■ 悪性貧血（pernicious anemia）

悪性貧血は，ビタミン B_{12} の欠乏による神経症状の発現を伴う大球性貧血と骨髄中の巨赤芽球を特徴とする貧血である．ビタミン B_{12} の欠乏は一般に萎縮性胃炎とそれに基づく無酸症，引き続いて起こる胃液中の内因子 intrinsic factor 分泌の低下あるいは欠如によりビタミン B_{12} の腸管からの吸収障害によって起こると考えられる．悪性貧血では内因子に対する自己抗体が形成される．内因子は食物中のビタミン B_{12} と特異的に結合して B_{12} の腸管からの吸収を助けているものと考えている．

■ 糖尿病

糖尿病は，持続的に血液中のブドウ糖濃度が上昇している病的状態で，口渇，多尿，体重減少などの症状を伴う．また，病期が進むと血管，神経，腎臓，皮膚，目，消化管，筋肉などあらゆる全身の組織や臓器に障害を起こしてくる．

糖尿病には，β 細胞の破壊に関連する1型とインスリン分泌低下，インスリン抵抗性を主体とする2型の2種類がある．このなかで自己免疫病に関係のあるものは1型糖尿病と考えられる．1型糖尿病では抗膵島細胞抗体が検出される．この抗体がおそらく膵臓の膵島細胞を破壊することにより，インスリンの分泌ができなくなり，糖尿病が起こってくるものと考えられている．

病態には，インスリン依存状態（従来の IDDM）とインスリン非依存状態（従来の NIDDM）があるが，インスリン依存状態の糖尿病では，放置しておくと，ケトーシスさらにはケトアシドーシスに発展し，糖尿病性昏睡を起こして死亡する．治療にはインスリンを投与する．

■ 重症筋無力症（myasthenia gravis）

重症筋無力症は，骨格筋の筋力低下，易疲労症および脱力を主症状とする疾患で，しばしば胸腺腫を伴う．抗アセチルコリンレセプター抗体，抗筋抗体などが検出される．抗アセチルコリンレセプター抗体により神経筋接合部における伝達異常が起こり，特有の症状が起こってくるものと考えられている．

最初は眼筋の麻痺，次いで四肢の筋力低下，球麻痺を伴うことも多い．時にクリーゼとよばれる急激に起こる呼吸筋の麻痺が起こることもある．筋低下は同じ運動をくり返すと増悪し，安静にすると回復するのが特徴である．運動神経反復刺激で，waning を認める．また，塩化エドロホニウムの静注で，臨床症状や waning が改善されることにより診断がつく．10 万人に 2〜3 人の割合で起こり，男女比は 1：2 である．治療は，抗コリンエステラーゼ薬の投与，胸腺腫の摘出，ステロイド薬投与，血漿交換などを行う．

■ ベーチェット病（Behçet disease）

Behçet, H. により，1937 年に提唱された疾患で，口腔粘膜のアフター性潰瘍，ブドウ膜炎，皮膚症状，外陰部潰瘍を伴う．関節，消化管，血管系，中枢神経系，肺，心臓などに症状がみられることもある．原因は不明である．非ステロイド系抗炎症剤やコルヒチン，免疫抑制薬を投与する．また副腎皮質ホルモンを投与することもある．特殊型として，腸管ベーチェット病，神経ベーチェット病，血管ベーチェット病がある．病理組織では，血管炎が著明で，好中球やリンパ球の浸潤を伴う．本疾患と HLA Bw51 が相関すること，抗口腔粘膜抗体などの自己抗体の検出などから自己免疫病のひとつと考えられている．非ステロイド系抗炎症薬やコルヒチン，免疫抑制薬を投与する．また副腎皮質ホルモンを投与することもある．

2 免疫不全

免疫不全には，原発性免疫不全と続発性免疫不全がある．原発性免疫不全症は先天性免疫不全症であり，続発生免疫不全には後天性免疫不全症候群（エイズ）がある．

先天性免疫不全症は，免疫担当細胞の分化過程の障害により起こる．マクロファージ，好中球の異常，リンパ球系の異常である．リンパ球系の異常には，B 細胞系，T 細胞系，それら両者の分化不全があげられる．さらに，補体系の異常も加わる．また，後天性免疫不全症候群は，ヒト免疫不全ウイルス human immunodeficiency virus（HIV）の感染によって起こるもので，最終的にヘルパー T 細胞の減少により免疫能の低下をきたす．

続発性免疫不全は，エイズ以外に糖尿病，腎不全，血液系悪性腫瘍などの慢性疾患，放射線照射，免疫抑制剤などの薬剤投与などによって 2 次的にもたらされるものも含まれる．

ここでは，最後に免疫担当細胞の異常な増殖により起こるさまざまな疾患についても触れておく（**図 2-29**）．

■ 先天性免疫不全症（congenital immunodeficiency）

免疫担当細胞の分化不全のために起こる免疫不全症で，このなかには B 細胞系の免疫不全症，T 細胞系の免疫不全症，T と B の複合した免疫不全症，貪食機能不全，補体の異常などがある．単に先天性免疫不全症では慢性感染，再発性の感染症，日和見感

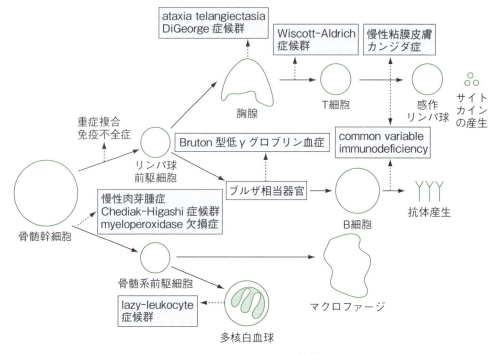

図 2-29 免疫不全症の感染機序

染など通常あまりみられない感染症を併発することである．そのほかに，免疫不全症によくみられる症状としては，皮膚発疹，下痢症，発育障害，肝脾腫，再発性膿瘍，再発性骨髄炎，自己免疫病などである．また，各免疫不全症特有のものとして，運動失調，毛細血管拡張症，短肢小人症，軟骨毛髪発育不全，特発性内分泌障害，血小板減少症，部分的白子，湿疹，テタニーなどがあげられる．免疫不全症の診断は血清中の免疫グロブリンの測定，シック試験，同種赤血球凝集素の定量，白血球数および分類，T，B 細胞サブセット分類，遅延型皮内反応，好中球 NBT 還元能，CH50 や補体成分の定量などを行う．また，一般的な治療として B 細胞の免疫不全には γ-グロブリン，高度免疫 γ-グロブリン，凍結血漿の投与を行う．T 細胞系の免疫不全症に対しては輸血，骨髄，胎児胸腺，培養胸腺細胞，胎児肝などの移植を行う．

■ 後天性免疫不全症候群（acquired immunodeficiency syndrome：AIDS）

HIV によって起こる AIDS（エイズ）である．HIV 感染によりヘルパー T 細胞の低下が起こり免疫不全が起こってくる．感染後の潜伏期は長く，10 年前後とされている．エイズの症状としてはリンパ節腫脹，浮腫，白血球減少症，リンパ球減少症，体重減少，貧血，下痢などがあり，これらに加えて日和見感染や悪性腫瘍の発症がみられる．日和見感染では特に，ニューモシスチス肺炎やサイトメガロウイルス感染症，ヘルペスウイルス感染症，クリプトコックス症，トキソプラズマ症などがある．また日和見感染ではないが，結核などがしばしば発症し，しかも重篤化しやすいとされている．悪性腫瘍としてはさまざまなものがあるが，なかでもカポジ肉腫が起こることが特徴である．エイズは輸血や激しい性行為によって起こるとされている．治療には AZT などの抗レ

トロウイルス薬などが用いられる.

10 成長, 発達, 老化と免疫

胎児期には, 免疫応答能はまだ備わっておらず, 生後 10〜15 週してからである. 最初は IgM クラスの抗体が産生されるが, 生後 6 ヵ月頃から IgG クラスの抗体も産生されるようになる. 生下時には, 母親由来の IgG 抗体により生体防御が営まれている. また, 初乳中には分泌型 IgA が多く含まれており, これも新生児期の生体防御に重要な役割をしている.

生後 10 数年ぐらいまで免疫能が発達し続け, その後は低下していく. ちなみに, 胸腺実質(皮質および髄質)の重量は 10 歳前後が最も大きい.

■ 老化と免疫

老化に伴って免疫能が低下することは一般に認められているが, この機構については現在でもなおわかっていない. 老化に伴う免疫系の変化として最もはっきりしているのは胸腺の重量の変化である. 一般に生下時に胸腺は最も大きく, 以後, 徐々に萎縮していく. 特に皮質の萎縮が著しい. しかし, 胸腺以外の免疫担当器官である脾臓やリンパ節などの大きさは老化に伴ってあまり変化がみられない. 免疫担当細胞については一般に高齢者では T 細胞の減少, 特にヘルパー T 細胞の減少がみられる. また, 反対に制御性 T 細胞は増加するといわれている. T 細胞からの IL-2 産生, IL-2 レセプターの発現などもみられる. 免疫グロブリンのクラスおよびサブクラスの血中濃度は加齢に伴い, 特徴的な変化を認める. すなわち, 一般に IgG 抗体や IgA 抗体の血中濃度は加齢とともに上昇する. 特に IgG1 と IgG3 にこの傾向が強い. IgE 抗体は 10 歳がピークであり, 以後 30 歳ごろまで低下し, それ以降は一定の値が保たれている. また, 高齢者にはしばしば抗核抗体, リウマチ因子のような自己抗体が検出される.

細胞性免疫機能については一般に低下が認められる.

■ 妊娠と免疫

妊娠という現象は免疫学的には同種異系移植と比較できる. すなわち, 母親と胎児のあいだには組織適合性抗原のハプロタイプが半分は異なっている. それにもかかわらず, 母親は胎児に対して免疫応答を起こすことはない. このような免疫不応答の機構についていくつかの仮説が提唱されている.

① 胎児と母親由来の組織間の解剖学的障壁があり, 母体から免疫担当細胞が胎児に入るのを阻止している.

② 胎児組織と母体組織の境界にある栄養胚芽細胞 trophoblast に組織適合性抗原が発現されていない. あるいは, MHC をおおうムコ多糖体が存在する. このことにより, 母体側から胎児の MHC の認識をできなくしている.

③ 胎児の免疫担当細胞や胎盤細胞, ホルモンそのほかの種々の因子により母体の免疫能が抑制される.

■ 原発性習慣性流産

原発性習慣性流産では, 特別な原因がなくて, 流産をくり返す. 妊娠維持のための免

疫機構が父親と母親の HLA の型が近いと遮断抗体ができにくく，結果として胎児に対する拒絶反応が起こってくると考えられている．これが習慣性流産の機構と考えられる．2 回目以後は，booster 効果で遮断抗体がつくられやすく，習慣性流産にはなりにくい．また，治療のためには，父親のリンパ球を母親に注射することが行われている．このことにより，母親に父親の HLA 抗原に対する抗体がつくられ，これが遮断抗体として働くとされる．

11 / 免疫抑制薬および免疫抑制

　免疫抑制を起こす方法としては，免疫抑制薬の投与，副腎皮質ホルモンなどの投与，放射線照射などがあげられる．免疫抑制薬としてはサイクロスポリン A，タクロリムス，ラパマイシン，ミコフェノール酸，ミコフェノール酸モフェチル，レフルノミドなどが知られている．

　抗体薬にはさまざまなものが，現在，開発されている．すなわち，抗胸腺グロブリン antithymocyte globulin，CTLA-4-Ig（ベラタセプト：belatacept），抗 CD52 抗体（アレムツズマブ alemtuzumab），抗 IL-2 レセプター（CD25）抗体，抗 TNF-α 抗体（インフリキシマブ Infliximab）などがある．これらの免疫抑制法あるいは免疫抑制薬は臓器移植による拒絶反応の抑制，自己免疫病の治療などに用いられる．

問　題

(1) 体液性免疫と細胞性免疫との違いを説明しなさい．
(2) 免疫グロブリンの種類と特徴を述べなさい．
(3) 抗体産生機構の概略を説明しなさい．
(4) 既往症反応とはなにか，またその機構について説明しなさい．
(5) 補体の活性化経路の概略を説明しなさい
(6) アレルギーの種類とそれぞれの機構について，説明しなさい．
(7) サイトカインとはなにか，その特徴について述べなさい．
(8) MHC，HLA について，説明しなさい．
(9) 自己免疫病の例を 5 つあげなさい．
(10) 免疫不全の種類について述べなさい．

文　献

1) 今西二郎：免疫学の入門，第 8 版，金芳堂，2018.
2) 矢田純一：医系免疫学改訂 14 版，中外医学社，2016.
3) Abbas, AK, Lichtman, AH.（松島綱治，山田幸宏訳）：基礎免疫学―免疫システムの機能とその異常　原著第 5 版，エルゼビア・ジャパン，2016.
4) Delves, P.J et al.: Roitt's Essential Immunology. 13th ed, Wiley Blackwell, 2017.

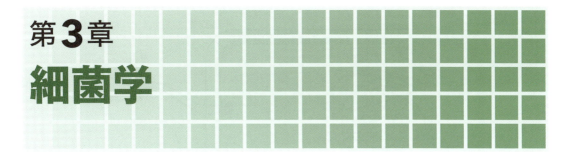

第3章 細菌学

1 細菌学総論

1 形態,性状,構造,分類

■ 形態

図3-1に細菌の形態を示す.細菌は球状の球菌と桿状(棒状)の桿菌に大別される.らせん状のらせん菌は桿菌に属する.球菌は相互の形態により,ブドウ球菌,レンサ球菌,双球菌,四連球菌などに分けられる.長径の比較的短い桿菌は短桿菌とよばれる.ビフィズス菌,ジフテリア菌などはV字,W字,Y字形の形態を示す.

■ 性状

細菌は2分裂により増殖をする.その分裂に要する時間を世代時間 generation time とよぶ.大腸菌の世代時間は20分と短いが,結核菌のそれは18時間と長い.菌体を構成する物質の90%以上は水分であり,残りは蛋白質,炭水化物,核酸(DNA,RNA)などにより構成される.

■ 構造

細菌の基本的な構造を図3-2に示す.細菌の骨格構造として,莢膜 capsule(K抗原

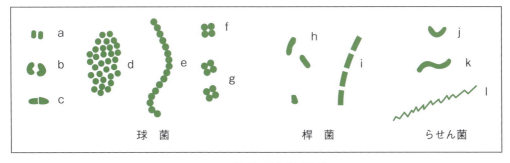

図3-1 細菌の外形と配列
a,楕円形の球菌;b,双球菌(淋菌);c,双球菌(肺炎菌);d,ブドウ球菌;e,レンサ球菌;f,四連球菌;g,八連球菌;h,桿菌(大腸菌);i,レンサ桿菌(炭疽菌);j,らせん菌(コレラ菌);k,らせん菌(ピロリ菌);l,らせん菌(スピロヘータ)
(緒方幸雄・神谷 茂編著:チャート式基礎医学シリーズ8/微生物学.医学評論社,1996.より)

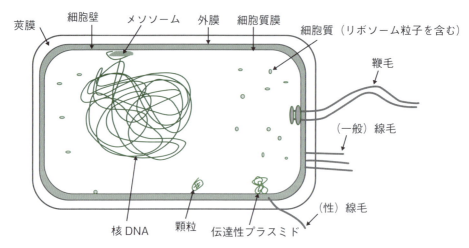

図3-2　細菌細胞の微細構造
（緒方幸雄・神谷　茂編著：チャート式基礎医学シリーズ8/微生物学. 医学評論社, 1996. より）

とよばれる），細胞壁 cell wall および細胞質膜 cell membrane がある．細胞質には核（染色体），プラスミド plasmid，リボソーム ribosome，メソソーム mesosome などがある．菌体外器官として運動を司る鞭毛 flagellum（H 抗原とよばれる）および付着を司る線毛 fimbria がある．

■ 分類

細菌はグラム染色により，グラム陽性菌（同染色にて紫色に染まる）とグラム陰性菌（同染色にて桃色に染まる）に分類される．染色の違いは両群の細胞壁構造の差に基づく（グラム陽性菌は厚いペプチドグリカン層をもつ）．グラム陰性菌の細胞壁にはリポポリサッカライド lipopolysaccharide（LPS）が存在し，内毒素（エンドトキシン endotoxin）として作用して，エンドトキシンショックの原因となる．

2　環境と細菌

■ 環境条件

細菌の増殖に最も適した温度を至適増殖温度 optimal growth temperature といい，ヒトに病原性を示す細菌では 37℃ である．また至適 pH は中性付近である．細菌の増殖には水分が不可欠であり，乾燥状態に弱いものが多い．

■ 嫌気性・好気性

酸素のない状態でのみ増殖できる細菌を（偏性）嫌気性細菌（クロストリジウム属，バクテロイデス属等）とよぶ．一方，酸素がある状態でのみ増殖できる細菌を好気性細菌（結核菌，百日咳菌等）とよぶ．また環境により好気性にも嫌気性にもなりうる細菌があり，通性嫌気性細菌（大腸菌，ブドウ球菌など）とよばれる．

■ 増殖曲線

細菌の増殖には炭素源，窒素源，塩などが必要とされる．菌種によってはビタミン，血液・血清成分，二酸化炭素などを要求するものがある．細菌の増殖を可能とするた

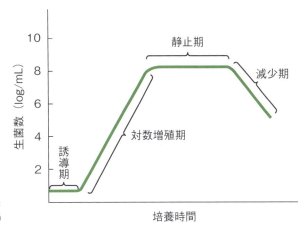

図 3-3 細菌の増殖曲線
(緒方幸雄・神谷 茂編著:チャート式基礎医学シリーズ 8/ 微生物学. 医学評論社, 1996. より)

め,上記の栄養成分が含まれた培地が用いられる.固形培地上で単一の細菌が 2 分裂を繰り返すことにより,肉眼的に可視的な細菌集落(コロニー colony)が形成される.エルシニア属菌やブドウ球菌は 10℃以下の低温でも増殖可能であり,大腸菌やブドウ球菌は高温下(45〜49℃)でも増殖可能である.**図 3-3** に細菌の増殖曲線を示す.

3 化学療法

　病原細菌を化学物質の働きで殺滅もしくは発育を阻止し,生体の免疫力とともに治癒させることを化学療法 chemotherapy とよび,本目的に使われる化学物質を化学療法剤という.化学療法剤のうち,微生物が産生するものを抗生物質 antibiotics とよぶ.近年,化学合成される薬剤が多くなり,抗菌薬 antimicrobial agent とよばれている.抗菌薬は病原細菌の増殖を抑制する濃度で生体にほとんど障害を与えないことが必要であり,これを選択毒性 selective toxicity とよぶ.抗菌薬には病原菌を死滅させる殺菌的な作用(ペニシリン系,セフェム系など)と病原菌の増殖を抑制する静菌的な作用(アミノグリコシド系,テトラサイクリン系など)をもつものがある.化学療法剤の抗菌力は対象とする病原菌への最小発育阻止濃度 minimal inhibitory concentration(MIC)で表され,MIC 値が小さいほど抗菌力が強い.化学療法剤には以下のものがあり,代表的な抗菌薬の抗菌スペクトラムを**表 3-1** に示す.

■ β-ラクタム系

　β-ラクタム環を有する化学構造式をもつ細胞壁合成阻害薬である.化学構造式の違いにより,ペニシリン系,ペネム系,カルバペネム系,セフェム系(セファロスポリン系,セファマイシン系,オキサセフェム系およびカルバセフェム系を含む)およびモノバクタム系に分類される.

① ペニシリンン系

　ペニシリン G,メチシリン,アンピシリン,アモキシシリン,カルベニシリン,ピペラシリンなどがある.抗菌スペクトラムの広い抗菌薬であり,多くの感染症の治療に使用される.副作用は一般に少ないが,ペニシリンにアレルギーを有する者にショックを

表 3-1 抗菌スペクトル

	グラム陽性菌 球菌			グラム陽性菌 桿菌			グラム陰性菌 球菌		グラム陰性菌 桿菌											抗酸菌				
	黄色ブドウ球菌	肺炎球菌	レンサ球菌	ジフテリア菌	炭疽菌	クロストリジウム属菌	淋菌	髄膜炎菌	大腸菌	赤痢菌	サルモネラ	プロテウス・ミラビリス	インフルエンザ菌	アシネトバクター	緑膿菌	レジオネラ	百日咳菌	カンピロバクター	バクテロイデス	マイコバクテリウム	トレポネーマ	マイコプラズマ	リケッチア	クラミジア
ペニシリン系 ペニシリンG (PCG)																								
アンピシリン (ABPC)																								
アモキシシリン (AMPC)																								
ピペラシリン (PIPC)																								
カルバペネム系 イミペネム・シラスタチン* (IPM/CS)																								
メロペネム (MEPM)																								
ビアペネム (BIPM)																								
ドリペネム (DRPM)																								
セフェム系 セファレキシン (CEX)																								
セフォチアム (CTM)																								
セフォタキシム (CTX)																								
セフォペラゾン (CPZ)																								
ラタモキセフ (LMOX)																								
アミノグリコシド系 カナマイシン (KM)																								
アミカシン (AMK)																								
アルベカシン (ABK)																								
マクロライド系 エリスロマイシン (EM)																								
クラリスロマイシン (CAM)																								
アジスロマイシン (AZM)																								
テトラサイクリン系 テトラサイクリン (TC)																								
ミノサイクリン (MINO)																								
そのほかの抗菌薬 ホスホマイシン (FOM)																								
バンコマイシン (VCM)																								
合成抗菌薬 ノルフロキサシン (NFLX)																								
オフロキサシン (OFLX)																								
レボフロキサシン (LVFX)																								
抗結核薬 イソニアジド (INH)																								
リファンピシン (RFP)																								
ピラジナミド (PZA)																								
エタンブトール (EB)																								

注) 灰色の部分は試験管内における抗菌スペクトルで臨床上の有効菌種ではない.
* シラスタチンはデヒドロペプチダーゼ阻害薬であり, イミペネムの分解を防止する. 合剤として使用されている.

引き起こす. β-ラクタマーゼ産生菌による加水分解により失活する.

② ペネム系, カルバペネム系

ペネム環をもつ化学構造式を有する. ペネム系としてファロペネム, カルバペネム系としてイミペネム, メロペネム, ビアペネムなどがある. カルバペネム系薬はメタロβ-ラクタマーゼ産生菌を除く多くのグラム陽性, 陰性菌に強い抗菌力をもち, 臨床の現場で頻用されている.

③ セフェム系

主としてセファロスポリン系, セファマイシン系およびオキサセフェム系に分けられる. セファロスポリン系は第1世代 (セファレキシン, セファゾリンなど), 第2世代 (セフォチアム, セフロキシムなど), 第3世代 (セフォタキシム, セフタジジムなど) および第4世代 (セフォピム, セフォゾプランなど) に分けられる. 第2世代は一般的なグラム陰性菌, 第3世代は緑膿菌への作用が強く, 第4世代はグラム陽性菌にも作用が拡大されている. セファマイシン系にはセフメタゾール, セフォキシチンなどが含まれる. オシサセフェム系にはフロモキセフ, ラタモキセフなどが含まれる.

④ モノバクタム系

近年開発されたモノバクタム系としてアズトレオナムがあり, 緑膿菌を含むグラム陰性桿菌に強い抗菌力をもつ.

■ アミノグリコシド (アミノ配糖体) 系

細菌のリボソームの30Sサブユニットに結合して蛋白質合成を阻害する抗菌薬である. 結核菌に作用するストレプトマイシンおよびカナマイシン, 緑膿菌などに作用するゲンタマイシンおよびアミカシンなどが含まれる. 偏性嫌気性菌には無効である. 副作用として難聴 (ストマイ難聴, カナマイ難聴とよばれる), 腎障害, 胃腸障害がある.

■ テトラサイクリン系

アミノアシルtRNAのリボソームへの結合を阻害することにより蛋白質合成を阻害する静菌的抗菌薬である. テトラサイクリン, ミノサイクリン, ドキシサイクリンがあり, 広い抗菌スペクトラムを有し, マイコプラズマ, リケッチア, クラミジアにも作用する. 副作用として肝障害, 腎障害のほか, 乳幼児・妊婦にはそれぞれ歯牙の黄染, 奇形を生じる危険があるため使用されない.

■ マクロライド系

リボソームの50Sサブユニットに結合して蛋白質合成を阻害する抗菌薬である. エリスロマイシン, クリンダマイシン, クラリスロマイシン, アジスロマイシンなどがある. グラム陽性菌, 陰性菌, マイコプラズマ, リケッチア, クラミジアなど広い抗菌スペクトラムを有する. 副作用として肝障害がある.

■ キノロン系

細菌のDNAジャイレースを阻害してDNA合成を阻害する抗菌薬である. ナリジクス酸, ピペミド酸はグラム陰性桿菌に有効である. フッ素を含有した新規のキノロン系 (フルオロキノロン系またはニューキノロン系とよばれる) であるノルフロキサシン, オフロキサシンはグラム陽性菌, 陰性菌に広域で優れた抗菌力を有しているが, 近年耐性化が進んでいる. 副作用としてめまい, 頭痛, 不眠などがある.

■ そのほかの抗菌薬

β-ラクタム系薬以外の細胞壁合成阻害剤としてホスホマイシン，ペプチド系薬，グリコペプチド系薬などがある．ホスホマイシンは他系統の抗菌薬と併用されることが多く，腸管出血性大腸菌感染症に有効である．ペプチド系のコリスチンは薬剤耐性を獲得した緑膿菌，アシネトバクター，腸内細菌科細菌などに有効である．グリコペプチド系のバンコマイシンはメチシリン耐性黄色ブドウ球菌やクロストリジウム・ディフィシルに対する優れた抗菌力をもつ．しかし，頻用することによりバンコマイシン耐性腸球菌が発生することがある．細菌のRNA合成を阻害する抗菌薬であるリファンピシンは広域に作用し，抗結核剤としても使用される．クロラムフェニコールはリボソームの50Sサブユニットに作用して蛋白質合成を阻害する抗菌薬である．再生不良性貧血，顆粒球減少症などの重篤な副作用をもつため，本剤は腸チフス・パラチフスなどへの投与のみが認められる．

■ 抗結核薬

ピラジナミド，イソニアジドは結核菌の細胞壁成分であるミコール酸の合成を阻害する．抗結核薬としてRNA合成阻害作用のあるエタンブトールおよびリファンピシン，蛋白質合成阻害作用のあるストレプトマイシンなど作用の異なる薬剤を併用し，複数のポイントで結核菌を阻害する．WHOの短期治療法（6ヵ月）として，最初の2ヵ月は4剤（ピラジナミド＋イソニアジド＋リファンピシン＋エタンブトールまたはストレプトマイシン），続く4ヵ月は2剤（イソニアジド＋リファンピシン）の投与が推奨されている．また，患者の投薬を確認する直接服薬確認治療法 Direct Observation Treatment for Short course（DOTS）の実施が望ましい．

4 ● 予防

細菌感染症の発症を予防することは治療よりも公衆衛生学的見地から有用である．予防のためのワクチン vaccine 接種および血清療法 serum therapy が行われる．

■ ワクチン

細菌感染症に対するワクチンには以下のものがある．

① 弱毒生菌（生）ワクチン

病原性の低下した変異株の生菌を作製し，ワクチンとしたものであり，結核に対するBCGワクチンがある．

② 不活化ワクチン

加熱・ホルマリン・紫外線処理して感染力をなくしたもので，死菌ワクチンともよばれる．コレラ，腸チフス，炭疽菌ワクチンなどがある（いずれも日本未承認）．感染防御に関連する蛋白質を用いた不活化ワクチンとして百日咳ワクチン（百日咳トキソイド＋繊維状赤血球凝集素），インフルエンザ菌b型ワクチン（莢膜多糖），肺炎球菌ワクチン（莢膜多糖）がある．

③ トキソイド

細菌の外毒素をホルマリン処理して無毒化したもので，ジフテリアトキソイド，破傷風トキソイドがある．

このほか，多価ワクチン，混合ワクチンがあり，細菌用の混合ワクチンとしては腸チフス・パラチフス混合ワクチンと百日咳・ジフテリア・破傷風三種混合ワクチン（現在，ポリオ不活化ワクチンと合わせて四種混合ワクチンとして使用されている）がある．

■ 血清療法

致死率の高い細菌毒素性疾患（破傷風，ジフテリア，ガス壊疽，ボツリヌス症など）では，トキソイドよりも毒素の中和作用をもつ抗体を含む血清を投与する血清療法が行われる．これらは動物の免疫血清であるため，使用に際しては血清病（異種蛋白に対する過敏反応）に注意する．

2 細菌学各論

1 グラム陽性球菌

1）ブドウ球菌（スタフィロコッカス属 Genus *Staphylococcus*）

● 一般性状・分布

自然界に広く分布し，大気中，土壌，酪農品などから分離される．ヒトや動物では皮膚，鼻咽腔，腸管内に常在している．直径 0.5〜1.0 μm のグラム陽性球菌であり，ブドウの房状の形態を示す（図 3-4）．鞭毛，芽胞はなく，莢膜を有するものがある．54 菌種，28 亜種により構成される．カタラーゼ陽性であり，7.5%NaCl 存在下でも増殖可能である（耐塩性あり）．コアグラーゼ産生菌種は一般に病原性が高く，代表的な菌種として黄色ブドウ球菌（スタフィロコッカス・アウレウス *Staphylococcus aureus*）がある．コアグラーゼ陰性菌として表皮ブドウ球菌（*S. epidermidis*），*S. haemolyticus*，*S. saprophyticus* などがある．これらはコアグラーゼ陰性ブドウ球菌 coagulase-negative staphylococci（CNS）とよばれる．CNS は従来非病原性とされてきたが，近年，免疫抵抗力の低下し

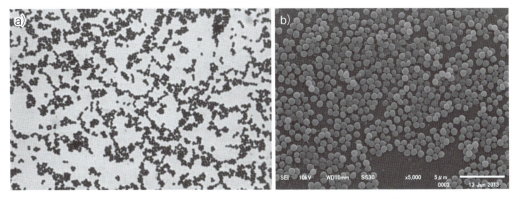

図 3-4　黄色ブドウ球菌 *Staphylococcus aureus* の形態
a）グラム染色像（光学顕微鏡像），b）電子顕微鏡像（bar＝5 μm）

た患者に日和見感染症やカテーテル介在性の血流感染症の原因となっている．

● 病原因子

　S. aureus は多数の病原因子を有する．コアグラーゼは血液凝固作用を亢進させる．溶血毒（ヘモリジン hemolysin）は赤血球膜に孔を形成して溶血を引き起こす．ロイコシジン（白血球溶解毒素 leukocidin）は白血球膜上に孔を形成して白血球の溶解を引き起こす．腸管毒（エンテロトキシン enterotoxin）はヒトに嘔吐および下痢を引き起こすほか，スーパー抗原活性をもち，多数の T 細胞を活性化する．表皮剥脱毒素（エクソフォリアチン exfoliatin）は蛋白質分解作用をもち，皮膚の剥脱を引き起こす．毒素性ショック症候群毒素 toxic shock syndrome toxin-1（TSST-1）はショックを引き起こす．そのほかの病原因子としてヒアルロニダーゼ（結合組織の分解），リパーゼ（脂肪の分解），DNase（DNA の分解）などがある．

● MRSA（メチシリン耐性黄色ブドウ球菌 methicillin-resistant S. aureus）

　メチシリンを含む β-ラクタム系抗菌薬全体に対して耐性である黄色ブドウ球菌を MRSA とよび，院内感染症起因菌として最も重要である．MRSA ではペニシリン結合蛋白質 penicillin binding protein（PBP）の変異（PBP-2′ の産生）があり，β-ラクタム系の親和性が低下している．本変異株では *mecA* 遺伝子陽性である．*mecA* 遺伝子は SCCmec とよばれる可動遺伝子カセットに存在し，本カセット内に多くの抗菌薬耐性遺伝子が集積しているため，MRSA は多剤耐性を示す．MRSA はヒトの皮膚，鼻腔などに常在するため，手指を介した感染が起こる．MRSA による院内感染症を予防するために手指の消毒，手袋・マスクの着用，ガウンテクニック（MRSA 陽性患者のためだけの白衣を使用すること）の励行が求められる．MRSA でない黄色ブドウ球菌は MSSA（methicillin-sensitive *S. aureus*）とよばれる．

● ヒトの疾患

① *S. aureus* 感染症

　皮膚，結合組織に毛嚢炎，せつ（フルンケル），よう（カルブンケル），膿痂疹，麦粒腫などの化膿性疾患を引き起こす．また深在性感染症として肺炎，肺化膿症，腸炎，骨髄炎，心内膜炎，髄膜炎（新生児・乳児期）などの原因となる．エンテロトキシン産生性の菌株は食中毒の原因となる．本食中毒は食品内で本菌の増殖とエンテロトキシンの産生が起こり，当該食品の摂食により起こるため，潜伏期は 1〜6 時間と短く，嘔吐症状が強く，発熱や腹痛・下痢を認めない場合も多い．TSST-1 産生株は毒素性ショック症候群の原因となる．発熱，紅斑，低血圧で発症して嘔吐，下痢，ショックなどがみられる．exfoliatin 産生性の菌はブドウ球菌性皮膚剥脱症候群 staphylococcal scalded skin syndrome（SSSS）の原因となる．新生児では広範囲に皮膚表皮の剥脱が起こる（リッター病）．

② CNS 感染症

　免疫力の低下した宿主（易感染性宿主とよばれ，長期療養を必要とする患者，がん患者，エイズ患者，小児・妊婦・高齢者などが該当する）に日和見感染症を引き起こす．カテーテル関連血流感染症，敗血症，肺炎，膀胱炎などの原因となる．

● 治療

　MSSA には β-ラクタム系抗菌薬が有効である．MRSA にはバンコマイシン，テイコ

プラニン，リネゾリド，アルベカシンなどが有効である．近年メチシリン耐性を示すCNSが検出されるようになり，MRCNSとよばれており，治療はMRSAに準ずる．

2）レンサ球菌（ストレプトコッカス属 Genus *Streptococcus*）

● 一般性状・分布

　　直径0.8〜1.0 μmのグラム陽性球菌であり，通常通性嫌気性を示す．芽胞は産生しないが莢膜を形成する菌（肺炎球菌 *Streptococcus pneumoniae*）もある．発育には十分な栄養が必要なため，ヒト，動物の体内（鼻咽頭，口腔，腸管，皮膚，泌尿生殖器）でのみ生育可能な菌が多いが，自然界に棲息する菌もある．形態は連鎖状を呈する菌（化膿レンサ球菌 *Streptococcus pyogenes*）や双球状を示す菌（肺炎球菌）がある．

● 培養と分類

　　普通寒天培地上では発育しにくく，血液，血清などを添加した培地上に発育する．莢膜C多糖体の抗原性の違いにより，血清学的にA-T群（I, J群を欠く）に分類される（Lancefieldの分類）．化膿レンサ球菌はA群に分類され，最も病原性が高い．肺炎球菌は本分類に含まれていない．血液寒天培地上でのコロニーの溶血性からα溶血性（不完全溶血），β溶血性（完全溶血）（**図3-5**）およびγ溶血性（非溶血）のレンサ球菌に分類される．

＜病原性を示す菌種＞
（1）化膿レンサ球菌 *S. pyogenes*（A群レンサ球菌）
● 病原因子

　　本菌は溶血毒（ストレプトリジン streptolysin）を産生する．O，Sの2種類の溶血毒のうち，ストレプトリジンOに対する抗体（抗ストレプトリジンO抗体：anti-streptolysin O（ASO））の測定は本菌感染症の診断に重要である．発赤毒 streptococcal pyrogenic exotoxin（SPE）は以前ディック毒素とよばれた蛋白質性外毒素である．本毒素を産生する菌株は猩紅熱 scarlet feverを引き起こし，皮膚の紅斑がみられる．本毒素に対する抗体の皮内注射により紅斑の消失をみるディックテストがある．細胞壁の最外層にある繊維状の蛋白質であるM蛋白質 M-proteinは莢膜様の機能をもち，抗貪食作用を示す．

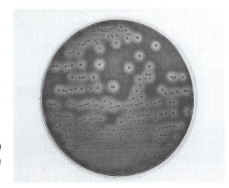

図3-5　溶血レンサ球菌（ウマ血液寒天培地上の *S. pyogenes*）　　　　（小迫芳正博士提供）
　コロニーと溶血環がみられる．

● ヒトの疾患

急性化膿性扁桃炎，上気道炎，膿痂疹，丹毒などの化膿性疾患，猩紅熱，肺炎，胸膜炎などを引き起こす．また免疫複合体の形成による急性糸球体腎炎，リウマチ熱を起こす．劇症型レンサ球菌感染症（四肢の疼痛・腫脹，発熱，血圧低下，軟部組織壊死など）は進行が早く，予後が悪い．

● 治療

ペニシリン系，セフェム系抗菌薬が奏功するが，アミノグリコシド系，マクロライド系抗菌薬には耐性を示す菌株がある．壊死に陥った軟部組織には本菌が生息しているため，外科的切除（デブリードメント）する．

(2) ストレプトコッカス・アガラクティアエ *S. agalactiae*（B群レンサ球菌）
● 病原因子

本菌の細胞壁には耐熱性の多糖体抗原と易熱性の蛋白質抗原がある．多糖体抗原によりIa，Ib，II〜VIII型に分類されている．わが国では妊婦からVI型およびVIII型の分離が多い．

● ヒトの疾患

敗血症，肺炎，髄膜炎などの重篤な感染症を引き起こす．新生児髄膜炎の原因となるほか，本菌による周産期感染症（肺炎，敗血症，髄膜炎など）では母児双方の生命を脅かすこととなる．本菌による新生児感染症は早発型（生後0〜6日後の発症）と遅発型（生後7日以降の発症）に分けられるが，75〜90%が早発型である．また高齢者や糖尿病患者などに侵襲的な感染症を引き起こす．

● 治療

ペニシリン系抗菌薬（アンピシリンなど）が第一選択薬である．垂直感染予防のため，妊婦に本菌が陽性の場合には出産時には抗菌薬の予防的投与を行うことが推奨されている．また出生後の早産未熟児に対しては γ-グロブリン製剤を投与する．

(3) ストレプトコッカス・ニューモニアエ *S. pneumoniae*（肺炎球菌）
● 病原因子

多糖体を含む莢膜は抗貪食作用を有し，莢膜を有する菌株の病原性は高い．莢膜多糖体（C多糖体ともよばれる）の抗原性の違いにより，90以上の血清型に分類される．本菌C多糖体と反応するヒト血清中の蛋白質であるCRP（C-reactive protein）は炎症マーカーのひとつとして利用される．

● ヒトの疾患

ヒトの口腔内，上気道に常在しており，健康成人の30〜70%が本菌を保有している（**図3-6**）．肺炎，中耳炎，心内膜炎，髄膜炎の原因となり，細菌性肺炎の10〜20%を占める．インフルエンザ菌と同様，慢性気道感染症の急性増悪を引き起こす．細菌性髄膜炎の原因菌としては髄膜炎菌に次いで多い．

● 治療・予防

ペニシリン，セフェム系抗菌薬に感受性をもつため，本菌感染症に第一選択薬として使用される．しかし，近年ペニシリン耐性肺炎球菌 penicillin-resistant *S. pneumoniae*（PRSP）が増加しているため，薬剤感受性試験に基づいた適切な抗菌薬投与を行うべきである．予防には肺炎球菌ワクチンが用いられる．小児には13価ワクチン，高齢者（65歳以上）には23価ワクチンが使用される．

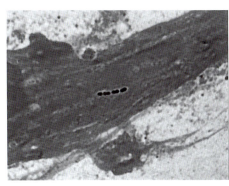 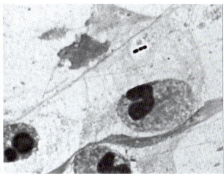

図3-6 肺炎球菌（喀痰のグラム染色像）（大島利夫博士提供）
グラム陽性球菌，双球菌，ランセットフォームを示す．

3）腸球菌（エンテロコッカス属 Genus *Enterococcus*）

● **一般性状・分布**

　　グラム陽性の球菌でレンサ状の配列を示すが，長さは短い．芽胞を形成せず，カタラーゼおよびオキシダーゼは陰性である．糖を発酵的に分解する．ヒトの腸管や膣に常在する．大腸菌と同様に食品および水の衛生指標菌として重要である．幅広い温度域での発育が可能であり，60℃・30分間の加熱にも抵抗する．

● **病原性**

　　慢性の尿路感染症，髄膜炎，心内膜炎の原因となり，*E. faecalis*，*E. faecium* などの菌種が重要である．近年，セフェム系抗菌薬の大量使用により，バンコマイシン耐性遺伝子をもつバンコマイシン耐性腸球菌 vancomycin-resistant enterococci（VRE）が出現し，臨床上問題になっている．VREによる院内感染症（敗血症など）は抗菌薬長期連用者，術後患者，臓器移植患者，集中治療室患者などの免疫抵抗力の低下した患者で認められる．

● **治療**

　　E. faecalis にはアンピシリン，セフェム系，マクロライドなどが奏功するが，*E. faecium* には耐性株が多い．*E. faecalis* のVREにはアンピシリンを使用するが，*E. faecium* のVREにはリネゾリド，ダプトマイシン（リポペプチド系）などを選択する．

2　グラム陰性球菌

1）ナイセリア属 Genus *Neisseria*

　　好気性のグラム陰性球菌（双球状）でカタラーゼおよびオキシダーゼ陽性である．ヒトに病原性を示すナイセリア属菌として淋菌 *N. gonorrhoeae* と髄膜炎菌 *N. meningitidis* がある．

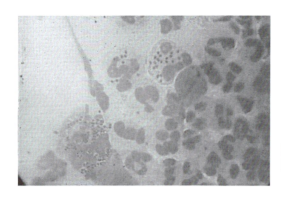

図 3-7　多核白血球内に貪食された淋菌像（小迫芳正博士提供）
尿道分泌物のグラム染色

(1) 淋菌（ナイセリア・ゴノレエ N. gonorrhoeae）
● 一般性状

直径 0.6〜1.0 μm のグラム陰性双球菌であり，形態はソラマメあるいは腎臓を向かい合わせた形状で観察される．きわめて抵抗力の弱い細菌である．栄養要求が厳しく，培養には血液寒天培地，チョコレート寒天培地（血液を 100℃にて加熱変性させた寒天培地），サイヤー・マーチン培地などを用いる．培養は 3〜10% の CO_2 分圧下で行うと発育がよい．病巣からの膿，分泌物では菌体が多核白血球内に貪食された像として観察される（図 3-7）．

● 病原性

線毛は粘膜への付着に関与し，内膜中の LPS は炎症を惹起する病原因子として作用する．

● ヒトの疾患

主に性交により感染・発症する STI（性感染症 sexually transmitted infection）の代表的疾患である淋病を引き起こす．男性は排膿を伴う尿道炎で発症し，前立腺炎，精巣上体炎（副睾丸炎），女性は膣炎，子宮内膜炎，卵管炎，卵巣炎などが認められる．本菌が血中に移行して菌血症，心内膜炎，関節炎を起こすこともある．まれに産道感染による新生児の眼結膜炎（膿漏眼）がある．近年，ペニシリン耐性淋菌 penicillin resistant N. gonorrhoeae（PPNG）が増加している．また性行為の多様化により淋菌性咽頭炎，淋菌性直腸炎などが発症する場合がある．

● 治療

ペニシリンが有効であるが，PPNG に対しては第 3 世代セファロスポリン系，スペクチノマイシン，フルオロキノロン，テトラサイクリンなどが用いられる．

(2) 髄膜炎菌（ナイセリア・メニンジティディス N. meningitides）
● 一般性状・分布

淋菌同様，培養には血液寒天培地，サイヤー・マーチン培地，チョコレート寒天培地などが使われる．淋菌との鑑別点は，淋菌がブドウ糖分解性，マルトース非分解性であるのに，髄膜炎菌は両者を分解する点である．莢膜多糖の抗原性の違いにより 13 血清型に分類される．世界的には血清型 A，B，C が起炎菌の 90% 以上を占めるが，わが国では B 型，Y 型が多い．本菌の抵抗性はきわめて弱く，55℃・5 分間で死滅する．健常

人の鼻粘膜から本菌が分離される（検出率 2～5% 程度）.

● **病原性**

　　本菌莢膜は抗貪食作用を有する. 外膜蛋白質 Opc, Opa や線毛は接着因子として作用する. また細胞質膜に存在する γ-グルタミルアミノペプチダーゼは γ-グルタミルペプチドの取り込みと分解を行い, システインの獲得に関与する.

● **ヒトの疾患**

　　気道を介して血流およびリンパ管に入り, 髄膜炎を引き起こす. 重症型である侵襲性髄膜炎菌感染症は全数把握の 5 類感染症に指定されている. ほかに心内膜炎, 肺炎, 結膜炎, 関節炎なども起こす. 劇症型の敗血症はウォーターハウス・フリードリクセン症候群とよばれ, 副腎の出血による副腎不全が認められる. 5 歳以下の小児が過半数を占め, 冬から春に流行する.

● **治療・予防**

　　ペニシリン G が第一選択薬として使用される. またセフェム系（セフォタキシム, セフトリアキソンなど）も本菌に対する優れた抗菌力をもつ. 予防には莢膜多糖体ワクチンが使用される

3 グラム陽性桿菌

1）バシラス属 Genus *Bacillus*

　　基本的に偏性好気性のグラム陽性桿菌であり, 耐熱性の芽胞を形成する. ヒトの病原性を示すのは食中毒の原因となるセレウス菌 *B. cereus* と動物由来感染症 zoonosis である炭疽を起こす炭疽菌 *B. anthracis* である.

（1）セレウス菌（バシラス・セレウス *B. cereus*）

● **一般性状・分布**

　　1.0～1.2×3.0～5.0 μm の大型グラム陽性菌で, 芽胞は楕円形で菌体の中央部に位置する. 周毛性の鞭毛をもち, 運動性がある. 莢膜を欠く. 土壌, 河川水, 湖沼, 海水などの環境中に棲息する.

● **病原性**

　　食中毒の原因となる嘔吐毒（セレウリド）と下痢毒（エンテロトキシン）が本菌の重要な病原因子である. 嘔吐毒は環状ペプチドであり, 消化酵素, 酸, アルカリなどに安定であるため食品中で産生された嘔吐毒により嘔吐症状が起こる（生体外毒素産生）. 下痢毒は蛋白質性毒素であり, ペプシンまたはトリプシン処理, 酸や加熱により失活するため, 本菌が体内に侵入した後の増殖後に産生される下痢毒により下痢症状が起こる（生体内毒素産生）.

● **ヒトの疾患**

　　嘔吐および下痢を主症状とする食中毒を起こす. 嘔吐型食中毒は潜伏期が 1～5 時間と短く, 悪心, 嘔吐が主症状である. 黄色ブドウ球菌性食中毒に類似する. 下痢型食中毒は潜伏期が 3～16 時間であり, 腹痛, 下痢を主症状とする. 経過はウェルシュ菌（*Clostridium perfringens*）食中毒に類似する. そのほか, 心内膜炎, 敗血症, 眼内炎,

化膿疾患を起こすことがある.

● 治療・予防

　　本菌による食中毒は軽症であり，多くの症例は自然治癒する．症状が軽度ではないときや食中毒以外の感染症の場合にはクリンダマイシン，アミノグリコシド，バンコマイシンなどを用いた抗菌薬治療を行う．食中毒の予防には芽胞（100℃・30分間の加熱に耐える）を食品に汚染させないことや食品が調理されてからできるだけ早期に喫食することが大切である.

(2) 炭疽菌（バシラス・アンスラシス *B. anthracis*）

● 一般性状

　　1~3×5~10 μm の大型グラム陽性菌で菌体の両端は竹の節状に連鎖を形成する．鞭毛はもたず，菌体中央部に芽胞を形成する．土壌，河川水，海水などの環境中に棲息する.

● 病原性

　　特殊な病原因子としての毒素の産生は知られていないが，D-グルタミン酸からなる莢膜は抗貪食作用をもち，好中球やマクロファージの貪食に抵抗性を示す.

● ヒトの疾患

　　動物由来感染症である炭疽 anthrax の原因菌である．4類感染症に指定されている．牧畜業者や獣医などへの感染が多い．接触感染を起こし，皮膚に丘疹，水疱，壊死性潰瘍などが認められ，皮膚炭疽 skin anthrax が発症する．化膿が伴い黒いかさぶた状（炭に似る）になる．経気道的に本菌が感染すると肺炭疽 pulmonary anthrax となる．発熱，咳嗽，胸痛などの症状に続き呼吸困難，チアノーゼがみられる．感染動物の肉を食べた場合には，腹痛，嘔吐，血性下痢，腸閉塞等の症状を示す腸炭疽 intestinal anthrax が起こる．皮膚炭疽が最も多いが，肺炭疽，腸炭疽の致命率は非常に高い．2001年に米国で本菌芽胞の入った郵便物によるテロ事件があり，22名が発症して5名が死亡した.

● 治療・予防

　　ペニシリン，テトラサイクリン，フルオロキノロンなどが有効である．職業上，本症に感染する可能性の高い場合には病原抗原 PA ワクチンを接種する（日本では非認可）.

2) クロストリジウム属 Genus *Clostridium*

　　芽胞形成性の偏性嫌気性のグラム陽性桿菌であり，医学的に重要な菌種として破傷風菌，ボツリヌス菌，ウェルシュ菌，ディフィシル菌がある．これらの主な性状を**表3-2**に示す.

(1) 破傷風菌（クロストリジウム・テタニ *C. tetani*）

● 一般性状・分布

　　0.3~0.6×3~6 μm 大のグラム陽性桿菌で周毛性鞭毛をもち，寒天培地上のコロニーは遊走 swarming する．芽胞は端在性に形成され，円形で菌体幅より大きいため "太鼓のばち状（drumstick form）" の形態を示す（**図3-8**）．自然界，特に土壌中に芽胞の形で存在する．芽胞は100℃・1時間の加熱にも耐えて生残する.

● 病原性

　　神経毒であるテタノスパスミンを菌体外に産生し，破傷風を起こす．毒素は65℃・5

3 細菌学

表3-2 主なクロストリジウム属細菌の性状

性状	破傷風菌 C. tetani	ボツリヌス菌 C. botulinum	ウェルシュ菌 C. perfringens	ディフィシル菌 C. difficile
レシチナーゼ	−	−[a]	＋	−
リパーゼ	−	＋[b]	−	−
インドール産生	V[c]	−		
主な産生外毒素	テタノスパスミン	ボツリヌス毒素	エンテロトキシン	トキシンA/トキシンB/バイナリートキシン
外毒素の作用	抑制性シナプスの抑制	アセチルコリン放出の抑制	腸管水分分泌亢進	腸管水分分泌亢進・細胞傷害
毒素性疾患	破傷風	ボツリヌス中毒	急性胃腸炎	抗菌薬関連下痢症，偽膜性大腸炎

[a] C, D型菌（本文参照）は弱陽性. [b] G型菌（本文参照）のみ陰性. [c] 菌株により異なる.

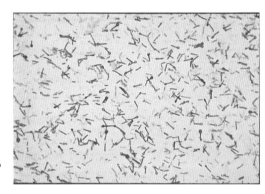

図3-8 破傷風菌のグラム染色像
染色されない部分は"太鼓のばち状"に見える芽胞である.

分間の加熱で不活化される．酸，アルカリにも弱い．

● **ヒトの疾患**

創傷感染による破傷風 tetanus を引き起こす．全数把握の第5類感染症である．潜伏期は3～21日と長く，上記神経毒の作用により抑制シナプスの抑制がかかり運動系の神経刺激が亢進し，硬直性痙攣が起こる．特徴的な症状として咀嚼筋の痙攣により開口困難（牙関緊急とよぶ）がある．全身の筋肉の痙攣により弓ぞり姿勢となる（反弓緊張とよぶ）．初期の開口困難から全身性痙攣までの時間をオンセットタイムといい，48時間以内の場合予後は不良である（死亡率50％以上）．

● **治療・予防**

早期に本症を診断して，全身痙攣が起こる前に適切な処置を行うことが最も重要である．発症した場合には破傷風ヒト免疫グロブリン抗毒素を投与する．感染部位の消毒，デブリードマン処置を行うとともに，本菌の増殖を抑制するためペニシリン系抗菌薬を投与する．痙攣発作には呼吸，血圧の管理が可能な集中治療室での対応が望ましい．予防には不活化の破傷風トキソイドワクチンを使用する（わが国ではジフテリア，百日咳，破傷風，不活化ポリオワクチンの四種混合ワクチンが定期接種されている）．

(2) ボツリヌス菌 (クロストリジウム・ボツリヌム *C. botulinum*)

● 一般性状・分布

0.5〜2.0×2〜10μm 大のグラム陽性桿菌で周毛性鞭毛をもつ. 芽胞は楕円形で, 菌体中央部または偏在性に存在し, その部分は膨隆する. 莢膜はもたない. 土壌, 河川, 湖沼に広く分布し, 野菜, 肉類にも付着していることがある. 芽胞の抵抗性は強く, 120℃・4分の加熱に耐える.

● 病原性

菌体外毒素であるボツリヌス毒素を産生する. 本毒素はシナプス小胞付随蛋白質を切断し, アセチルコリンなどの神経伝達物質の放出を抑制する. 毒素の血清学的特異性からA〜G型に分類される. 外国では主にA, B型, わが国では主にE型により起こる. 本毒素は熱に比較的弱く, 80℃・30分で失活する.

● ヒトの疾患

ボツリヌス症と総称され, 感染症法により4類感染症に規定されている. 病型にはボツリヌス食中毒, 乳児ボツリヌス症, 創傷ボツリヌス症の3型がある. ボツリヌス症はボツリヌス食中毒ではソーセージ, くん製, 真空パック食品 (からしレンコンなど), 缶詰・瓶詰, 押しずし (いずし) などに汚染した本菌が嫌気下での増殖後のボツリヌス毒素の産生に基づく. 潜伏期は数時間から10日である (18〜36時間が多い). 悪心, 嘔吐, 下痢, 便秘, 複視, 視力低下などの症状が初発する. 弛緩性麻痺が起こり, 筋力低下, 呼吸筋麻痺, 心停止などがみられる. 乳児ボツリヌス症は生後2週〜6ヵ月の乳児に発症する. 本菌芽胞の摂食後, 腸管で芽胞が発芽して栄養型細胞が増殖してボツリヌス毒素を産生することが原因となる. 便秘, 筋弛緩, 無気力などの症状が認められる. 創傷ボツリヌス症では創傷への本菌感染により滲出性炎症と発熱がみられる. 基本的にボツリヌス食中毒と同じ症状がみられる.

● 治療・予防

ボツリヌス抗毒素血清を早期に注射する. 乳児ボツリヌス症はハチミツが原因となることが多いため, 本症の予防のため, 1歳未満の乳児にはハチミツを与えない.

(3) ディフィシル菌 (クロストリジウム・ディフィシル *C. difficile*)

近年, クロストリディオイデス属 Genus *Clostridioides* に分類変更されたが, 従来どおりのクロストリジウム属にて記載する.

● 一般性状・分布

0.5〜1.0×3〜8μm 大の細長いグラム陽性桿菌である. 亜端在性の楕円形の芽胞を形成する (**図3-9**). 周毛性鞭毛を有する.

● 病原性

下痢を誘発する腸管毒 (エンテロトキシン enterotoxin：トキシンAともよばれる) と細胞変性毒素 (サイトトキシン cytotoxin：トキシンBともよばれる) を産生する. 欧米で流行した新型強毒株は第3の毒素であるバイナリートキシンを産生する. 毒素を産生する有毒株と産生しない無毒株が存在する. 無毒株は病原性をもたない.

● ヒトの疾患

抗菌薬投与後に菌交代症として抗菌薬関連下痢症 antibiotic associated diarrhea (AAD) を起こし, 重症化すると偽膜性大腸炎 pseudomembranous colitis (PMC) と

3 細菌学 71

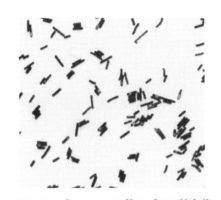

図 3-9 ディフィシル菌のグラム染色像
(稲松孝思博士提供)
亜断端部に存在する芽胞は染色されない.

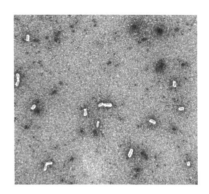

図 3-10 ウェルシュ菌の莢膜染色 (墨汁染色)
莢膜は墨汁では染まらないため，菌の外層に
無色の構造物として認められる.

なる．発熱，腹痛，下痢などが認められ脱水症状をきたすこともある．本感染症は高齢者や入院患者を含む免疫抵抗力の低下した易感染性宿主に発症しやすい．

● 治療

原因となる抗菌薬の投与を中止する．本菌に有効なバンコマイシン，メトロニダゾールを投与する．2018 年より新規抗菌薬のフィダキソマイシンの使用が可能となった．

(4) ウェルシュ菌（クロストリジウム・パーフリンゲンス *C. perfringens*）

● 一般性状・分布

$0.8〜1.5 × 2〜4\,\mu m$ の大型のグラム陽性桿菌で，莢膜形成が認められる（**図 3-10**）．芽胞は楕円形で中央または端在性に形成される．土壌，下水，塵埃などに広く棲息し，ヒトや動物の腸管内にも生存する．

● 病原性

産生トキシン（アルファ，ベータ，イプシロン，イオタ）の組み合わせにより A-E 型菌に分類される．アルファトキシンはホスホリパーゼ C 活性をもち，組織破壊作用がある．ベータトキシンは細胞毒性，血管透過性亢進作用などがある．腸管水分分泌亢進作用をもつエンテロトキシン，組織破壊に関連するコラゲナーゼ，DNA 分解酵素などの多くの毒素や酵素を産生する．増殖性，侵襲性はきわめて強く，糖分解能およびガス産生能も強い．

● ヒトの疾患

ガス壊疽 gas gangrene および食中毒を引き起こす．外傷部に汚染した本菌の増殖により組織の壊死および血流不全などによりガス壊疽が起こる．患部の疼痛，浮腫，悪臭をもつガス産生などがみられる．食品に汚染した本菌芽胞が料理の冷却過程（39〜42℃）で発芽，増殖することによりエンテロトキシンが産生され，食中毒の原因となる．原因食（シチュー，カレーなどの加熱調理食品が多い）摂食 6〜18 時間後に腹痛，下痢などの症状がみられる．

● 治療・予防

ガス壊疽の治療には創傷部の外科的切除およびペニシリン系抗菌薬を投与する．重症例では高圧酸素療法を行う．治療に抵抗した場合は肢切断術を行うこともある．本菌に

よる食中毒は自然治癒する症例が多い．食中毒の予防として調理後速やかに食品を摂食することが重要である．いったん冷却した食品は喫食前に再度加熱をする．

3) コリネバクテリウム属 Genus *Corynebacterium*

グラム陽性桿菌で棍棒状，松葉状，V・W・Y字状などの多形性を示す．芽胞，鞭毛，莢膜はない．カタラーゼ陽性，通常オキシダーゼ陰性である．ナイセル染色により菌体の一端または両端に円型，楕円型に濃染する異染小体がみられる．自然界に広く存在し，ヒトでは皮膚，上気道の常在菌として存在する．本菌属には110種類以上の菌種が分類されているが，ヒトの病原菌として重要な菌種はジフテリア菌 *C. diphtheriae* である．

(1) ジフテリア菌（コリネバクテリウム・ジフテリアエ *C. diphtheriae*）

● **一般性状**

0.3〜0.8×1〜8 μm の桿菌で多形を示す．本菌は生物型として gravis, intermedius, mitis, belfanti の4型に分かれ，gravis 型は重症例から mitis 型は軽症例から分離される．

● **病原性**

最も重要な病原因子はジフテリア毒素である．AフラグメントとBフラグメントから構成され，Aフラグメントが毒素活性（ADPリボシル化酵素活性がみられ蛋白質合成阻害を引き起こす），Bフラグメントが細胞受容体への結合に関与する．毒素遺伝子はバクテリオファージにより担われており，本ファージの溶原化により毒素が産生される．

● **ヒトの疾患**

ジフテリア（感染症法により2類感染症に規定されている）の原因となる．本菌がヒトへ経気道感染し，扁桃，咽喉頭，気管の粘膜で増殖する．潜伏期は2〜5日で咽頭痛，発熱，全身倦怠感などがみられる．感染部位で産生されたジフテリア毒素により組織の炎症，壊死，フィブリン析出などの結果，偽膜が形成される．偽膜が咽頭を塞ぐと呼吸困難をきたす．毒素が血中に入ると眼球筋，呼吸筋などの麻痺症状をきたし，重篤化する．

● **治療・予防**

発症早期に抗毒素血清を大量に投与するが，血清病予防のため，ウマ血清に対するアレルギーの有無を確認しておく．抗菌薬としてペニシリン系，マクロライド系が有効であるが，産生されたジフテリア毒素の作用を抑えることはない．血清療法と抗菌薬療法の併用が望ましい．予防には不活化ワクチンが投与される．ジフテリア・百日咳・破傷風・ポリオに対する四種混合ワクチンが使用されている．

● **Schick 試験**

ジフテリア毒素に対する抗体の有無を調べる試験である．一定量のジフテリア毒素を前腕に皮内注射し，24〜48時間後に発赤，硬結，腫脹がみられた場合，抗体がないと判定される（Shick 試験陽性）．

4) リステリア属 Genus *Listeria*

本菌属には17菌種4亜種が含まれるが，ヒトに感染症を引き起こすのはリステリア・モノサイトゲネス *L. monocytogenes* のみである．鞭毛抗原（H抗原）と菌体抗原（O抗原）により，16の血清型に分類される．ヒトのリステリア症 listeriosis からの臨床分離株では4b型が多く，次いで1/2b型，1/2a型が検出される．

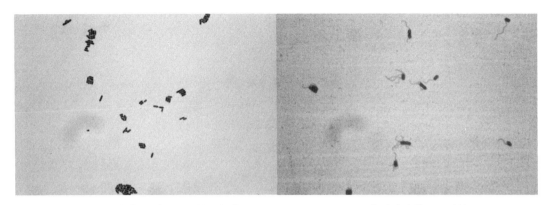

a．グラム染色像：グラム陽性短桿菌　　　　b．鞭毛染色像：周毛性

図3-11　リステリア（小迫芳正博士提供）

(1) リステリア・モノサイトゲネス L. monocytogenes
● **一般性状・分布**

　　0.4～0.5×0.5～2.5 μm のグラム陽性短桿菌で3～4本の周毛性鞭毛をもつ（**図3-11**）．芽胞，莢膜はもたない．カタラーゼ陽性，オキシダーゼ陰性で糖を発酵的に分解する．本菌は動植物をはじめ自然界に広く棲息している．ヒトを含めた動物の腸管より検出されることがある（ヒトでの保有率は1%程度）．60℃・30分間の加熱により死滅するが，耐塩性（10%食塩水）や低温増殖性（4℃）をもち，自然界にて高い生残性を示す．

● **病原性**

　　血液寒天培地上でβ-溶血性を示す．本菌の溶血活性が病原性と関連している．

● **ヒトの疾患**

　　感染経路は不明な部分が多いが，牛乳，チーズ，野菜，肉などの食品媒介性の事例が多数報告されており，食物感染 food-borne infection の一種と考えられる．潜伏期は平均して3週間と推定されているが，症例によりばらついている（1日以内から1か月以上）．感染初期は発熱，倦怠感などのインフルエンザ様症状をきたすが無症状であることも多い．病型として髄膜炎および敗血症が多く，そのほか髄膜脳炎，肺炎，膿胸などを起こす．妊婦に感染すると発熱，悪寒，背部痛などを認め，胎児に子宮内感染（垂直感染）した後，流産，早産，新生児死亡の原因となる．後遺症として中枢神経症状（水頭症 hydrocephalus，運動障害など）が現れる．リステリア症は新生児および5歳未満の小児に多いが，悪性腫瘍患者などの免疫抵抗力の低下した患者に日和見感染を起こす．

● **治療・予防**

　　早期診断と化学療法を行う．第一選択薬としてアンピシリンを投与する．ほかにゲンタマイシン，テトラサイクリン，ミノサイクリンの併用が効果的である．予防にはペットとの濃密な接触を避けること，食品の十分な加熱調理を行うことが重要である．

5）放線菌類

(1) アクチノマイセス属 Genus *Actinomyces*

アクチノマイセスは44種の菌種が含まれるが，そのうち *A. israelii*, *A. naeslundii*, *A. odontolyticus*, *A. viscosus* などはヒトに病原性をもち，これらの感染症を放線菌症 actinomycosis とよぶ．原因菌として *A. israelii* が最も多い．

● 一般性状・分布

グラム陽性で直径1 μm以下の桿状で細長い菌糸状形態を示す．また分岐して V, Y, T字型の配列を示すことがある．鞭毛はもたず，芽胞，莢膜も形成しない．非抗酸性であり，偏性嫌気性または通性嫌気性である．土壌やヒト，動物の口腔内に常在する．

● ヒトの疾患

頭頸部，顔面，腹部，胸部に慢性肉芽腫病変を起こし，蜂巣炎，膿瘍（肺膿瘍，脳膿瘍，腹部膿瘍）を形成する．病巣中や膿汁中に肉眼的に確認できる0.1〜5 mm大の黄色顆粒状の菌塊を形成する．これを硫黄顆粒（ドイツ語でドルーゼ）とよび，中心部には菌体の集合体が存在する．

● 治療

第一選択薬としてペニシリンを少なくとも8週間投与する．テトラサイクリン，アミノグリコシド，マクロライド系抗菌薬も有効である．化学療法が無効な場合，外科的治療を要する．

(2) ノカルディア属 Genus *Nocardia*

ノカルディアは好気性放線菌で100種類以上の菌種が含まれるが，ヒトのノカルディア症 nocardiosis の主な原因は *N. asteroids*, *N. brasiliensis* などである．

● 一般性状・分布

直径0.5〜1.2 μmの分岐した菌糸体からなり，気中菌糸を形成する．菌糸は断裂して球菌状，桿菌状となる．一般細菌と異なり定型的なコロニーを形成しない．グラム陽性だが弱い抗酸性（酸により脱色されにくい）を示す（**図3-12**）．カタラーゼ陽性で，鞭毛はもたない．土壌，水，植物，動物組織などに存在する．

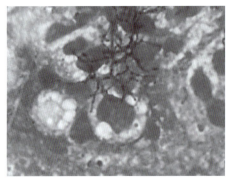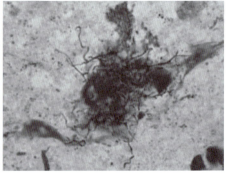

図3-12　ノカルディア属細菌の喀痰中の形態（大島利夫博士提供）
グラム陽性の分岐した糸状細菌として観察される．チールネルゼン染色では赤く菌体が染まる．
左：グラム染色，右：チールネルゼン染色（抗酸菌染色）

3 細菌学 75

● **ヒトの疾患**

　　経気道的に，まれに傷口から感染する．肺原発の場合，肺炎，肺膿瘍などとなる（肺ノカルディア症）．皮膚，皮下，骨に化膿性感染症を起こす．二次的に血流に入り（菌血症），全身にひろがり脳膿瘍，腎膿瘍（全身性ノカルディア症）を引き起こす．

● **治療**

　　ST 合剤またはミノサイクリンが有効である．重篤な場合，ST 合剤とアミノグリコシド系またはカルバペネム系との併用投与が推奨される．

6) マイコバクテリウム属 Genus *Mycobacterium*

　　結核菌，非結核性抗酸菌，らい菌などを含む菌属で，細胞壁は長鎖脂肪酸（ミコール酸）から成る脂質に富むため容易に染色されない．Ziehl-Neelsen 染色などのように，媒染剤を加えて加温しないと染まらない．いったん染色されると，酸，アルコールなどの強い脱色作用にも抵抗性（抗酸性）を示す．この性質のため，本属菌は抗酸菌 acid-fast bacteria ともよばれる．

(1) 結核菌群（マイコバクテリウム・ツベルクローシス・コンプレックス *M. tuberculosis* complex)

　　結核菌群には *M. tuberculosis*（ヒト型結核菌）のほかに *M. bovis*, *M. africanum*, *M. microti* の 4 種が含まれ，このうち *M. tuberculosis*, *M. bovis*, *M. africanum* はヒトに結核を引き起こす．結核菌と非結核性抗酸菌（後述）との鑑別はナイアシンテストに基づく．結核菌はナイアシンテスト陽性を示すが，例外的に *M. microti*（結核菌群），*M. simiae*（非結核性抗酸菌）は陽性を示す．

● **一般性状**

　　0.2～0.5×1～4 μm の細長いグラム陽性桿菌であり，芽胞，莢膜，鞭毛はもたない．偏性好気性細菌であり，至適 pH は 6.8～7.0 である．分離には小川培地を用いる．発育速度は遅く，37℃でコロニー形成まで約 1 ヵ月を要する．上記の Ziehl-Neelsen 染色（抗酸性染色）により，本菌は赤色に染まる．喀痰などの臨床検体中に含まれる菌数をガフキー号数（0～10 号までで，10 号が最も多い）で表す．

● **病原性**

　　本菌は液体培地中で紐状のコード形成を示す．弱毒株ではコード形成を示さないことより病原性との関連が想定されている．コード形成を促す物質をコードファクターとよび，本体は trehalose 6,6'-dimycolate である．

● **ヒトの疾患**

　　結核は感染症法において第 2 類感染症に規定されている．全身の臓器に結核病変を起こすが，肺結核が最も多い．経気道的に肺に初感染巣を形成するが，肺門リンパ節に限局し拡大することはない．このあいだに免疫が成立しツベルクリン反応（後述）が陽性化する．後年，宿主の感染防御力が低下した場合，肺結核として発症し，さらに血行性，リンパ行性に全身臓器に伝播する．胸膜，脊椎および関節などにおいて胸膜炎，脊椎カリエスおよび関節結核などを発症する．免疫抵抗力の弱い乳幼児では初感染で全身に重篤な急性粟粒結核を発症する．

● 治療・予防

　　化学療法が基本であり，最初の2ヵ月はイソニアジド（INH），リファンピシン（RFP），ピラジナミド（PZA），ストレプトマイシン（SM）またはエタンブトール（EB）の4剤併用療法を行い，その後4ヵ月間はINH＋RFPの併用療法を行う（合計6ヵ月）．加えて，治療脱落と多剤耐性菌の発生を防ぐため，患者の服薬を確認する直接服薬確認治療法DOTS療法 Direct Observation Treatment for Short course がWHOより推奨されている．近年，抗結核薬（INHおよびRFP）に耐性を示す多剤耐性結核菌 Multidrug resistant *M. tuberculosis* が増加しており，治療に抵抗を示す臨床例が増している．特に免疫不全患者（特にHIV感染者）での重症感染が問題となっている．多剤耐性菌に対しては，薬剤感受性を確認したうえ，上記抗結核剤のほかにアミカシン（AMK），オフロキサシン（OFLX），シプロフロキサシン（CPFX），サイクロセリン（CS），アモキシシリン（AMPC），クラブラン酸（CVA）などを併用投与（6～24ヵ月）する．慢性膿胸，骨関節結核，多剤耐性結核などの難治性結核には外科治療が適応される．予防としてBCGワクチンを乳幼児期に単回接種する．既感染者に対して結核発症の危険性が高い患者に抗結核薬を投与する化学予防法も使われる．

ナースのメモ

①ツベルクリン反応

　結核菌培養濾液由来蛋白の精製ツベルクリン（PPD）を用いた結核菌感染の皮内試験である．感染者は本菌への免疫能を有するため，PPDに対する遅延型過敏反応が起こり，注射部位に長径10mm以上の発赤（48時間後）を認める（陽性と判定）．

②BCGワクチン

　本反応陰性者には弱毒生ワクチンであるBCG（Bacillus of Calmett-Guerin の略語であり，ウシ型の *M. bovis* に由来する）を経皮接種して，免疫能を惹起させる．予防接種法の下でワクチン接種が実施されている．

③結核症の診断

　結核菌の分離には長期間の培養が必要であるが，近年，本菌の特異的DNA断片を検出するポリメラーゼ連鎖反応（PCR法）が開発され，臨床応用されている．また抗原特異的インターフェロン-γ遊離検査（IGRA法）により，結核菌抗原による感染者のリンパ球からのインターフェロン-γ遊離能を検査して本菌感染を診断する検査法が開発されている．PPD中にはBCGワクチン株の類似抗原が含まれているため，BCGワクチン接種後でもツベルクリン反応が陽性となる．また結核既感染者ではツベルクリン反応が陰性化しやすいことなどより，結核の診断法としてIGRA法の重要性が増している．

(2) 非結核性抗酸菌（non-tuberculosis mycobacteria：NTM）

　　結核菌およびらい菌（後述）を除いた約150種類の抗酸菌の総称である．Runyonの分類に従いⅠ～Ⅳ群に分類される．Ⅰ群（光発色菌）には *M. kansasi*, *M. marinum*，Ⅱ群（暗発色菌）には *M. scrofalaceum*, *M. gordonae*，Ⅲ群（非光発色菌）には *M. avium*, *M. intracellulare*，Ⅳ群（迅速発育菌）には *M. fortuitum*, *M. chelonae* などが

含まれる．このうち *M. avium* と *M. intracellulare* は性質が似ているため *M. avium* complex（MAC）とよばれている．

● 一般性状・分布

結核菌群と同じ形態を示す．土壌，河川水，上水道，動物の体内など自然界に広く分布する．

● 病原性

結核菌群に比べて病原性は低いが，易感染性宿主における日和見感染症として発症する．特徴的な症状に乏しく，数年から十数年かけて慢性肉芽腫性病変がみられる．原則としてヒトからヒトへの伝播はみられない．

● ヒトの疾患

NTM 中，約 50 種類の菌がヒトに病原性を有し，非結核抗酸菌症（NTM 症）を引き起こす．肺 NTM 症が最も多く，次いで皮膚 NTM 症が多い．肺 NTM 症の 80% 以上は MAC が原因となり，胸部 X 線では肺野の結節性陰影，空洞性陰影，気管支拡張などの病変がみられる．皮膚 NTM 症では皮下膿瘍，結節，肉芽腫などの皮膚病変がみられる．NTM 症と結核の鑑別には PCR 法を含む核酸増幅法や MAC 特異的糖ペプチド脂質（GPL）に対する抗体を測定する血清診断法が用いられる．

● 治療

リファンピシン，エタンブトール，クラリスロマイシンの 3 剤併用療法が標準的である．必要に応じてストレプトマイシンまたはカナマイシンの併用を行う．治療により排菌が陰性化しても 1 年間は抗菌薬治療を継続することが推奨されている．NTM 症は今後増加することが懸念されているため，不適切な抗菌薬治療による薬剤耐性 NTM を発生させないことが重要である．

(3) らい菌（マイコバクテリウム・レプラレ *M. leprae*）

● 一般性状・分布

$0.3 \sim 0.5 \times 1 \sim 8\,\mu m$ の細長いグラム陽性桿菌で多形態性を示す．偏性細胞内寄生菌であり，菌体は真皮の組織球や末梢神経のシュワン細胞内に寄生していることが多い．

● 病原性

らい菌は種々の代謝機構を宿主細胞に依存している．また菌の増殖速度がきわめて遅く，通常の各種培地を用いた培養は不可能である．アルマジロ，マウス，ラットにて増殖可能である．

● ヒトの疾患

ハンセン病 Hansen's disease の原因となる．経鼻，経気道，経皮的に感染が起こる．潜伏期はきわめて長く，平均 2〜7 年といわれる．ほとんどが不顕性感染で，一部が発症するにすぎない．家族内感染，特に密接な接触のある者，特に親から乳幼児への感染が最も多いと考えられる．全世界で 21 万人のハンセン病患者が存在する（2016 年 WHO 統計値）．わが国では 1,450 名の患者がハンセン病療養所に入所している（2018 年）．病型はらい腫型（L 型），類結核型（T 型），境界群（B 型）および未分化群（I 群）とに分けられる．L 型では顔面，手足などの結節性皮疹が多発し，獅子様顔貌となる．重症化し，運動麻痺，手足の変形，失明などが認められる．T 型では皮膚病変は限局し，良性である．知覚麻痺がみられる．B 型は L 型と T 型の中間型で，I 群では軽

い麻痺を伴う紅斑が認められる．

● 治療

WHOの推奨する抗ハンセン病薬（リファンピシン，ジアフェニルスルホン，クロファジミンの3種）を用いた多剤併用療法（multidrug therapy：MDT）（6ヵ月から1〜3年間）神経の炎症が強い場合，ステロイド内服が必要とされる．

4 グラム陰性桿菌

1）腸内細菌科 Family *Enterobacteriaceae*

通性嫌気性のグラム陰性桿菌で硝酸塩を還元しブドウ糖を分解する性状をもつ．芽胞はつくらない．

(1) エシェリキア属 Genus *Escherichia*

代表的な菌種は大腸菌 *E. coli* である．本菌はヒトの腸内常在細菌叢の構成菌であるが，下痢を引き起こす下痢原性大腸菌や腸管外感染症を引き起こす大腸菌も存在する．

● 一般性状

$0.4〜0.7×1.0〜3.0\,\mu m$ の通性嫌気性細菌で，周毛性の鞭毛をもつ．大腸菌はO抗原（菌体抗原），K抗原（莢膜抗原），H抗原（鞭毛抗原）の組み合わせにより血清型別される．本菌は乳糖分解能をもつため，乳糖含有のDHL寒天培地上で紅色のコロニーを形成する（**図3-13**）．溶血能はない．

● 病原性とヒトの疾患

下痢を発症させる下痢原性大腸菌には腸管毒素原性大腸菌 enterotoxigenic *E. coli*（ETEC），腸管侵入性大腸菌 enteroinvasive *E. coli*（EIEC），腸管病原性大腸菌 enteropathogenic *E. coli*（EPEC），腸管出血性大腸菌 enterohemorrhagic *E. coli*（EHEC），腸管凝集性大腸菌 enteroaggregative *E. coli*（EAEC）の5種類が存在し，それらの性状を**表3-3**に示す．ETECは旅行者下痢症 traveller's diarrhea の主因となる．EIECは赤痢類似の症状を引き起こす．EHEC感染症は感染症法において第3類感染症に規定されており，重篤な合併症として溶血性尿毒症症候群 hemolytic uremic syndrome（HUS）がある．

● 治療

EHEC感染症への治療として，成人にはフルオロキノロン（レボフロキサシンなど），

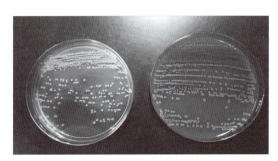

図3-13　*Escherichia coli* のコロニー
（大島利夫博士提供）
左：DHL（deoxycholate-hydrogen sulfide-lactose）寒天培地使用　右：血液寒天培地使用

3　細菌学　79

表 3-3　下痢原性大腸菌の分類と特徴（小迫芳正博士提供：一部変更）

	腸管毒素原性大腸菌（ETEC）	腸管侵入性大腸菌（EIEC）	腸管病原性大腸菌（EPEC）	腸管出血性大腸菌（EHEC）	腸管凝集性大腸菌（EAEC）
主要症状	水様性下痢，腹痛，嘔吐，発熱	腹痛，血性下痢（赤痢様症状）	水様下痢，腹痛，急性胃腸炎症状	血性下痢，腹痛，溶血性尿毒症症候群（HUS）[*1]	間欠性腹痛，発熱，下痢
主たる感染部位	小腸	大腸	小腸	大腸	小腸
患者	旅行者（下痢症），乳幼児	全年齢層	全年齢層	全年齢層	幼児，学童
感染経路（分布）	発展途上国での飲水，飲食	飲食物，接触	飲食物，接触	飲食物，接触	飲食物
病原因子	エンテロトキシン[*2]：耐熱性エンテロトキシン（ST），易熱性エンテロトキシン（LT）	組織侵入（上皮細胞の破壊）	細胞付着性，eae 遺伝子（インチミン）	ベロ毒素（志賀毒素）	細胞付着性，aggR 遺伝子（総合的制御因子）
検出法	毒素検出，定着因子試験，PCR，DNAプローブ	細胞侵入試験，セレニー試験，PCR，DNAプローブ	細胞付着試験，PCR，DNAプローブ	毒素検出，PCR，DNAプローブ	細胞付着試験，PCR，DNAプローブ

[*1] HUS：hemolytic uremic syndrom
[*2] ST：heat-stable enterotoxin, LT：heat-labile enterotoxin
[*3] EAST1（耐熱性毒素），細胞毒性壊死因子（CNF），細胞壊死性膨化毒素（CDT）などの病原因子をもつ大腸菌を下痢原性大腸菌に含めるかどうかについては現在検討中である．

小児にはホスホマイシンを投与する．プロバイオティクス（生菌製剤）の投与も推奨されている．HUS の合併時には人工透析を行う．ほかの下痢原性大腸菌感染症にはフルオロキノロン，ホスホマイシン，セフェム系，アミノグリコシド系などが用いられるが，薬剤感受性試験結果に基づいた抗菌薬を選択すべきである．

(2) 赤痢菌属 Genus *Shigella*

生物学的性状と血清型により A-D 亜群に分類され，それぞれ *S. dysenteriae*（ディゼンテリアエ菌），*S. flexneri*（フレクスネリ菌），*S. boydii*（ボイディイ菌）および *S. sonnei*（ソンネ菌）とよばれる．国内発生例の 70% 以上は *S. sonnei* である．

● 一般性状

グラム陰性桿菌で鞭毛をもたず運動性を欠く．しかし，宿主細胞内にてアクチンを菌体断端部に重合させて相対的な移動が可能である．芽胞，莢膜をもたない．

● 病原性とヒトの疾患

感染症法にて第 3 類感染症として規定されている細菌性赤痢の原因菌である．わが国での発生数は年間 141 例である（2017 年）．潜伏期は 2〜6 日で，発熱，腹痛，粘血性下痢などが認められる．菌は小腸で増殖後，大腸粘膜上皮細胞に侵入し，大腸粘膜の出血性化膿性炎症が起こる．炎症病変は粘膜固有層に限局し，菌血症は起こさない．頻回に下痢が起こり，腸管内容物が少なくなっても粘膜障害に基づく便意が続き，しぶり腹

（テネスムス）の症状が起こる．

● **治療**

　　成人にはフルオロキノロン系（レボフロキサシンなど），小児およびフルオロキノロン系が投与できない成人にはホスホマイシンの投与が第一選択となる．

(3) サルモネラ属 Genus *Salmonella*

　　サルモネラ属には *S. enterica*，*S. bongori*，*S. subterranea* の3菌種から成り，*S. enterica* には *enterica*，*salamae*，*arizonae*，*diarizonae*，*houtenae*，*indica* の6亜種が含まれる．ヒトに病原性を示すサルモネラは殆ど亜種 *enterica* に含まれ，それらを区別するため serovar によって示される．serovar は菌種名と異なりイタリック体では表記しない（語頭は大文字を使用）．例えば腸チフス菌は *Salmonella enterica* subspecies *enterica* serovar Typhi と記載するが，簡便に S. Typhi と記載することもある．

● **一般性状**

　　0.7～1.5×2.0～5.0 μm 大のグラム陰性桿菌で，周毛性の鞭毛をもつ．芽胞はないが莢膜様物質をもつ菌もある．

● **病原性とヒトの疾患**

　　経口感染によりヒトに次の2型の病原性を示す．

① 腸チフスおよびパラチフス

　　腸チフス菌 *Salmonella enterica* subspecies *enterica* serovar Typhi およびパラチフス菌 *Salmonella enterica* subspecies *enterica* serovar Paratyphi の感染により，腸チフスおよびパラチフスが引き起こされる．両疾患の症状は類似する．本症は感染症法にて3類感染症に定められている．経口的に感染し，小腸の腸管粘膜下リンパ組織や腸間膜リンパ節にて増殖する．菌血症，発熱，バラ疹（バラ色の発疹），比較的徐脈（発熱のわりに脈拍数が少ない），白血球数減少などがみられる．感染2週以降，菌は糞便より分離され，腹痛，下痢，下血などの症状がみられる．この時点で抗体が出現し Widal 反応が陽性化する．本症の重症化により，まれに腸穿孔がみられる．

② 急性胃腸炎（サルモネラ食中毒）

　　起因菌として *Salmonella enterica* supspecies *enterica* serovar Enteritidis（ゲルトネル菌）や *Salmonella enterica* supspecies *enterica* serovar Typhimurium（ネズミチフス菌）が多い．ゲルトネル菌による食中毒の原因食として鶏卵が多いが，これは本菌の鶏卵内汚染に基づく．潜伏期は10～70時間で，腹痛，発熱，下痢，血便，嘔吐などの消化器症状が認められる．

● **治療**

　　腸チフス・パラチフスにはフルオロキノロン，ホスホマイシン，クロラムフェニコールなどが用いられる．本菌が胆嚢内に持続感染して，健康保菌者（healthy carrier）となることがある．サルモネラ食中毒の治療にはフルオロキノロン投与が推奨される．

(4) エルシニア属 Genus *Yersinia*

　　エルシニア属細菌のうち，ヒトに病原性を示すのは腸炎エルシニア *Y. enterocolitica*，偽結核菌 *Y. pseudotuberculosis* およびペスト菌 *Y. pestis* である．

3 細菌学　81

a）エルシニア・エンテロコリティカ（腸炎エルシニア）*Y. enterocolitica*

● 一般性状・分布

　　　グラム陰性の小桿菌（0.5〜0.8×1.0〜2.0 μm）である．哺乳動物（サル，ブタ，イヌ，ネコ，ネズミ）から検出され，保菌獣の糞便を介して直接もしくは飲食物（特にブタ肉）を介して経口感染する．

● 病原性とヒトの疾患

　　　臨床症状は発熱，下痢，腹痛の他敗血症まで多彩である．乳幼児では下痢症，幼少児では回腸末端炎，虫垂炎，腸間膜リンパ節炎が多い．頭痛，咳，咽頭痛などの感冒様症状を伴うこともある．

● 治療

　　　アミノグリコシド系，テトラサイクリン，フルオロキノロンが有効である．β-ラクタマーゼ活性があるため，アンピシリンなどに対しては感受性が低い．抗菌薬感受性試験に基づいて抗菌薬を決定して投与する．

b）偽結核菌 *Y. pseudotuberculosis*

● 一般性状

　　　腸炎エルシニアと類似した一般性状および分布を示す．

● 病原性とヒトの疾患

　　　乳幼児への感染が多くみられ，発熱，下痢，腹痛，嘔吐などがみられる．発疹，紅斑，咽頭炎もしばしば観察される．重症例では冠動脈障害，関節痛，腎不全，肺炎，結節性紅斑などがみられる．

● 治療

　　　アミノグリコシド系，テトラサイクリン，フルオロキノロンが有効である．本菌はマクロライドを除いて高感受性である．

c）ペスト菌 *Y. pestis*

● 一般性状・分布

　　　0.5〜0.8×1.5〜2.0 μm 大のグラム陰性桿菌で，卵円形で双極染色性（両端が濃く染まること）を示す．抵抗性は比較的弱く，55℃・5〜10 分間の加熱で死滅する．

● 病原性とヒトの疾患

　　　ペスト（黒死病）の原因菌であり，感染症法で1類感染症に規定されている．14世紀ヨーロッパで大流行し，人口の約1/3が死亡した．ネズミからノミ，そしてヒトに感染する．潜伏期は2〜7日で，発熱，悪寒，頭痛などの症状が初発する．ノミの刺し口から皮膚リンパ節で本菌が増殖し，化膿，潰瘍化する（腺ペスト型）．本菌が血流に入り，敗血症を引き起こすと急激なショック症状を呈する（敗血症ペスト型）．まれであるが，本菌感染者の飛沫感染により，出血性気管支肺炎を起こす（肺ペスト型）．未治療の腺ペストの死亡率は30〜60%と高く，敗血症ペスト，肺ペストではさらに高い．

● 治療

　　　ストレプトマイシン，アミノグリコシド系，テトラサイクリンなどが有効である．ペニシリンは無効である．

(5) プロテウス属 Genus *Proteus*

　　　プロテウス属は *P. cibarius, P. hauseri, P. mirabilis, P. penneri, P. terrae, P.*

vulgaris の 6 種からなるが，臨床材料からは *P. vulgaris*，*P. mirabilis* がよく分離される．*P. vulgaris* の変異株はリケッチアと共通抗原をもち，リケッチア症の血清診断（ワイル・フェリックス反応）に用いられる．

● **一般性状**

大腸菌に類似したグラム陰性桿菌で周毛性の鞭毛を有し活発に運動する．培養を行うと限局したコロニーを形成せず，薄く培地表面上に拡がり発育する（遊走 swarming：スウォーミング）．

● **病原性とヒトの疾患**

免疫抵抗力の低下した易感染性宿主（エイズ・がん・臓器移植・糖尿病患者など，新生児，妊婦，高齢者など）に日和見感染症として尿路感染症，創傷感染症などを引き起こす．また偏性嫌気性細菌との混合感染を起こす．分類学上の類似菌としてモルガネラ属 Genus *Morganella*，プロビデンシア属 Genus *Providencia* があり，いずれもプロテウス属菌と同じく日和見感染菌である．

● **治療**

フルオロキノロン，カルバペネム系，第3世代セファロスポリンなどが有効である．テトラサイクリン系薬剤には耐性である．*P. vulgaris* は β-ラクタマーゼを産生するため耐性株が多い．近年，多剤耐性 *P. mirabilis* が新たな問題となっている．

(6) セラチア属 Genus *Serratia*

セラチア属には 17 菌種 2 亜種含まれるが，臨床材料からは S. *marcescens*（セラチア・マルセッセンス，霊菌ともよばれる），S. *liquefaciens*，S. *rubidaea* の 3 菌種が検出され，そのうち S. *marcescens* が最も多く検出される．

● **一般性状・分布**

周毛性の鞭毛をもつグラム陰性桿菌であり，莢膜を有する菌株もある．土壌，河川水など自然界に広く分布する．霊菌，S. *rubidaea* などは赤色色素（プロジギオシン prodigiosin）を産生し，赤色コロニーを形成する．

● **病原性とヒトの疾患**

免疫抵抗力の低下した宿主に日和見感染症として肺炎，腹膜炎，髄膜炎，尿路感染症，敗血症などを引き起こす．抗菌薬への自然耐性があるため，院内感染症の起因菌としても重要である．輸液の本菌汚染による感染事例も報告されている．

● **治療**

第3世代セファロスポリン，カルバペネム系，フルオロキノロンなどが有効である．抗菌薬耐性の一因は多剤排出ポンプによる抗菌薬の排出に基づく．最近では多剤耐性セラチアが出現して問題となっている．

(7) クレブシエラ属 Genus *Klebsiella*

クレブシエラ属は 7 菌種 5 亜種からなる．ヒトへの病原性を示す重要な菌種は *K. pneumoniae* と *K. oxytoca* がある．*K. pneumoniae* はさらに *pneumoniae*，*ozaenae*，*rhinoscleromatis* の 3 亜種に分類され，それぞれ肺炎桿菌，臭鼻症菌，鼻硬化症菌とよばれる．

● **一般性状・分布**

0.3～1.5×0.6～6.0 μm 大のグラム陰性桿菌で，厚い莢膜を有する．鞭毛，芽胞を形成

3　細菌学　83

しない．自然界に広く分布し，ヒトの上気道，口腔，腸管に常在する．

● **病原性とヒトの疾患**

　　肺炎桿菌は肺炎，尿路感染症，肝・胆道感染症，髄膜炎，腹膜炎，敗血症などの原因となる．日和見感染・菌交代症（抗菌薬の投与により，常在菌叢の攪乱と特定の細菌の異常増殖がみられる病態）の原因菌として出現することが多い．*K. oxytoca* は抗菌薬投与後の急性出血性胃腸炎から検出されることがあるが，病原的意義は不明である．

● **治療**

　　第2および第3セファロスポリン系，フルオロキノロン系抗菌薬が有効である．多くのペニシリン系抗菌薬（アミノベンジルペニシリン，カルベニシリンなど）には耐性を示す．

2)　ビブリオ属 Genus *Vibrio*

　　グラム陰性の無芽胞桿菌で鞭毛を有して活発に運動する．通性嫌気性細菌であり，カタラーゼ陽性，オキシダーゼ陽性を示す．糖を発酵により分解する．ほかの菌属と異なり，ビブリオ属細菌は大小2本の染色体を有する．小染色体に存在する遺伝子の機能は十分に明らかにされていないが，環境への適応に関連すると考えられている．ビブリオ属のなかでヒトに病原性を示すのはコレラ菌 *V. cholera* O1 および O139 と食中毒の原因菌となる腸炎ビブリオ *V. parahaemolyticus* である．*V. cholerae* の O 抗原の血清型別が分類に重要である．コレラ菌は O1 および O139 のみであり，それ以外の O 血清型別を示す *V. cholerae* は NAG ビブリオ（non-agglutinable vibrio：抗 O1 抗血清で凝集されないという意味）とよばれ，急性胃腸炎の原因菌となる．このほか，食中毒菌として *V. mimicus*，敗血症，創傷感染症の原因となる *V. vulnificus*，*V. alginolyticus*，*V. damsela* などがある．

(1)　コレラ菌（ビブリオ・コレラエ *V. cholerae* O1 または O139)

　　コレラ菌の O 抗原性は O1 または O139 である．後者はベンガル地方より分離されたため，ベンガルコレラ菌ともよばれている．生物型としてアジア型（古典型）とエルトール型に分けられ，現在のコレラはエルトール型が多い．血清型として，イナバ型，オガワ型，ヒコジマ型に分けられる．

● **一般性状・分布**

　　$0.3～0.6×1.0～3.0\,\mu m$ 大のらせん状（コンマ状，バナナ状）形態を示す好アルカリ性菌である．端在性の鞭毛を1本もち，活発に運動する．

● **病原性**

　　本菌の産生するコレラ毒素は GTP 結合蛋白を ADP-リボシル化することにより，腸管上皮細胞からの水分分泌を亢進させる．コレラ毒素は NAG ビブリオからは産生されない．

● **ヒトの疾患**

　　経口感染しコレラを引き起こす．感染症法にて3類感染症に定められている．基本的に上皮細胞障害を引き起こさないため，発熱を認めない場合が多い．大量の米のとぎ汁様下痢，脱水（洗濯婦の手），コレラ顔貌（無気力な顔貌）などの特徴的な臨床所見は診断に有用である．

● **治療・予防**

　　脱水の治療のための補液をまず行う．菌の排泄期間を短縮するためにフルオロキノロ

ンまたはホスホマイシンの通常量の経口投与を3日間行う．ワクチンとして加熱死菌ワクチンが用いられる．

（2）腸炎ビブリオ（ビブリオ・パラヘモリティカス *V. parahaemolyticus*）

● 一般性状・分布

0.3～0.6×1.0～5.0 μm 大のグラム陰性菌である．端在性に1本の鞭毛をもって活発に運動する．幼若培養菌では周毛を形成する．好塩性であり2～3% NaCl を添加した培地に増殖する．海水中に棲息し，魚介類を介してヒトに感染する．菌体（O）抗原および鞭毛（H）抗原を有し，その組み合わせにより多くの血清型に分類される．

● 病原性

本菌の病原因子として耐熱性溶血毒（thermostable direct hemolysin：TDH）とTDH 類似溶血毒（TDH-related hemolysin：TRH）がある．TDH によりウサギ血液寒天培地上でのコロニーは溶血性を示す（神奈川現象）．神奈川現象陽性株は病原性が高い．TDH および TRH は溶血活性，心臓毒性，エンテロトキシン活性をもつ．TDH，TRH 遺伝子はいずれも小染色体にコードされている．

● ヒトの疾患

本菌に汚染された魚介類を介してヒトに感染する．潜伏期間は12時間前後（8～24時間）であり，発熱，嘔吐，腹痛，水様性もしくは粘液性の下痢が認められ，食中毒の原因となる．TDH には心臓毒性が認められているため，患者の循環系管理も重要である．

● 治療・予防

自然治癒例が多く，対症的治療が優先される．脱水症状の改善には補液を行う．抗菌薬の投与は不要な場合が多い．症状が中等度以上の場合は抗菌薬（フルオロキノロン，ホスホマイシン）を3日間投与する．脱水症状が激しい場合は輸液療法が必要である．予防は原因食品の低温保存に留意し，調理後の汚染防止に心がける．

3）エロモナス属 Genus *Aeromonas*

エロモナス属には32菌種7亜種が含まれるが，ヒトに病原性を示す菌種として *A. hydrophila*，*A. sobria*，*A. caviae* が重要である．

● 一般性状・分布

グラム陰性の桿菌で通性嫌気性，オキシダーゼ陽性で，ブドウ糖を発酵する．端在性鞭毛を1本から数本もつ．淡水域の常在菌であり，河川，湖沼，土壌に棲息する．発育至適温度が30～35℃の中温性菌である．

● 病原性

赤血球を溶血するヘモリシン，下痢を起こすエンテロトキシンが病原因子として知られている．プロテアーゼは組織破壊作用を示し，創傷感染および軟部組織感染の際には重要な病原因子となる．

● ヒトの疾患

平均12時間の潜伏期の後，腹痛，水様性下痢がみられる．発熱は通常軽度である．多くは1～3日で回復するが，まれに重症例では血便がみられる．腸管外感染症として創傷感染症，軟部組織感染症を引き起こす．原因として釣り針，魚介類・甲殻類の骨などによる創傷があげられる．

● 治療・予防

　軽症例では自然治癒が多い．軽症でない場合，経口または経静脈的輸液を行うとともに抗菌薬治療を実施する．成人にはフルオロキノロン，小児（特に5歳未満）にはホスホマイシンを投与する．予防は一般の細菌性食中毒の予防法と同じである．本菌は低温（4～7℃）でも増殖可能であるため，冷蔵保存を過信しないことが重要である．

4) プレジオモナス属 Genus *Plesiomonas*

　本属に含まれる菌種は *P. shigelloides*（プレジオモナス・シゲロイデス）のみである．本菌は食中毒起因菌のひとつである．

● 一般性状・分布

　0.8～1.0×3.0～5.0 μm 大のグラム陰性通性嫌気性桿菌である．菌体の一端に2ないし数本の鞭毛をもつ．運動性をもつ点とオキシダーゼ陽性であることより，赤痢菌と鑑別可能である．明らかな莢膜はみられないが，大部分の菌株には熱性の莢膜様物質がある．河川，湖沼などの淡水域に広く分布し，そこに生息する魚介類，両生類などからも検出される．プレジオモナス・シゲロイデスははじめ本菌は *Shigella sonnei* と同一の菌体抗原（O抗原）を保持することで注目されたが，現在では98種類の菌体抗原（O抗原）と49種類の鞭毛抗原（H抗原）が確認され，これらのO抗原のなかには *S. sonnei* に限らずほかの赤痢菌との共通抗原の存在も明らかにされている．

● 病原性

　本菌の下痢原性に関与する因子として，エンテロトキシンの産生，組織侵入性などが報告されているが，十分解明されていない．一部の菌株は赤痢菌と共通のO抗原を保持し，赤痢菌診断用抗血清に凝集するので注意を要する．

● ヒトの疾患

　食中毒を引き起こす．10～20時間の潜伏期の後，発熱（微熱），腹痛，軟便，下痢（通常水様性，1日数回）がみられる．原因のほとんどは魚介類およびその加工品である．重症化すると脱水症状やアシドーシスをきたす．しかし，多くの患者は軽症であり，発症から2～3日で回復する．わが国において散発的に下痢症から分離されるプレジオモナス・シゲロイデスのほとんどは渡航者由来である．まれに新生児の敗血症および髄膜炎，成人の敗血症および蜂巣炎などの原因となる．

● 治療・予防

　自然治癒例が多い．治療はエロモナス感染症に対する治療に準じる．新生児や基礎疾患のある患者，ほかの菌種との混合感染の患者は重症になることもあり，フルオロキノロン系やホスホマイシンなどが投与される．アンピシリン，カナマイシン，ストレプトマイシンには耐性株がみられる．予防には給水施設の衛生管理が不十分な水を飲用しないことである．

5) ブドウ糖非発酵グラム陰性桿菌
Glucose non-fermentative Gram-negative bacilli

　ブドウ糖を発酵しないグラム陰性桿菌としてシュードモナス属 Genus *Pseudomonas*（緑膿菌 *P. aeruginosa*），アシネトバクター属 Genus *Acinetobacter*，クリセオバクテリ

ウム属 Genus *Chryseobacterium*,ステノトロフォモナス属 Genus *Stenotrophomonas*,バークホルデリア属 Genus *Burkholderia* などが医学的に重要である.

a）緑膿菌（シュードモナス・エルジノーサ P. aeruginosa）

● **一般性状・分布**

0.5〜0.8×1.5〜3.0 μm 大のグラム陰性桿菌で端在性の鞭毛を有し活発に運動する（**図3-14**）. 偏性好気性細菌であり,芽胞,莢膜を形成しない.緑色色素（ピオシアニン等）を産生するが,産生しない菌株もある.土壌,水中などの自然環境に広く分布している.病院内の流し台,排水口など湿潤な場所に棲息しやすい.

● **病原性**

エキソトキシン A はジフテリア毒素と同じ作用を示す.ホスホリパーゼ,エステラーゼ,コラゲナーゼなどの組織を破壊する酵素も病原因子となる.ロイコシジンは白血球破壊作用をもつ.本菌が産生する多糖体のアルギン酸塩はバイオフィルムの主成分となる.菌集団を包み込むように形成されたバイオフィルムにより免疫細胞や抗菌薬からの回避が可能となる.

● **ヒトの疾患**

院内感染および日和見感染の原因菌として重要である.また長期間の抗菌薬投与時に本菌による菌交代症が起こる.肺炎,びまん性汎細気管支炎,尿路感染症,創傷感染症,敗血症などを引き起こす.またカテーテル,排膿ドレーン,医療器具などを介しての感染を起こしやすい.近年,イミペネム（β-ラクタム系）,アミカシン（アミノグリコシド系）,シプロフロキサシン（フルオロキノロン系）の3剤に耐性を示す多剤耐性緑膿菌が出現した.この菌による多剤耐性緑膿菌感染症は感染症法にて5類感染症に規定されている.緑膿菌に類似した B. cepacia（セパシア菌）は消毒薬（クロルヘキシジン）に耐性を示し,菌血症,髄膜炎,術後感染症などの院内感染の原因となる.

● **治療・予防**

広域ペニシリン（カルベニシリン,スルベニシリン）,第3世代セファロスポリン（セフォタキシム,セフタジジム）,アミノグリコシド系（ゲンタマイシン,アミカシン）などが有効である.

b）アシネトバクター属 Genus *Acinetobacter*

アシネトバクター属は54種の菌種より構成され,*A. baumannii*,*A. calcoaceticus*,

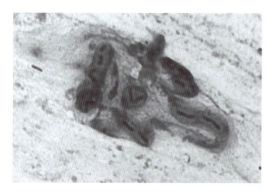

図 3-14　緑膿菌（喀痰のグラム染色像）
(大島利夫博士提供)
グラム陰性桿菌として観察される.

A. haemolyticus などがヒトに病原性を示す.

● **一般性状・分布**

偏性好気性のグラム陰性短桿菌で鞭毛をもたない.土壌,河川など自然界に棲息する環境細菌であり,乾燥に比較的強い.また動物の腸管からも検出される.病院内でも環境汚染菌として存在する.

● **病原性とヒトの疾患**

易感染性宿主に肺炎(人工呼吸器関連肺炎を含む),血流感染症,創部感染症などの日和見感染症を引き起こす.ネブライザー,カテーテル,人工呼吸器などの医療器具を介して発症することが多い.

● **治療**

ミノサイクリン,ゲンタマイシン,コリスチン,セフェタキシムなどの抗菌薬が有効である.しかし,近年,カルバペネム系,フルオロキノロン系,アミノグリコシド系の抗菌薬すべてに耐性を示す多剤耐性アシネトバクターが院内感染起因菌として増加しており(*A. baumanniii* が多い),治療に抵抗性を示す.

c) アクロモバクター属 Genus *Achromobacter*

アクロモバクター属は 19 種の菌種により構成され,*A. xylosoxidans* がヒトからの臨床分離株の主要菌種である.

● **一般性状・分布**

0.5～1.0×0.7～2.5 μm 大のグラム陰性好気性桿菌である.周毛性鞭毛をもち,運動性を示す.水性環境菌であり,河川,湖沼などから検出される.発育温度は 26～27℃ が最適である.

● **病原性とヒトの疾患**

消毒剤クロルヘキシジンに耐性を示し,院内感染を引き起こす.病院内濾過水道水,消毒薬噴霧器,病室などから本菌が検出されることがある.慢性中耳炎,肺炎,菌血症・敗血症などの日和見感染症を引き起こす.

● **治療**

テトラサイクリン系抗菌薬(ミノサイクリン,ドキシサイクリン)が有効である.

d) クリセオバクテリウム属 Genus *Chryseobacterium*

クリセオバクテリウム属は 107 種の菌種から構成され,*C. indologenes*,*C. scophthalmum* などがヒトに病原性を示す.*C. meningosepticum* は近年,*Elizabethkingia meningoseptica* に分類変更された.

● **一般性状・分布**

偏性好気性のグラム陰性桿菌で鞭毛はない.自然環境に常在する細菌であり,病院環境からは緑膿菌と同様,水回りなど湿潤環境から検出される.

● **病原性とヒトの疾患**

病院内で日和見感染の原因菌となる.肺炎(人工呼吸器関連肺炎を含む),血流感染症,創傷感染症などを引き起こす.*E. meningoseptica* は消毒薬のクロルヘキシジングルコン酸塩に抵抗性を示し,消毒薬,加湿器,人工呼吸器を介した感染を引き起こす.新生児,重症患者,免疫不全患者に血流感染症・敗血症,肺炎,髄膜炎などの原因となる.

- ● 治療

　　フルオロキノロン，ST合剤，第三世代セファロスポリン系（セフォタキシム，セフタジジム），テトラサイクリンなどが有効である．

e）ステノトロフォモナス属 Genus *Stenotrophomonas*

　　ステノトロフォモナス属は13種の菌種により構成され，ヒトに病原性を示すのは *S. maltophilia* のみである．本菌は緑膿菌，セパシア菌と類似し，日和見感染起因菌として院内感染を引き起こす．

- ● 一般性状・分布

　　偏性好気性のグラム陰性桿菌で極多毛性鞭毛を有し運動性を示す．自然界に広く分布し，土壌，水，動物，植物から検出される．

- ● 病原性とヒトの疾患

　　免疫低下患者において呼吸器感染症，尿路感染症，血流感染症，手術部位感染症，心内膜炎，敗血症などを引き起こす．病院内各種測定機器，透析装置，呼吸器系装置，医療デバイス，精製水などに汚染し，院内感染を引き起こすことがある．

- ● 治療・予防

　　テトラサイクリン系（ミノサイクリン，ドキシサイクリン）が有効である．カルバペネムを含む β-ラクタム系，アミノグリコシド系等に耐性を示す．

6）ヘモフィルス属 Genus *Haemophilus*

　　ヘモフィルス属には14菌種が含まれる．"ヘモフィルス"とは"血液を好む"という意味であり，本属菌は血液中に含まれる成分を発育因子（ヘミンやニコチンアミドアデニンジヌクレオチドNADなど）として要求する．ヒトへの病原性という点で最も重要なものはインフルエンザ菌 *H. influenzae* である．*H. ducreyi* はSTIのひとつである軟性下疳の原因菌である．*H. aegyptius* は結膜炎，ブラジル紫斑熱，*H. parainfulenzae* は心内膜炎，脳膿瘍の原因菌となる．

(1) インフルエンザ菌（ヘモフィルス・インフルエンゼ *H. influenzae*）

- ● 一般性状・分布

　　20世紀，ウイルスの存在がわからなかった時代にインフルエンザ患者から分離されたため命名された．0.3〜0.5×0.5〜3.0 μm 大の通性嫌気性の小桿菌である（**図 3-15**）．本菌はヒト，哺乳動物の上気道の常在細菌である．

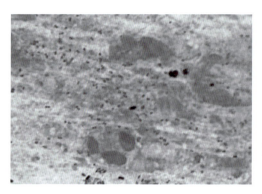

図 3-15　インフルエンザ菌（喀痰のグラム染色像）
（大島利夫博士提供）
グラム陰性小桿菌として観察される．

● 病原性

　　莢膜多糖体の抗原性の違いによりa～fの6型に分類される．病原性はb型が最も強い．莢膜をもたない菌株もあり，分類不能型とされ病原性は弱い．

● ヒトの疾患

　　鼻や口から飛沫感染し，鼻咽頭粘膜にて定着・増殖する．次いで喉頭蓋炎，蜂窩織炎，髄膜炎などを引き起こす．5歳未満の髄膜炎のほとんどはインフルエンザ菌b型（Hibヒブともよばれる）の感染による．血流に移行して肺炎，敗血症，関節炎，心内膜炎などの原因となる．生後6ヵ月未満の新生児・乳幼児は母親由来の抗体をもつため，本菌感染症の発生は少ない．健康な乳幼児の0.5～3.0%よりHibが検出される．本菌が髄液または血液から検出された場合，侵襲性インフルエンザ菌感染症と診断され，感染症法にて5類感染症（全数把握）として規定されている．上気道炎や中耳炎を伴って発症し，髄膜炎，敗血症などに進展し，急速に重症化して肺炎，喉頭蓋炎，ショックなどをきたすことがある．

● 治療・予防

　　ペニシリン系（アンピシリン，アモキシシリンなど），セファロスポリン系，マクロライド系，フルオロキノロン系抗菌薬が有効である．近年，β-ラクタマーゼ産生菌の他，β-ラクタマーゼ陰性アンピシリン耐性（β-lactamase non-producing ampicillin-resistance：BLNAR）菌が増加しているため，薬剤感受性試験に基づき適切な抗菌薬治療を行う．髄膜炎を含む侵襲性感染症には第3世代セファロスポリン系（セフォタキシムまたはセフトリアキソン）が推奨される．不活化HibワクチンがHib感染症予防のため，乳幼児の予防接種にて使用されている．

7) パスツレラ属 Genus *Pasteurella*

　　パスツレラ属には14菌種3亜種が含まれるが，ヒトに病原性を示す重要な菌種は*P. multocida*である．

(1) パスツレラ・ムルトシダ *P. multocida*

● 一般性状・分布

　　通性嫌気性の球桿菌であり，芽胞，鞭毛をもたない．極染色性（菌体両端部の染色性が強くなる性状）がみられる．哺乳類（ネコ，イヌ，ウシ，ブタなど）の上気道や消化管に存在し，イヌやネコに咬まれたり，ひっかかれたりすることによりヒトに感染する．保菌動物との接触による経気道感染も起こる．

● ヒトの疾患

　　本菌を保有するイヌ，ネコなどに咬まれて感染する動物由来感染症の一種である．受傷後数時間で，受傷部位の発赤・腫大，疼痛，近傍のリンパ節腫大，発熱などがみられる．そのほか，経気道的に感染し，肺炎，気管支炎，副鼻腔炎などを起こすこともある．まれに関節炎，髄膜炎，菌血症，腹膜炎などに進展する．

● 治療

　　ペニシリン，テトラサイクリン，セフェム系が有効である．一般にエリスロマイシン，アミノグリコシド系には感受性が低い．

8) フランシセラ属 Genus *Francisella*

本菌属には *F. tularensis*（4 亜種を含む）をはじめ 7 菌種が含まれるが，臨床的には野兎病菌 *F. tularensis* subsp. *rularensis* が重要である．

(1) 野兎病菌（フランシセラ・ツラレンシス亜種ツラレンシス *F. tularensis subsp. rularensis*）

● 一般性状・分布

0.2×0.2～0.7 μm 大の偏性好気性のグラム陰性短桿菌である．芽胞，鞭毛はない．動物体内から分離された菌にはまれに莢膜が認められる．抵抗性は弱く，50～60℃・10 分間の加熱，1% クレゾール，2 分処理で死滅する．わが国での患者の発生は東北地方，関東地方に多かったが，近年本症の発症はほとんどない（2015 年に 2 例の発症があった）．

● 病原性

本菌は細胞内寄生細菌であり，宿主のマクロファージ内で増殖可能である．

● ヒトの疾患

動物由来感染症である野兎病の起因菌である．感染症法により 4 類感染症に規定されている．野生の齧歯動物（野ウサギ，野ネズミ，リスなど）のあいだで流行し，ヒトには保菌獣との接触感染あるいはマダニ類などの吸血性節足動物により媒介され，野兎病を引き起こす．潜伏期は約 10 日で，突然の発熱，悪寒，頭痛，筋肉痛，侵入部位近傍の皮膚潰瘍，リンパ節腫脹および潰瘍化の出血性炎症を起こす．また敗血症を起こすこともある．

● 治療・予防

ストレプトマイシン，テトラサイクリン，ゲンタマイシンが有効である．ペニシリン，セファロスポリン系は無効である．膿瘍化したリンパ節には穿刺排膿する．予防には，流行地では野ウサギや齧歯類との接触を避ける．

9) ボルデテラ属 Genus *Bordetella*

ボルデテラ属は百日咳菌 *B. pertussis*，パラ百日咳菌 *B. parapertusis*，気管支敗血症菌 *B. bronchiseptica* を含む 15 菌種からなるが，臨床的に最も重要なのは百日咳菌である．

(1) 百日咳菌（ボルデテラ・パツーシス *B. pertussis*）

● 一般性状

0.3～0.5×0.5～1.0 μm 大の小卵円形のグラム陰性桿菌である．分離当初の菌は莢膜を形成して病原性が強いが（Ⅰ相菌），継代培養すると莢膜をもたず病原性の弱い菌に変異する（Ⅱ，Ⅲ相菌）．本菌の分離にはボルデー・ジャング培地が用いられる．

● 病原性

Ⅰ相菌は百日咳毒素 pertussis toxin を産生する．本毒素はアデノシン 2 リン酸リボシル化毒素であり，白血球増多作用，ヒスタミン増強作用，アジュバンド作用などを示す．繊維状赤血球凝集素は付着因子として作用する．

● ヒトの疾患

飛沫感染によりヒトに感染して百日咳を引き起こす．感染症法により 5 類感染症（全数把握）に規定されている．本症は小児の急性呼吸器感染症であり，5～20 日の潜伏期

を経て，発症する．1〜2週間のカタル期（微熱，くしゃみ，鼻水，咳など），3〜6週間の痙咳期（痙攣性咳嗽，吸気性喘鳴，チアノーゼなど），2〜4週間の回復期を合わせると疾患名のように100日を要することにもなる．

● 治療・予防

生後6ヵ月以上の患者にはエリスロマイシン，クラリスロマイシンなどのマクロライド系抗菌薬が有効である．新生児にはアジスロマイシン（マクロライド系）が使用される．予防のため四種混合ワクチン（ジフテリア・百日咳・破傷風・不活化ポリオ）が定期接種される．

10）ブルセラ属 Genus *Brucella*

ブルセラ属には7菌種が含まれ，臨床的に重要なものはマルタ熱菌 *B. melitensis*，ウシ流産菌 *B. abortus*，ブタ流産菌 *B. suis* などがある．いずれも哺乳動物を宿主とする．

● 一般性状

0.5〜0.7×0.6〜1.5 μm 大のグラム陰性短桿菌である．球菌に類似するため球桿菌 coccobacillus ともよばれている．芽胞，鞭毛は有さないが，莢膜を有することがある．60℃・10分間の加熱，1% フェノール，15分処理で死滅する．

● ヒトの疾患

動物由来感染症であるブルセラ症 brucellosis を引き起こす．本菌に感染した動物との接触や汚染した乳製品の摂食によりヒトに感染する（創傷感染および経口感染）．10〜60日の潜伏期の後，発熱，リンパ節腫脹などの症状がみられる．発熱は不規則なパターンを示すため波状熱 undulant fever とよばれている．肝炎，胆嚢炎，心内膜炎，骨髄炎を引き起こす場合もある．

● 治療

テトラサイクリンとストレプトマイシンの併用投与が有効である．予防にはウシやヤギの生乳を摂取しない．

11）レジオネラ属 Genus *Legionella*

本菌属には55菌種3亜種が含まれるが，臨床的に最も重要な菌種はレジオネラ・ニューモフィラ *L. pneumophila* である．*L. pneumophila* は23血清型に分けられるが，血清型1の分離が最も多い．

● 一般性状・分布

0.3〜0.9×2〜10 μm 大のグラム陰性偏性好気性の細胞内寄生細菌である．芽胞，莢膜を形成しない．土壌などの自然環境内に棲息するが，冷却塔，給湯器などの人工環境内にも検出される．本菌はアメーバを宿主として増殖可能である．グラム染色では染まりにくく，ヒメネス染色にて赤染される．菌の分離が困難なため，PCR法，DNAハイブリダイゼーション法などが用いられる．

● 病原性

各種菌体外酵素（プロテアーゼ，エラスターゼ，ヒアルロニダーゼなど），外毒素（ヘモリジン，サイトトキシン）および内毒素を産生し，病原性の発現に関連すると考えられている．本菌は細胞内寄生菌であり貪食細胞の殺菌機構に抵抗性をもち，マクロ

ファージ内で増殖する.

● ヒトの疾患

　　レジオネラ症 legionellosis の原因菌となる. 本症は肺炎型（レジオネラ肺炎または在郷軍人病とよばれる）と非肺炎型（ポンティアック熱）に分けられる. 本菌のエアゾール感染後, 2〜10 日の潜伏期を経て, 全身倦怠感, 頭痛, 咳嗽などを介してレジオネラ肺炎が発症する. 重症の場合, 呼吸不全や多臓器不全を伴う進行性の肺炎を示す. 胸痛, 腹痛, 嘔吐, 下痢などを呈する場合もある. 免疫能の低下している透析患者, がん患者・糖尿病患者・エイズ患者, 高齢者, 新生児などは本症のハイリスクグループである. ポンティアック熱は数時間から 48 時間の潜伏期を経て, 急性のインフルエンザ様症状（発熱, 悪寒, 頭痛, 倦怠感, 筋肉痛）がみられる. 予後は良好である.

● 治療

　　貪食細胞内への移行性の高いマクロライド（クラリスロマイシン, エリスロマイシンなど）, フルオロキノロン系（オフロキサシン, ノルフロキサシンなど）が有効である. β-ラクタム系, アミノグリコシド系には耐性である.

12) カンピロバクター属 Genus *Campylobacter*

　　カンピロバクター属には 30 菌種 13 亜種が含まれるが, ヒトに対する病原性を有する菌種として *C. jejuni*, *C. colil*, *C. lari*, *C. fetus* などが重要である.

● 一般性状・分布

　　0.2〜0.5×0.5〜5.0 μm 大の細長いらせん状形態を示す. 2 つの菌が並んで S 字形や“かもめの翼”gull-wing shaped 状を示す. 一端または両端に 1 本の鞭毛をもち, 活発に運動する. 酸素濃度 3〜10％でなければ増殖できない微好気性細菌である. オキシダーゼ, ウレアーゼ陽性である. ウシ, ブタ, ニワトリ, イヌ, ネコなどの腸管内に常在する. これらの動物の糞便によって汚染された肉類, 飲料水などが感染源となる. 糞便からの分離にはスキロー培地が用いられる.

● 病原性

　　C. jejuni, *C. coli* の病原因子として, コレラ毒素に類似するエンテロトキシン（腸管毒素）や培養細胞を円形化するサイトトキシン（細胞毒素）を産生することが報告されている.

● ヒトの疾患

　　カンピロバクター腸炎では本菌（*C. jejuni* がほとんど）に汚染した食肉（特に鶏肉）, 生乳, 飲料水を摂取後 2〜10 日で, 下痢, 腹痛, 発熱, 全身倦怠感などの症状が認められる. わが国の細菌性食中毒のうち, 本菌によるものが最も多い. ときに嘔吐や血便などもみられる. 近年, 本菌感染と, 末梢性ニューロパチーを引き起こすギラン・バレー症候群 Guillan-Barré syndrome（GBS）との関連性が報告されている. 一方, *C. fetus* はヒトには腸外感染（敗血症, 髄膜炎, 胎児感染など）を引き起こす. 免疫不全患者や基礎疾患を有する患者に本菌感染症が発症しやすい. 食中毒（集団腸炎）, 散発性下痢症のほか, 敗血症を引き起こす.

● 治療・予防

　　自然治癒傾向の高い疾患であり, 対症療法のみで軽快する例が多い. 重篤に経過した

場合や敗血症などを併発した場合にはマクロライド系（クラリスロマイシン，ロキタマイシンなど），ホスホマイシンを投与する．近年，C. jejuni，C. coli，C. lariなどはβ-ラクタマーゼを産生することにより，セフェム系を含む多くのβ-ラクタム系抗菌薬に耐性を示す菌株が増加している．食肉はよく加熱調理すること，生牛乳，生カキの摂食には注意を払うことが予防に大切である．

13) ヘリコバクター属 Genus *Helicobacter*

本属には41菌種により構成される．ヒトに病原性を示す主な菌種として*H. pylori*と*H. cinaedi*がある．

(1) ピロリ菌（ヘリコバクター・ピロリ *H. pylori*）

● **一般性状・分布**

1982年オーストラリアのWarren & Marshallにより慢性胃炎患者の胃粘膜から分離された．$0.5\sim1.0\times2.5\sim5.0\,\mu m$大のグラム陰性微好気性細菌である（**図3-16**）．ヒトの胃粘膜に棲息するが，自然環境における本菌の生態は十分解明されていない．感染者の糞便には球状菌（コッコイドフォーム）が検出されるが，分離培養は不能である．世界の人口の約半数が本菌に感染している．わが国での本菌感染者は3,000～4,000万人と想定される．

● **病原性**

強力なウレアーゼを産生することにより，胃粘膜内の尿素を基質としてアンモニアを産生し，菌周囲の酸性環境を中性化することにより，胃粘膜に持続感染する．細胞空胞化を引き起こすVacA蛋白質と胃がんの発生に関与すると想定されているCagA蛋白質が重要な病原因子である．

● **ヒトの疾患**

本菌は急性および慢性胃炎の原因となるとともに，胃潰瘍・十二指腸潰瘍などの消化性潰瘍（peptic ulcer diseases：PUD）の再発因子および治癒遷延化因子となる．本菌を除菌することにより，PUDの再発はほとんどなくなる．本菌感染は胃がんのリスク因子であり，本菌の除菌により胃がんの発症リスクを1/5程度に低減させることが可能である．また，本菌は胃MALTリンパ腫の発症とも関連し，本菌の除菌により同リンパ腫の縮小化および悪性度の低下がみられる．本菌感染と特発性（免疫性）血小板減少

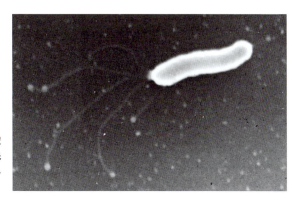

図3-16　*Helicobacter pylori*の電子顕微鏡像
断端部より数本の鞭毛が派生している．鞭毛の先端は膨らんでおり，terminal bulbとよばれているが機能は不明である．

性紫斑病の関連性が報告されている．

● 治療

　　胃酸分泌阻害薬（proton pump inhibitor：PPI）（オメプラゾール，ランソプラゾール，ラベプラゾール，ボノプラザンなど）に2種類の抗菌薬（アモキシシリンとクラリスロマイシン）の併用療法を1週間行い除菌する．近年増加しているクラリスロマイシン耐性菌の除菌には，PPIにアモキシシリンとメトロニダゾールを併用する．

(2) シネディ菌（ヘリコバクター・シネディ H. cinaedi）

　　ヒトの腸管から検出される細菌であり，ピロリ菌と類似したグラム陰性微好気性細菌である．免疫抵抗力の低下した患者に菌血症，敗血症，蜂窩織炎，関節炎，髄膜炎などを引き起こす．治療にはセフェム系，カルバペネムが有効である．

5　マイコプラズマ属 Genus *Mycoplasma*

　　マイコプラズマは人工培地に発育する最小の細菌である．一般細菌とは異なり細胞壁を欠くためグラム染色性は陰性である．ヒトから分離されるマイコプラズマとして *M. pneumoniae*, *M. salivalium*, *M. orale*, *M. fermentans*, *M. genitarium*, *M. hominis* などが含まれ，このうち病原性が明確にされているのは肺炎マイコプラズマ（マイコプラズマ・ニューモニエ *M. pneumoniae*）のみである．

● 一般性状・分布

　　M. pneumoniae は幅 0.1～0.2 μm，長さ 1～2 μm の紡錘形形態を示す．断端部は伸張し，tip 構造とよばれ，宿主細胞や培地基質への付着に関与する．本菌は 0.45 μm サイズの細菌ろ過膜を通過でき，光学顕微鏡にてその形態を観察することはできない．本菌は鞭毛および線毛をもたないが，滑走 gliding により運動性を示す．PPLO 寒天培地により分離可能である．本菌は桑の実状，目玉焼状，乳首状などのコロニーを形成するため，形成されたコロニーを倒立顕微鏡下で観察する（図3-17）．

● 病原性

　　本菌の断端部に形成される tip 構造が付着に深く関与している．tip 構造には重要な付着因子である P1 蛋白質が存在する．本 tip 構造は gliding および細胞分裂にも関与することが知られている．ADP リボシル化毒素である CARDS TX（community-acquired

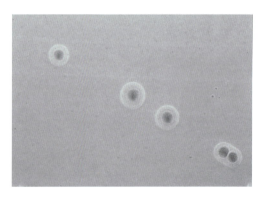

図3-17　*Mycoplasma pneunoniae* のコロニー
桑の実状もしくは目玉焼き状として観察される．

3 細菌学 　95

respiratory distress syndrome toxin）を産生し，細胞毒性を惹起する．増殖過程で過酸化水素 peroxide やスーパーオキシドラジカル superoxide radicals を合成することにより，宿主気道上皮細胞への直接傷害作用をもつ．

● ヒトの疾患

　　M. pneumoniae は，通常飛沫感染によりマイコプラズマ肺炎を引き起こす．潜伏期は約 2〜3 週間で発熱，咳嗽，喀痰などの症状が認められる．胸部 X 線で下肺野にスリガラス状陰影を検出することが多い．マイコプラズマ肺炎は感染症法において 5 類感染症に指定されている．中耳炎，心筋炎，関節炎を起こすこともある．

● 治療

　　本菌は細胞壁をもたないため，*β*-ラクタム系抗菌薬などの細胞壁阻害薬は無効である．第一選択薬としてマクロライド系抗菌薬（クラリスロマイシン，アジスロマイシン）が用いられる．近年，マクロライド耐性 *M. pneumoniae* 菌株が増加している．

6 　スピロヘータ科

　　0.1〜0.3×3〜250 µm 大のらせん状形態をとる運動性のある細菌群である．軸糸 axial filament を利用して回転・屈曲しながら活発に運動する．グラム陰性の染色性を示す．ヒトに病原性をもつのはトレポネーマ属 Genus *Treponella* とボレリア属 Genus *Borrelia* である．

1）トレポネーマ属 Genus *Treponema*

(1) 梅毒トレポネーマ（トレポネーマ・パリダム *T. pallidum*）

　　T. pallidum は梅毒 syphilis の原因菌であり，活発な運動性を示し暗視野顕微鏡や免疫蛍光染色により観察可能である．*in vitro* で培養不能である．梅毒は性交により感染する慢性疾患であり，感染症法では 5 類感染症（全数把握対象）に規定されている．近年，わが国において梅毒患者の増加がみられ注意を要する（2017 年，報告数 4,826 例）．ほとんど性交による接触感染で伝播するが，母体から胎盤を経て胎児に感染する場合（先天梅毒 congenital syphilis）や，輸血で感染すること（輸血梅毒）もある．梅毒トレポネーマ以外のトレポネーマがヒト口腔内，腸管，泌尿生殖器から検出されることがあるが，ほとんど非病原性である．

● 梅毒の臨床症状

　　梅毒は次のような経過をたどる．

　　第 1 期梅毒：感染後 3 ヵ月までをよび，5〜6 週で梅毒血清反応（Wasserman 補体結合反応，ガラス板法，凝集反応）が陽性になる．外陰部・口唇に無痛性の硬結を伴う無痛性皮膚潰瘍（硬性下疳 hard chancre）がみられる．続いて鼠経リンパ節腫脹がみられる．硬性下疳部からは梅毒トレポネーマが証明され，この時期の感染性が最も高い．

　　第 2 期梅毒：感染後 3 ヵ月〜3 年までをよび，全身性に梅毒疹（バラ疹）のほかに丘疹状，水疱状発疹がみられる．陰部，口腔粘膜に丘疹状の扁平コンジローマが生じる．感染性はあり，血液を介して腎臓，関節，眼，消化器など全身の臓器に転移することもある．

晩期梅毒：感染後3年以降では，諸臓器に凝固壊死部の周囲に結合組織が増生して，ゴム腫 gumma が形成される．また皮膚潰瘍，大動脈炎，大動脈瘤などが認められる．さらに10年以降では中枢神経系に変性病変が起こり，脊髄変性や進行性麻痺 progressive paralysis となる．

● **先天性梅毒**

妊婦が梅毒になった場合，梅毒トレポネーマは経胎盤性に胎児に感染し，流産や死産を引き起こす．先天梅毒児の所見としてハッチンソン歯（歯の先端部が凹み，歯間が離れる），実質性角膜炎，内耳性難聴のハッチンソン三徴のほかに老人性顔貌，肝脾腫などが認められる．

● **生物学的偽陽性反応 biological false positive reaction（BFP）**

上述の梅毒血清反応では梅毒トレポネーマ抗原の代わりに，カルジオリピン-レシチン-コレステロール複合抗原を使用するため，BFP が梅毒以外のスピロヘータ疾患，マラリア，らい，結核，伝染性単核症，肝疾患，膠原病，妊娠などでみられる．これを除くため，梅毒トレポネーマ赤血球凝集テスト *T. pallidum* hemagglutination test（TPHA）や梅毒トレポネーマ蛍光抗体吸収テスト fluorescent treponemal antibody absorption test（FTA-ABS）などの特異的検査を行い確認する．

そのほか梅毒類似疾患としてベジェル bejel，ピンタ pinta，熱帯苺腫 yaws があり，いずれも性病ではなく接触感染を起こす感染症であるが，わが国には存在しない．

● **治療**

経口合成ペニシリン剤（アモキシシリンなど）を長期間（第1期で2〜4週間，第2期で4〜8週間）投与することが推奨されている．ペニシリンアレルギーがある場合にはミノサイクリンまたはドキシサイクリンを使用する．

2）ボレリア属 Genus *Borrelia*

（1）回帰熱ボレリア（ボレリア・レカレンティス *B. recurrentis*）

0.2〜0.5×3〜20μm 大の緩やかならせん状形態を呈する細菌で，周毛性鞭毛をもち活発に運動する．グラム染色では陰性を示す．本菌に感染したシラミを介してヒトに感染し，回帰熱 relapsing fever を引き起こす．1週間程度の潜伏期の後，発熱，頭痛，筋肉痛などが認められる．40℃を超す発熱期（3〜4日）と解熱期（4〜10日）とが交互に繰り返される．解熱時にショックを起こすことがあるので，注意が必要である．ダニが媒介する回帰熱の原因は *B. duttonii* が多い．治療にはテトラサイクリンとエリスロマイシンの併用が有効である．

（2）ライム病ボレリア（ボレリア・ブルグドルフェリ *B. burgdorferi*）

1975年に米国コネチカット州ライム地方で発生したライム病 Lyme disease より分離培養され，本症の原因菌であることが判明した．シカやネズミが保菌宿主（リザーバー reservoir）となり，これを吸血するマダニがヒトを吸血する際，本菌が伝播される．発熱，頭痛，筋肉痛，慢性遊走性紅斑（マダニ刺入部を中心に遠心性に拡がる紅斑）などを生じ，慢性の経過をとる．数年後には慢性関節炎などをきたす．感染症法において4類感染症に指定されている．治療にはペニシリン，テトラサイクリン，セフトリアキソンなどが用いられる．

7 🟢 レプトスピラ科 Family *Leptospiraceae*

トレポネーマやボレリアに比べ，密にらせんが巻いた形態を示し両端が鉤状に曲がっている（0.1×6〜20 μm 大）．またトレポネーマやボレリアとは異なり，偏性好気性細菌である．レプトスピラ科中，ヒトに病原性を示すのはレプトスピラ属のみである．レプトスピラ属は 22 菌種により構成され，レプトスピラによる感染症を総称してレプトスピラ症 leptospirosis という．感染症法において 4 類感染症に指定されている．臨床的に最も重要な菌種は *L. interrogans* である．本菌種は 250 種以上の血清型 serovar に分けられる．血清型の違いにより感染症も異なる．本属細菌の培養にはコルトフ Korthof 培地が用いられる．治療にはペニシリンおよびテトラサイクリンが用いられる．

1）黄疸出血性レプトスピラ（ワイル病 Weil's disease）

serovar Icterohaemorrhagiae によって発症する感染症である．レプトスピラは保菌動物（ドブネズミなど）の腎臓より尿に排出される．保菌動物の尿で汚染された水や土壌から経皮的または経口的に感染する．潜伏期は 1 週間程度であり，発熱，頭痛，全身倦怠感，筋肉痛，黄疸，脾腫，腎炎等を示す．髄膜炎や循環器不全を合併すると死亡率が高い．

2）秋疫（あきやみ）レプトスピラ

ワイル病と似ているが軽症で予後良好である．黄疸はみられない．夏から秋にかけて散発する．3 種の serovar（Autamnalis，Australis，Hebdomadis）による感染が多い．

3）イヌ・レプトスピラ

数種の serovar（Canicola，Grippotyphosa，Icterohaemorrhagiae，Pomona）がイヌに感染して症状（発熱，脱水，尿毒症，敗血症など）を引き起こす．保菌イヌからヒトに感染し，発熱，頭痛，筋肉痛などの症状がみられる．予後は比較的良好である．

8 🟢 リケッチア科 Family *Rickettsiaceae*

リケッチアは 0.3〜0.6×0.8〜2.0 μm 大の真核生物の生細胞内でのみ増殖可能な細菌である．2 分裂により増殖し，グラム染色で陰性を示す．蛋白質合成能およびエネルギー産生能をもつ．熱，消毒剤などに抵抗性は弱い．リケッチア保有節足動物の媒介によりヒトに感染症を引き起こす．リケッチアにはリケッチア属 Genus *Rickettsia* とオリエンチア属 Genus *Orientia* が含まれる．治療にはテトラサイクリンが主として用いられる．本剤が使用できない場合，クロラムフェニコールが使用される．ワイル・フェリックス Weil-Felix 反応が本症の診断に用いられる．

リケッチア科類似細菌としてバルトネラ属 Genus *Bartonella*（ネコひっかき病の原因菌 B. *henselae* や塹壕熱の原因菌 B. *quintana* が含まれる），コクシエラ属 Genus *Coxiella*（Q 熱 query fever の原因菌 C. *burnetii* が含まれる）がある．

1）発疹チフスリケッチア（リケッチア・プロワゼキィ *R. prowazekii*）

　　発疹チフスの原因菌であり，シラミ（コロモジラミ）を介してヒトに感染する．潜伏期は6～15日であり，発熱，頭痛，悪心，嘔吐，筋肉痛などで発症し，体幹から全身に発疹（紅斑および点状出血）がみられる．重篤化すると意識障害，循環器不全（ショック）をきたす．感染症法により4類感染症に指定されているが，わが国での発生はない．

2）発疹熱リケッチア（リケッチア・ティフィ *R. typhi*）

　　発疹熱 endemic typhus の原因菌であり，ネズミノミにより媒介される．
　　症状は発疹チフスに類似するが軽症であり，中枢神経障害，循環器障害はきたさない．

3）ツツガムシ病リケッチア（オリエンチア・ツツガムシ *O. tsutsugamushi*）

　　恙虫病 scrub typhus の原因菌で，ダニの一種のツツガムシの幼虫により媒介される．本菌を保有するツツガムシに刺されて感染する．潜伏期は5～14日で，発熱，皮膚の刺し口，結膜充血，体幹部を中心とする発疹がみられる．治療しない場合，神経症状，腎不全を起こすことがある．本症は感染症法にて4類感染症に指定されており，わが国では年間200～400例の発生が全国的に報告されている．

9　クラミジア属 Genus *Chlamydia*

　　クラミジアは0.3～0.4 μm 大の真核生物の生細胞内でのみ増殖可能な細菌である．2分裂により増殖し，グラム染色で陰性を示す．蛋白質合成能をもつがエネルギー産生能はない．本菌の基本小体 elementary body は細胞内に侵入後，網様体 reticulate body（感染性はない）に変化する．細胞内増殖後，再び基本小体となり細胞外に放出される．熱，消毒剤などに抵抗性は弱い．治療にはテトラサイクリン系，マクロライド系（クラリスロマイシン，アジスロマイシン）が用いられる．

1）トラコーマ・クラミジア（クラミジア・トラコマティス *C. trachomatis*）

　　現在，15の血清型（A～K，Ba，L_1～L_3）があり，その感染症も異なっている．
① 血清型 A，B，Ba，C による感染症
　　慢性伝染性角膜炎であるトラコーマの原因となる．角膜への毛細血管の侵入（パンヌスとよばれる）により角膜混濁・潰瘍となり，失明に至ることもある．
② 血清型 D～K による感染症
　　STI の一種である非淋菌性尿道炎（non-gonococcal urethritis：NGU）の原因となる．排尿痛，性交時の疼痛，排尿時の排膿などがみられる．女性では症状が出にくい．妊婦の場合産道感染し，新生児の封入体結膜炎，中耳炎，肺炎などを起こす．また不妊・流産の原因となる．NGU の約半数は本菌による．性器クラミジア症は感染症法にて5類感染症（性感染症定点報告対象）に指定されている．
③ 血清型 L_1～L_3 による感染症
　　STI の一種である鼠径リンパ肉芽腫症の原因となる．潜伏期は2～4週間程度であり，

発疹（外陰部や肛門の小丘疹が多い），片側または両側の鼠径リンパ節腫脹がみられ圧痛を伴う．肛門部の感染の場合，直腸の狭窄をきたすことがある．

2）オウム病クラミジア（クラミジア・シッタシ C. psittaci）

動物由来感染症の一種であるオウム病 pssitacosis の原因菌であり，多くの鳥類（セキセイインコが最も多い）より感染する．特に病鳥の排泄物から本菌を吸入することが主因となる．潜伏期は1～2週間で，発熱，咳嗽などのインフルエンザ様症状がみられる．軽度の気道感染から肺炎・髄膜炎まで病態は多様である．高齢者では重症化しやすいので注意が必要である．感染症法では4類感染症に指定されている．わが国では発生は年10例程度である．

3）肺炎クラミジア（クラミジア・ニューモニアエ C. pneumoniae）

急性上気道炎，急性副鼻腔炎，急性気管支炎，慢性閉塞性肺疾患および肺炎の原因菌である．小児のみならず高齢者での発症も多い．本症はオウム病と異なりヒトからヒトへ飛沫感染を起こす．感染症法にて5類感染症（定点報告対象）に指定されている．

問題

(1) ワクチンの定義および分類を説明し，その種類をあげなさい．
(2) 抗菌薬の分類とおもな作用機序を説明しなさい．
(3) メチシリン耐性黄色ブドウ球菌（MRSA）保菌患者に対する看護で注意する点をあげなさい．
(4) 下痢原性大腸菌を分類し，それらの感染症について説明しなさい．
(5) 細菌性食中毒について，その特徴と原因菌を答えなさい．
(6) 結核菌群と非結核性抗酸菌の違いと，その感染症について答えなさい．
(7) 原発性異型肺炎の病原菌と，おもな治療法について答えなさい．
(8) 細菌，リケッチア，クラミジアの性質を比べ，相違点と類似点をあげなさい．
(9) リケッチア科に含まれる病原菌とその疾患について答えなさい．
(10) クラミジア属に含まれる病原菌とその疾患について答えなさい．

文献

1) 中込　治，神谷　茂編：標準微生物学．第12版，医学書院，2015．
2) 神谷　茂・他監訳：ブラック微生物学．第3版，丸善，2014．
3) 荒川宜親・他編：病原微生物学～基礎と臨床～．東京化学同人，2014．
4) 神谷　茂，河野　茂監訳：微生物学～基礎から臨床へのアプローチ～．メディカル・サイエンス・インターナショナル，2012．
5) 小熊惠二・他編：シンプル微生物学．第6版，南江堂，2018．
6) 日本マイコプラズマ学会編：最新マイコプラズマ学．近代出版，2016．
7) 吉田眞一・他編：戸田新細菌学．第34版，南山堂，2013．
8) 木村　哲，喜田　宏編：人獣共通感染症．第3版，医薬ジャーナル，2016．
9) 日本ワクチン学会編：ワクチン～基礎から臨床まで～．朝倉書店，2018．
10) 日本結核病学会編：結核・非結核性抗酸菌症診療Q&A．南江堂，2014年．

第4章 ウイルス学

1 ウイルス学総論

1 ウイルスとは何か？

ウイルスとはどんなものかを考える際に，宇宙船（宇宙戦艦）に例える人もいる（**図4-1**）．宇宙空間を漂うあいだは，時空を乗り切るために乗組員（戦闘員）は全員冬眠装置に入りいっさいの活動を行わない．しかしいったんどこかの惑星に遭遇し着陸すると，戦闘員は目覚めて船を降り，ただちに侵略を開始し，その惑星の工場を占拠して，自分たちの宇宙船のコピーを数多くつくり上げ，惑星を廃虚と化した後，また大船団を組んで宇宙へと旅立っていく．

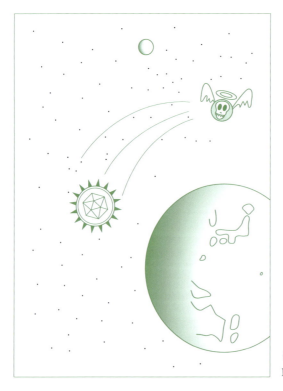

図4-1　ウイルスは宇宙戦艦？
(Gladwin, M., Trattler, W. : Clinical Microbiology. MedMaster, 1996. より)

■ ウイルスの構造

① ウイルスの大きさ

病原ウイルスのなかで一番大きなポックスウイルスでも 250 nm，一番小さなパルボウイルスでは 22 nm しかない．したがって大腸菌（長径 1500 nm くらい）のような細菌と比べると随分と小さいことがわかる（**図 4-2**）．

② ウイルスの構造

ウイルス粒子の基本構造は以下のとおりである（**図 4-3**）．

核酸（ゲノム）：ウイルスの遺伝情報である．DNA か RNA のどちらか片一方である．

殻蛋白（カプシド）：核酸を包み込む殻となる．

以上がウイルス粒子の基本構造である．

膜（エンベロープ）：一部のウイルスではさらに外側を包み込む脂質膜がある．これは細胞由来のもので，ここにウイルス蛋白（膜蛋白）が突き刺さっている．

こうした構造上の特徴に基づいて，ウイルスは**表 4-1** のように分類されている．

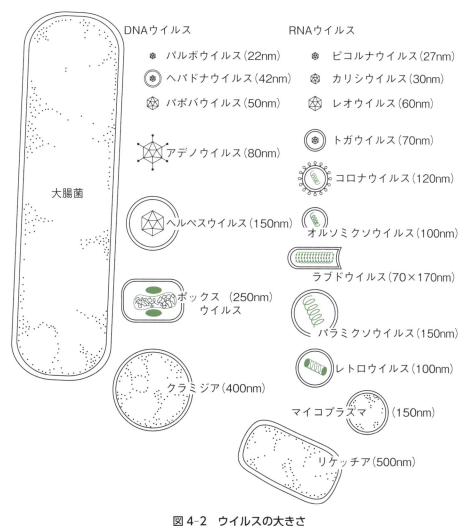

図 4-2 ウイルスの大きさ
(Gladwin, M., Trattler, W. : Clinical Microbiology. MedMaster, 1996. より)

表4-1 ウイルスの分類

ゲノムに基づいた分類	ウイルス科	医学上重要なウイルス	主な疾患	ウイルス粒子の形態	カプシドの形態	エンベローブ	大きさ(nm)
DNAウイルス	ポックスウイルス	痘瘡ウイルス	痘瘡(天然痘)	レンガ状	複雑	特殊な外膜	300×200×150
		伝染性軟属腫ウイルス	伝染性軟属腫				
	ヘルペスウイルス	単純ヘルペスウイルス1型	口唇ヘルペス	球状	立方対称	+	120~200
		単純ヘルペスウイルス2型	性器ヘルペス				
		水痘帯状疱疹ウイルス	水痘、帯状疱疹				
		サイトメガロウイルス	先天性サイトメガロウイルス感染症				
		ヒトヘルペスウイルス6型	突発性発疹				
		EBウイルス	伝染性単核症				
2本鎖DNAウイルス	アデノウイルス	アデノウイルス(51種類の血清型+52型以降の遺伝子型)	呼吸器感染症、流行性角結膜炎、出血性膀胱炎、腸炎	正二十面体	立方対称	-	70~90
1本鎖DNAウイルス	ポリオーマウイルス	JCウイルス	進行性多巣性白質脳症	正二十面体	立方対称	-	40~45
	パピローマウイルス	ヒトパピローマウイルス(70型以上)	疣贅、子宮頸がん	正二十面体	立方対称	-	50~55
	パルボウイルス	B19ウイルス	伝染性紅斑	正二十面体	立方対称	-	18~26
DNA逆転写ウイルス	ヘパドナウイルス	B型肝炎ウイルス	B型肝炎、肝がん	球状	立方対称	+	40~48
RNA逆転写ウイルス	レトロウイルス	ヒト免疫不全ウイルス	エイズ	球状	球状またはかん状	+	80~100
		ヒトT細胞白血病ウイルス	成人T細胞白血病				
2本鎖RNAウイルス	レオウイルス	ロタウイルス	急性胃腸炎	正二十面体	立方対称(分節ゲノム)	-	60~80
	フィロウイルス	エボラウイルス	エボラ出血熱	ひも状	らせん対称	+	800×80
	ブニヤウイルス	SFTSウイルス	重症熱性血小板減少症候群	球状	らせん対称	+	80~120
	ラブドウイルス	狂犬病ウイルス	狂犬病	弾丸型	らせん対称	+	170×70
マイナス鎖1本鎖RNAウイルス	パラミクソウイルス	パラインフルエンザウイルス(1-4型)、RSウイルス、ヒトメタニューモウイルス	呼吸器感染	球状、多形性	らせん対称	+	150~300
		麻疹ウイルス	麻疹				
		ムンプスウイルス	ムンプス(おたふくかぜ)				
	オルソミクソウイルス	インフルエンザウイルス(A, B, C)	インフルエンザ	球状、多形性	らせん対称(分節ゲノム)	+	80~120
プラス鎖1本鎖RNAウイルス	ピコルナウイルス	エンテロウイルス	夏かぜ(手足口病、ヘルパンギーナなど)	正二十面体	立方対称	-	22~30
		ポリオウイルス	ポリオ				
		ライノウイルス	夏かぜ				
		A型肝炎ウイルス	A型肝炎				
	カリシウイルス	ノーウォークウイルス(ノロウイルス)	急性胃腸炎	正二十面体	立方対称	-	27~40
	ヘペウイルス	E型肝炎ウイルス	E型肝炎				
	コロナウイルス	ヒトコロナウイルス	呼吸器感染	球状	らせん対称	+	120~160
		SARSコロナウイルス	SARS				
	フラビウイルス	日本脳炎ウイルス	日本脳炎	球状	立方対称	+	40~60
		ジカウイルス	先天性ジカウイルス症候群				
		C型肝炎ウイルス	C型肝炎、肝がん				
	トガウイルス	風疹ウイルス	風疹	球状	立方対称	+	60~70
亜ウイルス因子	ウイロイド	(植物の病原体)(1本鎖RNAゲノムのみで、タンパク質を欠く、核酸の感染因子)					
	プリオン	海綿状脳症(クロイツフェルト・ヤコブ病など)(核酸を欠く、タンパク質の感染因子)					

4 ウイルス学　103

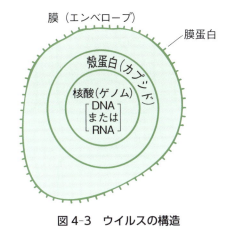

図4-3　ウイルスの構造

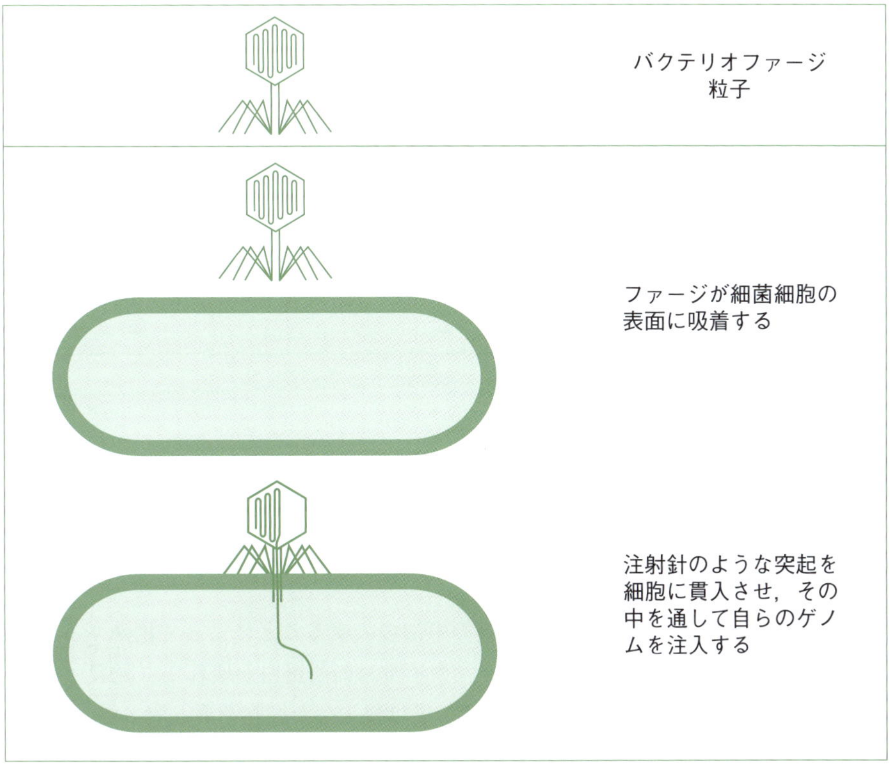

	バクテリオファージ粒子
	ファージが細菌細胞の表面に吸着する
	注射針のような突起を細胞に貫入させ，その中を通して自らのゲノムを注入する

図4-4　バクテリオファージの構造
(Lewin, B. : Genes VI. Oxford, 1998. より)

　このようにウイルスの構造はきわめて単純であり，細胞のように種々の小器官（たとえばミトコンドリアなど）をもたず，代謝活動を行うために必要な酵素もごく限られたものしか有さない．言ってみれば，ウイルス粒子は自らの遺伝情報（核酸）を細胞に侵入させるための入れ物のようなものである．実際，たとえば細菌に感染するウイルス（バクテリオファージ）の構造はウイルスの核酸を注入する注射器のようにできている（**図4-4**）．

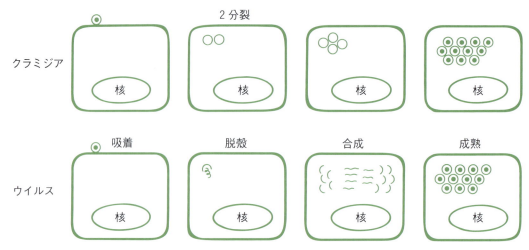

図 4-5　ウイルスとクラミジアの増殖機構

表 4-2　細菌，リケッチア，クラミジア，ウイルスの比較

	細　菌	リケッチア	クラミジア	ウイルス
光学顕微鏡の観察	+	+	+	−
無細胞培地での増殖	+	−	−	−
2分裂増殖形式	+	+	+	−
核酸構成	DNA + RNA	DNA + RNA	DNA + RNA	DNA または RNA
抗生物質に対する感受性	+	+	+	−

■ ウイルスの増殖

　ウイルスはどんなに栄養のある培地でも増殖できない．それは遺伝子のみでは，自ら栄養を摂取し，その栄養分を代謝してエネルギーを得るという生命活動を営むことはできないからである．

　ウイルスは生きている細胞の中に侵入することによって増殖する（**図 4-5**）．まず細胞に吸着して中に入り込むと，ウイルスの殻蛋白が壊れて（脱殻），ウイルス遺伝子が出てくる．これらのウイルス遺伝子は侵入した細胞を乗っ取って，自分と同じウイルスの成分（ウイルス RNA もしくは DNA，および殻蛋白など）を合成させる．合成された成分は集まって新たなウイルス粒子が構築される（成熟）．こうして完成されたウイルス粒子は細胞から放出される．つまり，ウイルスは自力で栄養をとり，分裂して増えていくのではなくて，細胞に入り込みあたかも細胞自身の遺伝子であるかのように振る舞って，細胞の力によって自分と同じウイルスをつくらせて増殖していく．

　一方，リケッチア *Rickettsia* やクラミジア *Chlamydia* はウイルスと同じように生きている細胞の中だけで増殖するが，これは細胞の成分を利用しているだけで，自分で分裂して増殖する（**図 4-5**）．ウイルスとそのほかの微生物（細菌，リケッチア，クラミジア）との根本的な性質の違いはここにある（**表 4-2**）．

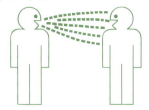
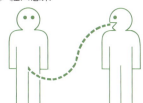
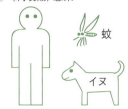
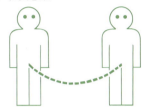
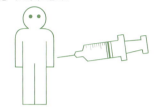

図 4-6　水平伝播経路

■ ウイルスの特徴
① ウイルス粒子そのものはまったくエネルギーをもたずいっさいの代謝活動は行わない．
② ウイルス粒子のなかには自分自身を数限りなく複製していくために必要な遺伝情報（ゲノム）が含まれている．ウイルスの遺伝情報（ゲノム）は蛋白の殻で被われ，さらに一部のウイルスではその外側が細胞由来の脂質膜で被われている．
③ いったん標的となる細胞に侵入した後に，ウイルスは細胞の代謝活動を自分の支配下に治め，自己の複製を行う．

2　ウイルスの生活様式は？

　　通常それぞれのウイルスは自分が標的とする宿主生物を決めており，ヒトにはヒトのウイルスが，ある動物にはその動物特有のウイルスが感染する．宿主側はウイルスの攻撃から身を守るために抵抗性（免疫）を獲得し，ウイルス側は宿主の免疫系から逃れるための手段を開発していく．こうして両者は長い進化の歴史のなかで，互いに適応し共存するようになる．ヒトに重篤な病気を起こすウイルスはヒトとの共存ができていないといってよい．

■ ウイルスの伝播様式
① ヒトからヒトへの伝播
　　水平伝播の感染経路には，①経気道感染（飛沫，唾液），②経口感染（飲食物，手），③経皮感染（刺咬傷），④性交感染，そして⑤医原性感染（輸血，移植）などがあり（**図 4-6**），垂直伝播の感染経路には，①出生前の経胎盤（子宮内）感染，②周産期の経産道感染，そして③出生後の母乳感染などがある（**図 4-7**）．

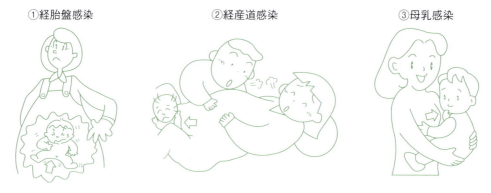

図 4-7 垂直伝播経路

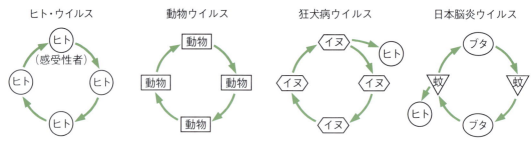

図 4-8 ウイルスの生態と終末感染

② ほかの動物からヒトへの伝播

　本来の宿主以外の生物に感染しても多くの場合はそれ以上に感染が拡大していくことはない（終末感染）が，感染した個体にはそれでも病気が起こることがある．ヒトがこうしてほかの生物から病原体をもらって病気になることを動物由来感染症 zoonosis とよぶ．たとえば狂犬病は狂犬病ウイルスに感染した動物（イヌなど）に咬まれたヒトに発症したものである（116頁）．日本脳炎ウイルスは本来蚊が媒介してブタに感染するが，その蚊がヒトを刺すとヒトにも感染する（121頁）（**図 4-8**）．

■ ウイルスの感染形態

① 局所感染と全身感染

　前述したような感染経路を経て人体に到達したウイルスのなかには，最初に侵入してきた局所（たとえば呼吸器粘膜）のみで増殖するものや，そこでいったん増殖（第1相）した後で血中に入り（ウイルス血症），全身を巡り，自分の好みの臓器（標的臓器）に到達してさらに増殖（第2相）するものがある．局所での増殖によって病気を引き起こすもの（たとえばかぜ）は通常潜伏期が短く，標的臓器での増殖によって病気を引き起こすもの（たとえば肝炎）では潜伏期は長いことが多い（**図 4-9**）．

② 急性感染と慢性（持続）感染

　ウイルスが感染した個体は，免疫系の働き（後述）によってウイルスの増殖を終焉させ，それ以降の感染から身を守るために免疫の記憶をとどめる．こうして急性で一過性の経過をたどるウイルス感染のほかに，一度感染したウイルスが駆逐されることなく体

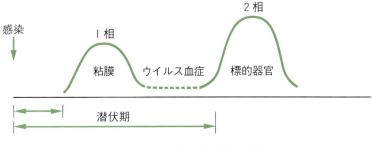

図4-9 ウイルスの感染と発症

内に存続していくこともある．このように慢性（持続性）感染するものとして，たとえばB型肝炎ウイルスがあげられる（125頁）．

③ 潜伏感染と再活性化（再帰感染）

ある種のウイルスは急性感染（初感染）の後，宿主の体内に完全に潜んでしまうことがある（潜伏感染）．上記の慢性（持続）感染と異なり，この場合，ウイルスの増殖は起こらず細胞の中で一種の冬眠状態に入っている．こうして潜んでいるウイルスは宿主の免疫系が弱まったときに目覚めて増殖を再開（再活性化）することがある．このような感染形式をとる代表的なものはヘルペスウイルスの仲間で，たとえば水痘帯状疱疹ウイルスは初感染の際に水痘（みずぼうそう）を起こし，その後潜伏するが，加齢や免疫抑制療法などで免疫力が落ちてくると再活性化して帯状疱疹を発症する（114頁）．

3 ウイルスはどのようにしてヒトに病気を引き起こすのか？

ウイルスを再び特殊軍隊のようなものに例えよう．どこかの国に潜入して攻撃を仕掛けその国土を廃虚と化すかもしれない．また利口な軍隊はまずスパイを送り込み，その国の人をたぶらかし自国の政府に反乱を起こさせるようにけしかけるかもしれない．また潜入して来た軍隊に反撃しようとしてミサイルを飛ばし過ぎて，逆に自らの国土を崩壊させてしまうかもしれない．ウイルス病も同じような機序で起こっている．最初の例はウイルスによる直接侵襲による病気，その次の例はウイルスによる発がん，そして最後の例はウイルスに対する宿主の免疫応答が組織臓器を障害するような病気である．

■ 発病機構

① ウイルスによる直接侵襲

ウイルス感染によって組織臓器が破壊されたり機能不全に陥ったりすることによって発病するもので，最も基本的な発病機構といえる．

② ウイルスに対する免疫応答による組織臓器の障害

ウイルス感染に対抗して宿主の免疫系がその排除のために攻めかけるが，その戦場となる組織臓器には少なからぬ障害をきたすことがある．たとえばB型肝炎は，B型肝炎ウイルスに感染した肝細胞を宿主のT細胞が攻撃し壊してしまうことによって発症する．

（注：実際は多くのウイルス病は①と②の機構をさまざまな割合で織り交ぜるような

形で発症すると考えられる．たとえばインフルエンザは，インフルエンザウイルスによる呼吸器粘膜の障害がさまざまな呼吸器症状を引き起こすが，高熱や頭痛や関節痛・筋肉痛などの全身症状はウイルス感染に対して宿主の免疫系が種々のサイトカインを産生することによって起こると考えられている）

③ ウイルスによる発がん

一部のウイルスは感染した細胞をがん化させる力をもっている．子宮頸がん（パピローマウイルス）や肝細胞がん（B型肝炎ウイルス，C型肝炎ウイルス）や成人T細胞白血病（ヒトTリンパ球好性ウイルス）は，このようなウイルス性のがんの代表である．

4 ● ヒトはウイルスからどのようにして身を守っているのか？

■ 自然免疫（内因性免疫）と獲得免疫（特異的免疫）

あるウイルスに初めて感染した際に即座にその防御に当たるのは，自然免疫もしくは内因性免疫といわれる仕組みである．これは「記憶」のない病原体に対しても効果をもつインターフェロンやNK（ナチュラルキラー）細胞などによる防衛である．感染後しばらくすると，宿主の免疫系はその病原体に特異的な，より強固な攻撃手段（抗体やキラーT細胞）を獲得することによって感染は終息し，そしてそれ以降の感染に対しての抵抗力を身につける．

■ ウイルス感染はさまざまな段階で防御されている（図4-10）

① 粘膜表面における防御

まずウイルスは粘膜（呼吸器，消化器，性器など）に感染するが，そこでの増殖，そしてそこからの体内への侵入を防ぐのに威力を発揮するのは，粘膜表面に分泌される分泌型IgA（sIgA）である．この働きは，特に粘膜表面のみで増殖するようなウイルス（たとえば，呼吸器粘膜で増えるRSウイルスや消化器粘膜で増えるロタウイルス）の阻止には不可欠である．

② 血液中での防御

血中に侵入してきたウイルスを不活化するのがIgGおよびIgM抗体である．血中で完全にウイルスを不活化することができれば，標的器官臓器での第2相の増殖は起こらず，発症を予防できる．麻疹ウイルスに感染した後すぐに（つまり発症するよりも前に）免疫グロブリン製剤を注射するのは，麻疹ウイルスに対するIgG抗体を血中に投与して，ウイルス血症を阻止し発病を防ぐためである．

③ 標的器官臓器における防御

抗体は臓器の細胞内には入れないから，臓器細胞内のウイルス増殖を止めるためにはウイルス感染細胞そのものを破壊してしまうしかない．この役目を果たすのがTリンパ球（細胞傷害性（キラー）T細胞）を中心とする細胞性免疫の働きである．

■ ウイルス感染はなぜ時に重症化するのか

① 免疫低下

同じウイルス感染が，人によって軽くてすむこともあれば，重症化して命にかかわることもある．その理由として第一に重要なことは，免疫力の違いである．栄養状態が悪い貧しい子どもの感染症が重症化するのは，低栄養のために免疫力が落ちているためで

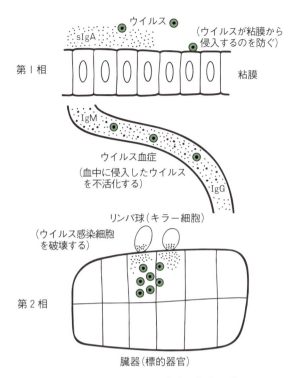

図4-10 ウイルスの感染と免疫の働き

ある．高齢者がインフルエンザにかかると死亡しやすいのも，加齢に伴う免疫力の低下が関係している．たとえ健康な若者でも疲労やストレスによって一時的に免疫力が低下すると，感染症をこじらせることになる．さらにヒト免疫不全ウイルス（HIV）に感染した患者，末期がん患者や臓器移植のために強力な免疫抑制療法を受けている患者のように，著しい免疫低下がみられる場合，感染症への危険性はきわめて高く，免疫不全宿主（immunocompromised host）とよばれる．こういう人は健康な人なら問題にならないような病原体に感染して発病することがあり，そういう感染症を日和見感染症とよんでいる（132頁）．

② **年齢**

ある種のウイルス感染は幼児期にかかると軽症ですむのに，成人がかかると重症になることがある．たとえば水痘（みずぼうそう）や麻疹（はしか）は健康な子どもがかかった際には多くの場合比較的軽い経過で治っていくが，成人では強い全身症状の発現に加えて肺炎などの臓器合併症を起こしやすく致死率も高くなる．こうした現象は免疫力の強弱では説明がつかず，理由はよくわかっていない．おそらくウイルス感染に対する宿主の免疫応答の質・量の違い（たとえば免疫応答自体が組織臓器に障害を与える程度の違い）が絡んでいるものと推測される．

5　ウイルス感染からさらに逃れるためにはどうすればいいのか？

多くのウイルス病に対して今なお特異的な治療法が確立されていないため，予防対策

がきわめて重要である．予防対策のうち能動免疫は，しっかりと理解できるまで時間を
かけて勉強する学生のようなもので，身につくまでに時間はかかるもののいったん身に
つけた知識は長く記憶に残り，また忘れかけたようでも少し目を通しただけですぐに思
い出しさらに理解が深まっていく（ブースター booster 効果）．一方受動免疫は，理解
できないまま一夜漬けで丸憶えする学生のようなもので，当座はそれで間に合わせられ
るもののその記憶は短く，いったん失った記憶は戻ってくることはない．この両者を上
手に使い分けていくことが肝要である．

■ 能動免疫

予防接種によって，ウイルスに対する特異的免疫を宿主の免疫系に体得させる．ここ
で免疫系が覚えた「記憶」は長期間持続し，宿主がウイルスに遭遇した場合にすぐにフ
ル回転して発病を防いだり重症度を軽減したりする．ウイルスの予防接種には生きた
（弱毒化した）ウイルスを用いる生ワクチン，ウイルスを殺して感染性をなくした不活化
ワクチン，ウイルスの成分の一部のみを取り出した成分ワクチンなどがある（**表 4-3**）．

■ 受動免疫

ほかの人の免疫系がつくり上げたウイルス特異抗体をそのままもらって来て，その力
でウイルス感染を防ぐ方法である．「母なる自然」が行っている受動免疫には，経胎盤
的に胎児に移行する IgG と母乳に含まれる sIgA がある．医学的に行っている受動免疫
には，ガンマグロブリンの注射による麻疹や A 型肝炎の予防がある（**表 4-4**）．

6 ◉ ウイルス感染はどう診断するのか？

■ 疫学的および臨床的診断

感染症サーベイランスなどの情報から流行状況を知っておくことは診断のうえで有用
である．こうした疫学的な情報を元にして，臨床的に特徴があるウイルス病は後述の特
異的な検査がなくとも診断は可能である．

■ 血清学的診断

急性期（発病直後）と回復期（2〜3 週後）の 2 回血清を採取し，この対（ペア）血
清の抗体価を比較して病原ウイルスを診断する．多くの場合，迅速診断には不適であ
る．感染早期に出現する特異 IgM 抗体を検出できれば単一血清でも診断可能である．

■ ウイルス分離

ウイルス感染の診断法の基本であるが，細胞培養が必要であるために実施可能な施設
には限りがある．また多くの場合，迅速診断には不適である．

■ 抗原検出

臨床材料（たとえば鼻咽頭拭い液や便など）から蛍光抗体法や酵素抗体法，免疫クロ
マトグラフィー法によって直接ウイルス抗原を検出する方法で，迅速診断法として優れ
ている．よく用いられているものに，インフルエンザウイルス，アデノウイルス，RS
ウイルス，ロタウイルスおよびノロウイルスの迅速抗原検出キットがある．

■ 核酸検出

PCR 法や LAMP 法などによって直接ウイルス核酸を検出する方法で，鋭敏かつ迅速
な診断法である．HIV，B 型肝炎ウイルス，C 型肝炎ウイルスの定量的 PCR は臨床現

4　ウイルス学　　111

表 4-3　能動免疫（ワクチン）による感染防禦

生ワクチン	ウイルス	麻疹・風疹混合（MR）*
		ムンプス（おたふくかぜ）
		水痘*
		黄熱病
	細菌	BCG*
不活化ワクチンもしくは成分ワクチンもしくはトキソイド	ウイルス	ポリオ*§
		日本脳炎*
		インフルエンザ**
		狂犬病
		B 型肝炎*
		A 型肝炎
		ヒトパピローマウイルス*
		ロタウイルス
	細菌	三種混合（破傷風，ジフテリア，百日咳)*
		二種混合（破傷風，ジフテリア)*
		破傷風トキソイド
		コレラ
		肺炎球菌*
		インフルエンザ菌 b 型*

* 定期接種
** 65 歳以上の人，および 60~64 歳で一定の心臓，腎臓もしくは呼吸器の機能またはヒト免疫不全ウイルスによる免疫の機能の障害を有する人に限り定期接種（2 類）
§ 三種混合（破傷風，ジフテリア，百日咳）ワクチンに加わった，四種混合（破傷風，ジフテリア，百日咳，不活化ポリオ）ワクチンとして接種することが一般的.

場でもよく用いられる.

7　ウイルス病はどう治療するのか？

　現行の抗ウイルス療法には，個々のウイルスに特異的に作用する抗ウイルス薬を使用するものと，さまざまなウイルスに効くインターフェロンなどを用いるものとがある．今なお有効な抗ウイルス薬は少なく，さらなる開発が待たれる．現在わが国で用いられている抗ウイルス薬のうち主なものを以下に述べる.

■ 抗ヘルペスウイルス薬

① **アシクロビル**（ゾビラックス®ほか），**バラシクロビル**（バルトレックス®）

　ヘルペスウイルスがもつチミジンキナーゼによってリン酸化された後にヘルペスウイルスの DNA 合成を阻害する．単純ヘルペスウイルスや水痘帯状疱疹ウイルスに対して有効である.

表 4-4　受動免疫（免疫グロブリン投与）による感染防御

疾患	製剤	適応
A 型肝炎	免疫グロブリン製剤	A 型肝炎の流行地へ旅行滞在する場合（1 回の注射で 3 ヵ月位の間は有効）
麻疹	免疫グロブリン製剤	麻疹に感受性のある人が麻疹の患者に曝露後 6 日以内であれば，発症予防または軽症化が期待される
水痘	免疫グロブリン製剤	水痘に感受性のある人が水痘の患者に曝露後 96 時間以内であれば，発症予防または軽症化が期待される（保険適応外）
B 型肝炎	抗 HBs 人免疫グロブリン（HB-IG）	医療事故（誤刺）の際の感染予防（誤刺後 24 時間以内に）
		キャリア母体から生まれた児の垂直感染予防（出生後 12 時間以内に）
RS ウイルス感染症	モノクローナル抗体製剤（シナジス®）	ハイリスク児（未熟児，慢性肺疾患，チアノーゼ型先天性心疾患，免疫不全児，ダウン症児）に対して，流行期間中に毎月投与

② **ガンシクロビル**（デノシン®ほか）**ホスカルネット**（ホスカビル®），**レテルモビル**（プレバイミス®）

これらはサイトメガロウイルス感染に対して用いられる．

■ 抗レトロウイルス薬

HIV 感染に対する現在の治療の主流は，3 種類以上の抗レトロウイルス薬を併用するカクテル療法（Highly Active Anti-Retroviral Therapy の頭文字を取って，HAART ともよばれる）である．

① 侵入阻害薬

ウイルスの細胞への結合や侵入を阻害する．

② 逆転写阻害薬

レトロウイルスは RNA をゲノムとしてもっているが，細胞に感染した後 DNA に逆転写して細胞の染色体の中に組み込ませる．このステップを妨げる薬として，ジドブジン（レトロビル®），テノホビル（ビリアード®），エムトリシタビン（エムトリバ®），アバカビル（ザイアジェン®）などがある．

③ インデラーゼ阻害薬

逆転写されたウイルスゲノムが染色体に組み込まれるのを阻害する．ラルテグラビル（アイセントレス®），ドルテグラビル（デビケイ®）などがある．

④ プロテアーゼ阻害薬

レトロウイルス粒子の成熟に不可欠なプロテアーゼの働きを妨げる薬として，リトナビル（ノービア®），ダルナビル（プリジスタ®）などがある．

⑤ 合剤

上述のさまざまな機序の薬剤を組み合わせ配合した薬剤が開発されている．エルビテグラビル＋エムトルシタビン＋テノホビルアラフェナミド＋コビシスタット合剤（ゲンボイヤ配合錠®），トルテグラビル＋アバカビル＋ラミブジン合剤（トリメーク配合錠®）などがある．

■ 抗インフルエンザウイルス薬

① ノイラミニダーゼ阻害薬

インフルエンザウイルスのノイラミニダーゼを標的としてウイルスの放出を妨げる. A型とB型の双方のインフルエンザウイルスに有効である. 経口薬のオセルタミビル (タミフル®), 吸入薬のザナミビル (リレンザ®), 長時間作用型吸入薬のラニナミビル (イナビル®), そして静注薬のペラミビル (ラピアクタ®) がある.

② キャップ依存性エンドヌクレアーゼ阻害薬

バロキサビル (ゾフルーザ®) が2018年に発売された. ウイルスmRNA合成を阻害する. A型とB型の双方のインフルエンザウイルスに有効で, ノイラミニダーゼ阻害薬との交差耐性がない.

■ 抗B型または抗C型肝炎ウイルス薬

両者による慢性活動性肝炎に対してポリエチレングリコール (PEG) 結合型インターフェロン・アルファが用いられているほかに, B型に対してはエンテカビル (バラクルード), ジソプロキシルフマル酸塩 (テノゼット), アラフェナミドフマル酸塩 (ベムリディ) などの核酸アナログ薬が, C型に対してはプロテアーゼ阻害薬 (グレカブレビル), NS5A複製複合体阻害薬 (レジパスビル, ピブレンタスビルなど), ポリメラーゼ阻害薬 (ソホスブビル (ソバルディ®) など), およびさまざまな機序の抗C型肝炎ウイルス薬の合剤 (ソホスブビル+レジパスビル (ハーボニー®), グレカブレビル+ピブレンタスビル (マヴィレット®) など) が用いられる.

---

2 / ウイルス学各論

(1) ウイルス学的分類

1 ● DNAウイルス

(1) ポックスウイルス

複雑な構造をした大型のウイルスである. 天然痘 (痘瘡) を起こす痘瘡ウイルスは, WHOを中心とした根絶への長年の取り組みの結果, 1980年に根絶宣言が出された. しかし保存されていたウイルスの闇での横流しによって, 現在では生物テロに利用される恐れも出ている.

伝染性軟属腫ウイルスは伝染性軟属腫 (水いぼ) の原因ウイルスである.

(2) ヘルペスウイルス

生物学的な特徴は, 初感染の後も体内に潜伏して, 免疫抑制状態下で再活性化してくるところにある. 免疫不全宿主における日和見病原体としても重要である.

単純ヘルペスウイルスは1型では口唇口腔粘膜を, 2型では性器粘膜を主たる標的として反復性の水疱潰瘍性病変を起こすほか(122頁), 脳炎や髄膜炎の原因にもなる(124頁). 新生児(130頁)や免疫不全宿主(133頁)では重篤な全身性または中枢神経性感染を

起こす.

　水痘帯状疱疹ウイルスは，初感染で水痘を起こし，再活性化すると帯状疱疹を起こす（122頁）．ヘルペスウイルスの仲間は一般に濃厚な接触がないと感染が起こらないのに対し，このウイルスの伝染力は強く，接触感染だけでなく空気感染も起こす．免疫不全宿主（133頁）だけでなく，健康成人（109頁）でも重症化するので注意が必要である.

　サイトメガロウイルスは，分娩や授乳を介しての垂直感染や唾液や尿を介しての水平感染によって乳幼児期に感染することが多く，この場合は通常不顕性である．しかし妊婦の初感染に続いて胎内感染を起こすと，種々の中枢神経障害や肝脾腫や出血斑などを特徴とする先天性サイトメガロウイルス感染症の恐れがある（128頁）．また移植後やエイズ患者における日和見感染も問題となっている（132頁）.

　ヒトヘルペスウイルス6型（HHV-6）および7型（HHV-7）は，突発性発疹の原因ウイルスである（122頁）．これは乳幼児に2〜3日高熱を出し，解熱後に全身に紅斑丘疹状の発疹が出現する比較的軽症の疾患である.

　ヒトヘルペスウイルス8型（HHV-8）はカポジ肉腫を起こす．これは血管のがんの一種で，エイズの男性同性愛者に多い.

　EBウイルスは唾液を介して感染し，幼少時は不顕性のことが多いが，年長になって感染すると伝染性単核症（熱，咽頭痛，全身倦怠感，全身のリンパ節腫脹，肝脾腫などの臨床症状と，血液検査で異型リンパ球の出現や肝機能異常を特徴とする）を起こすことがある．本来はリンパ球をトランスフォーメーション（がん化）する性質があるので，免疫不全宿主では悪性リンパ腫やその類縁疾患を起こす恐れがある（132頁）.

(3) アデノウイルス

　多くの血清型に分かれ，多彩な臨床像を呈する.

① 呼吸器感染

　主に1〜7型によって咽頭炎をはじめ種々の呼吸器感染を起こす.

② 咽頭結膜熱

　咽頭炎，結膜炎，発熱の3主徴からなる．3型と7型によって起こる.

③ 流行性角結膜炎

　伝染性が非常に強い．8型が原因.

④ 出血性膀胱炎

　11型が原因.

⑤ 腸重積症

　腸間膜リンパ節炎を起こした後で併発する.

⑥ 腸炎

　40型と41型によって起こる.

(4) ポリオーマウイルス

　JCウイルスは免疫不全宿主に進行性多巣性白質脳症を起こす（133頁）.

(5) パピローマウイルス

　70を超す血清型からなるヒトパピローマウイルスは皮膚や粘膜に良性腫瘍（いぼ）をつくるだけでなく，子宮頸がんの原因にもなっている（127頁）.

（6）パルボウイルス

　　1本鎖 DNA をゲノムとする小さなウイルスである．B19 ウイルスは伝染性紅斑（頬に真っ赤な紅斑ができることから，俗名「りんご病」）の原因ウイルスである（122頁）．この病気そのものは軽いものだが，妊婦が感染すると胎児に重症の貧血を起こし，胎児水腫をもたらす恐れがある．

（7）ヘパドナウイルス

　　不完全な2本鎖環状 DNA をゲノムとするが，ウイルス由来の DNA ポリメラーゼには逆転写活性も認められ，RNA から DNA への逆転写はウイルスの生活環のなかで重要なステップである．B型肝炎ウイルスは母子感染でキャリアとなった場合はほとんどが不顕性のまま長期間過ごし，一部のキャリアに慢性肝炎，さらには肝硬変や肝がんへと進行する病態を起こす．乳児期以降の感染は主として性行為や医療事故によるが，この場合は急性肝炎を起こす（125頁）．

2 　RNA ウイルス

（1）レトロウイルス

　　ウイルスの RNA ゲノムは，ウイルス由来の逆転写酵素によって2本鎖 DNA（プロウイルス）に逆転写された後，細胞 DNA に組み込まれ，そこからウイルス遺伝子が発現され，ウイルス粒子として感染細胞から出芽する際に細胞膜を被ってエンベロープとする．いったん感染し細胞 DNA に組み込まれると，プロウイルスは永久にそこにとどまりキャリアとなる．

　　ヒトTリンパ球好性ウイルス（HTLV）は日本，特に九州・沖縄にキャリアが多く，主に母乳，精液，輸血によって感染する．中高年以降で母子感染によるキャリアの一部（〜5%）が成人T細胞白血病へと進行するほか，まれに HTLV-I 関連脊髄症（HAM）という慢性炎症性神経疾患も起こす．

　　ヒト免疫不全ウイルス（HIV）はエイズの原因ウイルスである．性感染（異性愛，同性愛ともに），垂直感染（母子感染），そして血液・血液製剤を介して感染する．免疫系の要となる CD4 陽性Tリンパ球に感染し殺してしまうために免疫不全に陥り，通常であれば問題にならないような病原体による感染症（日和見感染）や腫瘍（日和見悪性腫瘍）に罹患するようになる．HIV に感染してもすぐにエイズになるわけではない．感染後エイズに至るまでの典型的な臨床経過を以下に示す．

ⅰ）急性 HIV 感染

　　感染後30〜70%の人は熱やリンパ節腫脹や咽頭痛や発疹など伝染性単核症のような症状を呈する．この時期は血中に大量のウイルスがいるにもかかわらず，まだウイルス抗体はつくられていないために，抗体検査のみで HIV 感染を診断することはできない．こうしたウインドウ期間（感染した後，抗体が検出されるようになるまでの期間）に HIV 感染を診断するために，血液センターや保健所などではウイルス遺伝子（核酸）または抗原の検出が行われている．

ii）無症状期

次いで数年以上にわたり，臨床的にはまったく無症状の時期が続く．ただしこの時期でもウイルスは活発に増殖を繰り返している．

iii）エイズ関連症候群

ウイルス感染者は次第に熱，疲労感，食欲不振，体重減少，長引く下痢，リンパ節腫脹などの非特異的な症状を呈するようになるが，まだ日和見感染や日和見悪性腫瘍は起こさない．この状態をエイズ関連症候群とよぶ．

iv）エイズ

ウイルスの増殖が活発になり，CD4陽性Tリンパ球の数が$200/mm^3$を下回るようになると，さまざまな日和見感染や日和見悪性腫瘍を起こすようになり，エイズと診断が下される．主な日和見感染としては，ニューモシスチス肺炎，トキソプラズマ脳炎，クリプトコックス症（髄膜炎），サイトメガロウイルス感染症（網膜炎や腸炎など），カンジダ症（食道や気管気管支），非結核性抗酸菌症などがあげられる．日和見悪性腫瘍としては，カポジ肉腫，原発性脳リンパ腫，非ホジキンリンパ腫などがある．エイズに至るまでの期間は早い人で1年，遅い人では10数年といわれる．まれにHIVに感染してもエイズにならないnon-progressorといわれる人がいる．

多剤併用カクテル療法の開発により予後は著しく改善され，正しく管理するかぎり，HIV感染は十分に延命でき社会生活を続けることができる疾患となった．しかし，経済的な負担，治療薬への耐性化や副作用など解決すべき問題は多い．

(2) レオウイルス

10〜12の分節状の2本鎖RNAをゲノムとし，エンベロープをもたない正20面体対称のウイルス粒子を形成する．

ロタウイルスは急性胃腸炎の原因として最も重要なもののひとつで，先進国でも発展途上国でも重症小児下痢症の原因の4割以上はこのウイルスによる（122頁）．発展途上国を中心に年間60〜90万人の死者を出している．乳幼児に多くみられるが，成人患者も少なくない．生ワクチンで予防や軽症化が期待される．

(3) フィロウイルス

マイナス鎖1本鎖RNAをゲノムとし，ウイルス粒子が糸状（filament）の形態をとることから名付けられた．アフリカの熱帯雨林地帯に生息する動物（まだ未確定）からの動物由来感染症とされる．エボラウイルスやマールブルグウイルスはそれぞれエボラウイルス病とマールブルグ病という非常に重篤な疾患（感染症法1類）を起こす（127頁）．

(4) ラブドウイルス

マイナス鎖1本鎖RNAをゲノムとし，エンベロープを有する弾丸状の形態をとるウイルス粒子が特徴的である．

ヒトに病原性を示すのはリッサウイルス属のウイルスで，狂犬病ウイルスが有名である．狂犬病もそのほかのリッサウイルス感染症も致死的脳炎を引き起こす動物由来感染症（感染症法4類）で，イヌ以外にもキツネ，オオカミ，アライグマ，コウモリなど多くの動物から感染し，世界中で年間3〜5万人が死亡している（127頁）．感染した動物

に咬まれるとヒトに終末感染として狂犬病が起こり，発症すればほぼ100％死亡する．幸いわが国の土着動物にはこのウイルス感染はないと考えられているが，海外の狂犬病汚染地域へ旅行あるいは赴任して感染の危険性のある生活行動を行う場合には，ワクチン接種を考慮すべきである．

(5) パラミクソウイルス

マイナス鎖1本鎖RNAをゲノムとし，エンベロープを有する球形のウイルスで，生物学的には赤血球凝集能（ウイルスの吸着に働く）とシアリダーゼ活性（ウイルスが細胞から遊離する際に働く）を有するものが多いなど，次項のオルソミクソウイルスと類似しているが，ゲノムが直鎖状である点が異なる．ヒトにとって重要なウイルスとして，呼吸器感染を起こすパラインフルエンザウイルス，RSウイルス，ヒトメタニューモウイルス，そして全身感染を起す麻疹ウイルス，ムンプスウイルスがある．

パラインフルエンザウイルスは1〜4型に分けられ，さまざまな呼吸器感染を起こす（122頁）．

RSウイルスとヒトメタニューモウイルスも呼吸器感染を起こすが，特に乳児の初感染では細気管支炎や肺炎を起こしやすい（122頁）．特にRSウイルスはチアノーゼ型先天性心疾患をもっていたり未熟児で生まれ呼吸障害が残っていたりすると，重症化しやすいので，要注意である．RSウイルスに対しては，モノクローナル抗体がハイリスク乳児に用いられる（112頁，**表4-4**）．

麻疹ウイルスはきわめて強い伝染力をもち，空気感染で気道に侵入すると感受性者における麻疹の発症はほぼ必発である（122頁）．8〜12日の潜伏期の後，鼻汁，咳，結膜炎症状などのカタル症状と高熱で発症し，2〜3日後には頬粘膜部にコプリック斑という特有の粘膜疹が出現する．この頃に少し解熱した後すぐに再発熱する際に発疹が出現する（通常は顔面から下方に拡大する）．有熱期間は約1週間だが，発疹は融合し色素沈着を残しながらしばらく続く．さまざまな合併症（中耳炎9〜15％，肺炎4〜7％，痙攣0.5〜1％，脳炎0.05〜0.4％，亜急性硬化性全脳炎0.0005〜0.002％）を起こし，栄養状態や基礎疾患の有無によって0.01〜10％の死亡率を呈する重い感染症である．有効なワクチンがある．

ムンプスウイルスは流行性耳下腺炎（おたふくかぜ）の原因ウイルスで，飛沫感染の後2〜3週間の潜伏期を経て発症するが，不顕性感染も約1/3にみられる．耳下腺腫脹が最も特徴的だが，実は中枢神経系，膵臓，性腺などの全身臓器を侵す疾患で，無菌性髄膜炎，脳炎，膵炎，精巣炎などの合併症をきたしたり，不妊や感音性難聴などの後遺症をきたしたりするので，けっして軽視すべき感染症ではない．有効なワクチンがある．

(6) オルソミクソウイルス

マイナス鎖1本鎖RNAをゲノムとし，エンベロープを有する球形のウイルスで，ゲノムが遺伝子ごとに分節状となっている点が特徴的である．インフルエンザウイルスのA，B，C型が含まれる．臨床的に重要でその流行が問題となるのはAとBである．特にA型は世界的な大流行（パンデミック）を引き起こすことがある．インフルエンザは普通のかぜと比べて全身症状が強く（122頁），また基礎疾患をもっている人，高齢者，妊婦，乳幼児では肺炎を合併し重症化しやすい．小児ではさらに，インフルエンザ脳症という意識障害や痙攣を伴う重篤な合併症もみられる．

前述のパラミクソウイルスとこのオルソミクソウイルスは，細胞表面のシアル酸を含む特定の複合糖鎖を受容体（レセプター）として認識して結合し，加えて感染細胞から離れるときにはその糖鎖を切断する酵素活性を用いて遊離するという生物学的特徴から，ミクソウイルス（「ミクソmyxo」は粘液物質の意味）とよばれる．インフルエンザウイルスの場合，ウイルスの吸着に働くのはHA（赤血球凝集素），遊離の際に働くのはNA（ノイラミニダーゼ）であって，どちらもエンベロープに突き刺さった糖蛋白である．これらの糖蛋白の働きはウイルスにとって必須のものなので，ワクチンはHAを，抗ウイルス薬（111頁）はNAを標的として開発されている．

(7) ピコルナウイルス

その名のとおり小さな（pico）RNA（rna）ウイルスで，プラス鎖1本鎖RNAをゲノムとし，エンベロープのない正20面体を呈する．全部で7つのウイルス属からなるが，ヒトの感染症の原因となる重要なものはライノウイルス属（気道感染），エンテロウイルス属（主に消化管感染）およびパレコウイルス属（気道感染，消化管感染）である．

ナースのメモ
インフルエンザの流行

①なぜインフルエンザに何度もかかるのか，ワクチンは毎年接種しないといけないのか

本当の感染であれワクチンによって得られるものであれ，インフルエンザウイルスに対する免疫は主としてHAに対する抗体をつくることで得られる．しかしインフルエンザウイルスは変異しやすいウイルスで，HAの構造は毎年のように変化してしまい，以前流行したウイルスに対して獲得した免疫が，新しく流行してくるウイルスに対しては十分に働かなくなってしまう．そのため何度も繰り返しインフルエンザに罹患してしまう．そのために，ワクチンはそのシーズンに流行しそうなウイルス株を選んで毎年新たにつくられており，完全に感染を防ぐことは困難だが軽症化に役立っている．

②なぜインフルエンザのパンデミックが起こるのか

インフルエンザウイルスはもともとトリ（特に渡り鳥）のウイルスであって，ヒトやブタなどの多くの動物にも感染する動物由来感染症のひとつである．トリには非常に多くの種類のインフルエンザウイルスが感染するが，ヒトに感染するのは数種類だけである．それまでヒトの社会には入り込んでいなかったウイルスがトリからもたらされると，ヒトはそのウイルスに対してまったく免疫をもたないので，感染は一気に世界中に広がっていく（パンデミック）．実際にはトリのウイルスはヒトには感染しにくいので，そのようなことは滅多に起こらない．しかし，ブタはヒトのウイルスにもトリのウイルスにも感染する性質をもっているので，ブタの細胞のなかでヒト型のウイルスとトリ型のウイルスが同時に感染してしまうと，分節状になっているウイルスゲノムはトランプをシャッフルするようにさまざまな組み合わせで再構築されることになり，その結果ヒトへの感染性を獲得した新しいウイルスが登場することがある．これまでのパンデミックの多くが，そして最も新しいパンデミックのウイルス（インフルエンザA（H1N1）pdm2009）も，ブタの体内でヒト型やトリ型のさまざまなウイルスのハイブリッドとして誕生している．

① ライノウイルス

ライノウイルスはかぜウイルスとして最も一般的なものである．鼻咽頭炎がほとんどだが，下気道感染も起こす（122頁）．

② エンテロウイルス属

エンテロウイルス属にはポリオウイルス1〜3型，コクサッキーA群ウイルス1〜24型，コクサッキーB群ウイルス1〜6型，エコーウイルス1〜34型，エンテロウイルス68〜72型が含まれる．

このうちポリオウイルスは急性灰白髄炎（ポリオ）の原因となるが，ワクチンの普及によりわが国では長年患者は発生していない．

エンテロウイルス72型は最近ヘパトウイルス属としてエンテロウイルス属から独立しているが，一般にA型肝炎ウイルスとして知られているウイルスで，急性肝炎を起こす（125頁）．

そのほかのエンテロウイルスは糞口感染した後に発熱，かぜ，胃腸炎，発疹，無菌性髄膜炎などの多彩で非特異的な臨床像を呈する．夏かぜウイルスの代表格とも目されるが，それ以外の季節でも起こりうる．特定のウイルスによって起こる疾患としては以下のものがある．

・手足口病

コクサッキーA群ウイルス16型およびエンテロウイルスA71型によって，手掌，足蹠，口腔粘膜に水疱性病変ができる．

・ヘルパンギーナ

コクサッキーA群ウイルス1〜10型により，口腔粘膜の口蓋垂周辺に水疱性病変をつくる．

・流行性筋痛症

コクサッキーB群ウイルス1〜6型による．

・心筋炎

コクサッキーB群ウイルス1〜5型による．心不全や不整脈のために致死的となることもあるので注意を要する．

・急性出血性結膜炎

エンテロウイルス70型による．

・急性弛緩性麻痺

ポリオ様麻痺をきたすもので，エンテロウイルスD68型やエンテロウイルスA71型が原因となることがある．

③ パレコウイルス

パレコウイルスも急性胃腸炎や呼吸器感染症の原因ウイルスであるが，ヒトパレコウイルス3型は新生児〜乳児期早期に敗血症や髄膜脳炎のような重篤な病態を呈する．

(8) カリシウイルス

臨床的に重要なものに，ヒトの急性胃腸炎や食中毒の原因となるノロウイルスがある．病院や老健施設内での施設内感染はいったん起こるとコントロールは困難で，高齢者では誤嚥による窒息や誤嚥性肺炎が重篤な結果をもたらす恐れがある．食中毒はかきなどの貝類や感染者の手によって汚染された弁当などを介して起こるが，一件当たりの

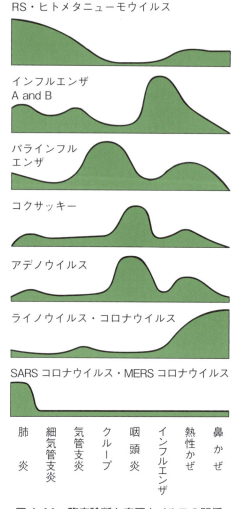

図 4-11　臨床診断と病原ウイルスの関係

患者数が多いことが特徴である．まだワクチンも特異的治療薬も開発されていない．

(9) コロナウイルス

エンベロープを有するプラス鎖 1 本鎖 RNA ウイルスで，エンベロープに突き刺さるウイルス糖蛋白がほかのウイルスと比べて長い突起状で，太陽のコロナに似ていることから名付けられた．

ヒトコロナウイルスは，もともと上気道炎の原因ウイルスとしてよく知られていたが，2002〜2003 年に中国から世界に広がった SARS（重症急性呼吸器症候群）の原因となったのは動物（おそらくコウモリ）由来の SARS コロナウイルスだった（**図 4-11**）．さらに 2012 年以降は中東地域に重症肺炎を起こす別の新型コロナウイルス（MERS コロナウイルス）が出現し，2015 年には韓国で多くの患者が発生した．

(10) フラビウイルス

臨床的に重要なものはフラビウイルス属とヘパシウイルス属である．

フラビウイルス属のウイルスは出血熱を主症状とするもの（デングウイルス，黄熱ウ

イルス）と脳炎を主症状とするもの（日本脳炎ウイルス，ウェストナイルウイルス，ダニ媒介性脳炎ウイルス）に分けられる（127頁）.

デング熱またはその重症型であるデング出血熱やデングショック症候群は，熱帯～亜熱帯地方への旅行に際して罹患することがある．蚊が媒介し，マラリアとは異なり町中でも感染する.

黄熱病はアフリカや南米の熱帯地方における風土病であり，蚊が媒介する．これらの地域に旅行もしくは赴任する場合にはワクチンの接種を考慮する.

日本脳炎は「ブタ（増幅動物）↔蚊（コガタアカイエカ）→ヒト（終末感染）」の経路でウイルスが伝播されることで生じる．感染してもほとんどは不顕性感染であり，脳炎の発症は感染者の数百人～千人に1人の割合で起こる．ワクチンが予防に有効であるが，今でも発症すると重篤で特異的な治療法はない．わが国の患者数は農薬の普及も効を奏してか少なくなったが，東～南アジアの多くの国々で流行が続いている.

ウェストナイル熱およびウェストナイル脳炎は「トリ↔蚊→ヒト（終末感染）」の経路でウイルスが伝播されることで生じる．日本脳炎ウイルスによく似たウイルスで，やはり感染者の一部に脳炎を起こす．従来アフリカ，中近東，西アジアなどを中心に流行していたが，今では北～中央アメリカにまで拡大している．ヒトは終末宿主であるが，不顕性感染しているヒトからの輸血や臓器提供を介してヒト-ヒト感染することがある.

ヘパシウイルス属のC型肝炎ウイルスは血液や体液を介して感染し，高度に慢性化して肝硬変や肝がんの原因となる（126頁）.

(11) トガウイルス

アルファウイルス属とルビウイルス属からなる.

アルファウイルスはげっ歯類や鳥類を自然宿主とし，蚊をベクターとしてヒトに媒介する「節足動物媒介性ウイルス Arthropod-borne viruses（アルボウイルス）」の代表格で脳炎や関節炎を起こすが，わが国では問題とならない.

一方，ルビウイルスに属する風疹ウイルスはヒトのみを宿主とする．風疹は数日以内に消失する発熱，斑丘疹，リンパ節腫脹を特徴とする比較的軽症の急性熱性発疹性疾患であるが，妊婦の感染に続いて胎内感染すると先天性風疹症候群を起こす（128頁）.妊娠前にワクチンで免疫をつけることが肝要である.

(12) プリオン

異常プリオン蛋白質（異常PrP）が中枢神経系に異常蓄積することによって起こる致死性の慢性進行性神経変性疾患がプリオン病であり，異常PrPが感染因子となって，個体から個体へと伝播する場合，この感染因子をプリオンとよぶ．宿主動物には正常PrPを発現する遺伝子が備わっており，異常PrPはこの正常型を異常型に変換させることで増殖するとされる．プリオン病は孤発性，感染性，遺伝性に分けられるが，感染性のものは異常PrPに汚染された肉を食べることによって生じ，遺伝性はPrP遺伝子の変異によって異常PrPがつくられることから生じると考えられている.

クールーはニューギニアの奥地の部族に古くから知られていた．この部族の人々は死者を葬る際に遺体を食べる風習があったためにこの疾患が受け継がれたが，人屍嗜食の風習の消滅とともにこの疾患も消滅した.

医原性クロイツフェルト・ヤコブ病は，角膜移植や乾燥脳硬膜移植などの医療行為を

介して起こる．日本でも脳硬膜移植により 90 名超の患者が発症した．

　新変異型クロイツフェルト・ヤコブ病は，ウシ海綿状脳症（俗称「狂牛病」）に感染したウシから食肉を介してヒトに伝播したものであり，発症年齢が非常に若いこと（英国では平均 28 歳）が特徴である（127 頁）．

(2) 症候学的または感染経路の観点からの分類

1 呼吸器感染を起こすウイルス

　鼻から肺に至るまでの気道（呼吸器）粘膜の感染症を急性気道感染症 acute respiratory infections（ARI）と総称する．そのなかでも上気道（鼻や咽喉）感染は俗に "かぜ" とよばれる．ARI の原因のほとんどはウイルスであり，約 200 種類のウイルスがいわゆる呼吸器ウイルスとして知られている．

　ウイルスの種類によって，たとえばライノウイルス（119 頁）は鼻，パラインフルエンザウイルス（117 頁）は喉頭，RS ウイルス（117 頁）は細気管支というようにある程度感染しやすい部位があり，インフルエンザは全身症状が強い（117 頁）などの特徴もあるが（120 頁：**図 4-11**），これは絶対的なものではなく，すべての呼吸器ウイルスは鼻炎から肺炎までなんでも起こす可能性がある．

2 消化器感染を起こすウイルス

　消化管粘膜に感染し糞便に排泄されるウイルスとしては，夏期に流行するエンテロウイルスと冬期に流行するロタウイルスやノロウイルスが代表的である．

　エンテロウイルスは消化管から体内に侵入してウイルス血症を起こし，標的器官に到達した後にさまざまな病像を呈する（119 頁）．そのほか，肝炎ウイルスのうち，A 型肝炎ウイルスと E 型肝炎ウイルスも消化管感染から肝臓へ到達するウイルスであるが，別途記載する（125，126 頁）．

　一方ロタウイルス（116 頁）やノロウイルス（119 頁）は消化管粘膜にとどまり，下痢症を引き起こす．下痢症を起こすそのほかのウイルスとして，アデノウイルス 40 型と 41 型，アストロウイルスなどがあげられる．

3 急性発疹性発熱性感染を起こすウイルス

　斑丘疹性の発疹を呈する急性ウイルス感染症のうち代表的なものとして，麻疹（117 頁），風疹（121 頁），突発性発疹（114 頁），伝染性紅斑（115 頁）がある．

　水疱性または潰瘍性の発疹を呈する急性ウイルス感染症としては，単純ヘルペス（口唇ヘルペスもしくは性器ヘルペス）（113 頁），水痘および帯状疱疹（114 頁），手足口病（119 頁），ヘルパンギーナ（119 頁），伝染性軟属腫（113 頁）があげられる．

ナースのメモ
かぜとインフルエンザ

①どうして何度もかぜ（ARI）を引くのか

かぜは呼吸器感染で飛沫によって直接伝染するので，衛生環境の影響は少なく，先進国でも開発途上国でも感染率に大差はない．かぜを起こすウイルスは200種類以上が知られており，また再感染も起こるので，一生のあいだに何度もかぜにかかってしまうわけである．インフルエンザの場合は抗原性の変化のために繰り返しかかることは前述した．かぜをひく回数は乳幼児では年平均6回，加齢とともに減少するが成人では年3回程度，60歳以上で1.5回という報告もあるが，実際は大きな幅がある．たとえば集団保育を受けたり，満員電車で通勤したりすると，かぜのウイルスをもらう機会は増え，より罹患しやすくなる．

②診断

経験的にかぜそのものの診断は容易であるが，ただのかぜとインフルエンザの区別をつけることは，治療や感染拡大阻止のうえで対応が違ってくるために大切である．迅速かつ簡便なインフルエンザ抗原検出キットが市販されている（110頁）．

③治療

インフルエンザに対してはオセルタミビル（タミフル®）やザナミビル（リレンザ®）などを病初期に用いると比較的軽症ですむが（113頁），それを除くと今なおかぜの治療は対症療法の域を出ない．解熱剤の多用はけっしてかぜの治療に有効でないばかりか，かえって悪化させたり，重篤な副反応を起こしたりすることもある．たとえば，インフルエンザに対してアスピリンを用いるとライ症候群とよばれる脳症を起こす危険がある．また，そのほかいくつかの解熱剤の使用はインフルエンザ脳炎重症化のリスクとなるので注意を要する．比較的小児に安全な解熱剤はアセトアミノフェン（カロナール顆粒®ほか，アンヒバ座薬®ほか）である．

④予防（個人）

インフルエンザワクチンの感染予防効果は，年によって幅がある．ハイリスクの乳幼児には，RSウイルス防御のためのモノクローナル抗体製剤がある（112頁：表4-4）．それ以外のウイルスに対しては，特異的な予防法は開発されていない．基本的には，かぜの季節に人込みを避ける，うがいや手洗いを励行する，無理をして体調を崩したりしないことが必要である．マスクは飛沫を飛ばさないという意味でほかの人への感染を防ぐためには重要だが，自分の身を守る効果を過信しない（効果をあげるには鼻を含めて四六時中装着する必要がある）．

⑤予防（院内感染）

空気感染・飛沫感染・接触感染とさまざまな感染経路を有するかぜは，いったん病棟内に持ち込まれると流行を阻止することは難しい．特に問題となるのは，乳幼児ではRSウイルス，高齢者ではインフルエンザウイルスである．インフルエンザウイルスは若年者であっても，基礎疾患（呼吸器疾患，心血管疾患，糖尿病，腎不全，免疫不全など）を有する人や妊婦では重症化しやすいため，油断できない．こうしたハイリスクの人，およびそのような人をケアする立場にある人（医療従事者，老人ホームの勤務者，同居する家族など）は毎年インフルエンザワクチンを接種すべきである．病棟内でインフルエンザにかかった患者（および医療従事者！）が見つかったら，適切に隔離するとともに曝露された恐れのあるハイリスク者に上記の抗ウイルス薬を予防投与することも検討する．

ナースのメモ
どうして麻疹と風疹の流行がまだ起こるのか

①どうして麻疹が今でも時々小流行するのか

2010年にわが国は麻疹の排除宣言を出した．これはわが国固有の麻疹ウイルス株が検出されなくなったからである．しかしその後も2014年にはフィリピンから，2016年には中国から，2017年にはバリ島から，そして2018年には台湾から持ち込まれたウイルスが小流行を起こした．つまり国内からウイルスが排除されたとしても，海外で流行が続いているかぎりこのような持ち込みが起こるのである．麻疹ウイルスは基本再生産数（完全な感受性集団の中において，一人の感染者が感染させる二次感染患者数）が12～18と非常に高く，ワクチン接種率があまり高くない集団に持ち込まれると感受性者のなかに拡がってしまう．

②どうして風疹が2012～2013年に，そして2018～2019年に流行してしまったのか

この流行の中心となったのは20～40歳代にかけての男性，次いで20歳代の女性だった．その理由は風疹に対するわが国における予防接種施策の変遷にある．1979年4月よりも前に生まれた男性は風疹ワクチンを接種する機会がなかった．その当時は中学生のときに女子だけが学校で集団接種していたからである．それから1990年4月までの期間に生まれた男女は，医療機関で個別接種として1回接種する機会があったが，集団接種と比べて明らかに接種率が下がってしまった．それ以降はMRワクチンとして2回接種されるようになったので，風疹に対する免疫ができている人が多かった．未接種の集団が狙い撃ちされる形でこの流行は起こってしまったといえる

4 ● 中枢神経系に感染する，または障害を及ぼすウイルス

中枢神経系に直接侵襲して障害（脳炎，脊髄炎）をきたすウイルス以外に，中枢神経系には侵入することなく全身性の過剰免疫応答や代謝系の変調破綻によって中枢神経系の障害（脳症，脊髄症）をきたすウイルスもある．

急性脳炎を起こすウイルスには，普遍的にどこでもみられるウイルス（単純ヘルペスウイルス［113頁］など）と地域性のあるウイルス（わが国では日本脳炎ウイルス［121頁］）がある．狂犬病（116頁）もその実体は急性脳炎である．

脊髄への急性感染としては，ポリオウイルスによる急性灰白髄炎（ポリオ）（119頁）が有名である．

急性髄膜炎を起こすウイルスとして，エンテロウイルスやムンプスウイルスが代表的である．

亜急性進行性のウイルス性脳炎としては，麻疹ウイルスによる亜急性硬化性全脳炎（117頁）やJCウイルスによる進行性多巣性白質脳症（114頁）があげられる．

急性脳症を起こすウイルスとしては，インフルエンザウイルスやHHV-6が知られる．特にインフルエンザ脳症はインフルエンザ流行時に注意すべき重篤な合併症である（117頁）．

4　ウイルス学　125

表4-5　ウイルス性肝炎の種類

型	ウイルス	病　型	感染経路
A	A型肝炎ウイルス（HAV） （ヘパトウイルス）	急性	経口
B	B型肝炎ウイルス（HBV） （ヘパドナウイルス）	急性 慢性	母子，性交 血液（輸血ほか）
C	C型肝炎ウイルス（HCV） （フラビウイルス）	肝硬変 肝細胞がん	
D	D型肝炎ウイルス（HDV） （デルタウイルス）	HBVと重複感染	血液
E	E型肝炎ウイルス（HEV） （ヘペウイルス）	急性	経口

5　肝炎を起こすウイルス

　肝臓に炎症を起こすウイルスはさまざまであるが（たとえばEBウイルスやサイトメガロウイルス），肝炎のみがその基本病態であるウイルス感染症としては，いわゆる肝炎ウイルスとして総称されるA，B，C，D，Eの5型がある．これらのウイルス疾患は臨床的に似通ったところがあるためにこうして総称されるが，ウイルス学的にはまったく種類を異にするものである．主として糞便に排泄され経口的に感染し急性肝炎を起こすもの（A，E）と，血液体液を介して感染し持続感染による肝硬変や肝がんを引き起こす恐れがあるもの（B，C，D）に大別される（**表4-5**）．

(1) A型肝炎ウイルス（HAV）（119頁）

　糞便に排泄され経口的に感染する．潜伏期は2～6週である．水系伝染をしたり，集団生活の場（保育所，合宿所など）で流行したりする．最近では同性愛者を中心とした流行がみられた．海外の流行地での感染や，海外からの持ち込み例もある．ワクチンがあり，また，ガンマグロブリンの注射が予防や重症度の軽減に有効である．急性感染のみで，持続感染して慢性的な問題を呈することはない．

(2) B型肝炎ウイルス（HBV）

　血液や体液を介して感染し，主に性行為，輸血（今ではまれ），医療従事者の誤刺事故，産道感染などの母子感染などが感染経路となる．潜伏期間は45～180日である．B型肝炎には急性型と慢性型がある．診断は血液中に放出されるウイルスの成分（抗原）やそれに対する抗体を検出することによって行うが，これらの検査を組み合わせることによって，単に感染しているかどうかだけではなくて，感染の経過を辿ることができる（**表4-6**）．感染予防対策については「血液体液を介して感染するウイルス」の項で詳しく述べる．

① 急性型

　急性肝炎はこのウイルスに対する宿主の免疫応答が強い場合に起こる病態で，肝炎が治癒するとウイルスも体内から消失する．しかし肝臓の炎症が著しいために激症肝炎を起こし死亡することもある．

表4-6　B型肝炎の診断法

HBs	抗原	−	+	−	+	+	−
	抗体	−	−	−	−	−	+
HBc抗体		−	−	+	+	+	+
HBe	抗原	−	−	−	+	−	−
	抗体	−	−	−	−	+	−
診　断		未感染	(中等度)	(強度)	治癒に向かう	治　癒	
			感　染				

② 慢性型

ウイルスに対する免疫応答が弱いと肝臓の炎症は軽度ですむ代わりに，ウイルスは肝で増殖を続け血液中に検出される．こうした慢性（もしくは持続性）感染は成人の急性感染の一部（2～3%）から移行することもあるが，多くは垂直感染や乳幼児期の水平感染に続いて生じる．キャリアはほとんど無症候であるが，約1割で肝臓の慢性炎症からやがて肝硬変，そして肝がんへと移行する恐れがあり注意を要する．わが国では人口の約1%がキャリアであり，特に西日本に多くみられる．

(3) C型肝炎ウイルス（HCV）(121頁)

HBV同様に，血液や体液を介して感染する．わが国では輸血や血液製剤の使用による感染が大きな社会問題となったが，現在では輸血製剤のスクリーニングにより輸血後肝炎を起こすことは激減した．

臨床的にもB型と非常によく似ており，急性肝炎も起こすが比較的軽症で，それ以上に重要なことは慢性化（キャリア化）しやすく（50～80%），慢性肝炎，肝硬変，肝がんへと進展するところにある．現在わが国の原発性肝がんの約80%が，HCV感染によるものである．

HCVに対する抗ウイルス療法の進歩にはめざましいものがあるが（111頁），まだワクチンは実用化されていない．

(4) D型肝炎ウイルス

このウイルスは不完全なウイルスで単独では感染性がなく，HBVと同時感染したときのみその成分を補強して増殖可能となる．B型肝炎の重症化に関与するが，幸いわが国ではあまり多くない．

(5) E型肝炎ウイルス

HAV同様に，糞便に排泄され経口的に感染して急性肝炎を起こす．アジアに多くみられ，以前はわが国には少なかったが，近年イノシシやブタを食べることで感染し急性肝炎を起こす人が増えてきている．劇症化率はA型肝炎より高く，特に妊婦には要注意である．

6　媒介動物を介して感染するウイルス

ここで述べるウイルスの多くは，本来はヒト以外の動物が自然宿主であり，偶発的に

感染したヒトにおいては終末感染となる（106頁：**図4-8**）.

蚊やそのほかの節足動物が媒介するウイルスは，地球温暖化のために流行地域が拡大しつつある.

未開の地を切り開き，これまでに触れることがなかった自然との接触が増えた現代，新興感染症が動物由来感染症として増えている. たとえば，一類感染症に分類される多くのもの（エボラウイルス病，ラッサ熱など）がジャングルの動物からの感染と考えられている.

(1) 蚊が媒介するウイルス

出血熱を主症状とするデングウイルスや黄熱ウイルスと，脳炎を起こす日本脳炎ウイルスやウェストナイルウイルスが代表的である（121頁）.

(2) ダニが媒介するウイルス

最近その存在が明らかになったSFTSウイルスは，重症熱性血小板減少症候群を起こす. 西日本を中心に発生しており，致死率は10数％といわれる.

(3) 動物咬傷により感染するウイルス

狂犬病ウイルスは野犬やキツネ，コウモリなどの動物に感染し唾液の中にウイルスは排泄されるので，感染した動物に咬まれるとヒトに終末感染として狂犬病が起こる（116頁）.

(4) 人獣共通感染する新興感染症ウイルス

ラッサ熱は西アフリカや中央アフリカに風土病的に存在する. これらの地域に棲息するアフリカノネズミがウイルスを保有しており，尿や唾液から排泄されたウイルスに曝露されることによりヒトに感染する. ヒトからヒトへの2次感染は特に病院内で起こっている. わが国では隔離を義務づけられた一類感染症に指定されている.

エボラ・マールブルグウイルス感染症（アフリカ出血熱）もアフリカにおいて幾度か深刻な流行が起こり多くのヒトが命を落とした. やはりヒトからヒトへの二次感染が，特に病院内で起こっており，隔離を義務づけられた一類感染症である（116頁）.

プリオン病のうち，新変異型クロイツフェルト・ヤコブ病は，ウシ海綿状脳症（俗称「狂牛病」）に感染したウシから食肉を介してヒトに伝播したものである（122頁）.

7 ● 性感染を起こすウイルス

性感染症（STI）を起こすウイルスの多くは，母子感染や血液体液を介する感染も起こす可能性をもっている. ここでは特にSTIとしての重要性をもっているものについて述べる.

(1) 性器病変を起こすウイルス

単純ヘルペスウイルス（主として2型）は性器に潰瘍性病変（性器ヘルペス）をつくる. 初感染が治癒した後も再発を繰り返す. また性器ヘルペスを発症していなくてもウイルスが排泄され，性行為を介したパートナーへの伝播（水平感染）や分娩時に児への伝播（垂直感染：新生児ヘルペス）が起こりうる（130頁）.

ヒトパピローマウイルスは性器肛門周囲に良性の疣状の病変をつくったり，子宮頸がんの原因となったりする（114頁）.

> **ナースのメモ**
> ## 性感染症（sexually transmitted infection：STI）
>
> STIの頻度は次第に増えてきており，また低年齢化してきている．STIの病原体に対するワクチンはHBVとヒトパピローマウイルスを除くとまだ開発されていない．また多くの病原体は無症候のまま排泄されることがある．したがってSTIを防ぐためには，①性行為のパートナーの数を増やさない，そして②コンドームを装着することが大切である．

（2）性行為を介して感染するが，性器病変ではなく全身性疾患を引き起こすウイルス

HBVやHCVの感染経路のひとつは性行為である（125，126頁）．サイトメガロウイルスも性行為が感染経路のひとつである．性行為を広く捉えるなら，HAV（同性愛男性に流行［125頁］）やEBウイルス（"kissing disease"［114頁］）も含まれる．

HIVも性行為を主たる感染経路とし，長い潜伏期間の後にエイズを引き起こす（115頁）．HTLVも性行為感染（主に男性から女性）を起こす．

8 ● 垂直（母子）感染を起こすウイルス

母親に感染したウイルスが子どもに伝播する経路（時期）として，経胎盤（出生前および周産期），産道（主に周産期），母乳（出生後）があげられる（**表4-7**）．

（1）出生前感染

妊婦の初感染に続いて胎盤の感染が生じ，ついには胎児が感染すると，児はさまざまな先天異常を呈することがある．先天性風疹症候群の主要症状は感音性難聴，白内障（そのほか緑内障や網膜症），先天性心血管奇形（特に動脈管開存症），精神運動発達遅

表4-7　垂直（母子）感染するウイルス

感染時期	感染経路	ウイルス	疾患
胎児期	経胎盤	風疹ウイルス	先天性風疹症候群（白内障，難聴，心奇形など）
		サイトメガロウイルス	先天性サイトメガロウイルス感染症（発達遅滞，難聴，てんかん，肝脾腫など）
		ジカウイルス	先天性ジカウイルス感染症（小頭症，網膜異常，先天性関節拘縮など）
		ヒトパルボウイルスB19	胎児水腫
周産期	経胎盤，産道	B型肝炎ウイルス	キャリア（一部は後に慢性肝炎，肝硬変，肝がん）
		HIV	小児エイズ
		単純ヘルペスウイルス	新生児ヘルペス（全身感染，脳炎，皮膚粘膜眼ヘルペス）
		サイトメガロウイルス	無症候キャリア
新生児期〜乳児期	母乳	HIV	小児エイズ
		HTLV	キャリア（一部は高齢になって成人T細胞白血病）
		サイトメガロウイルス	無症候キャリア

滞などで，妊娠初期の感染ほどリスクが高い．妊娠前に風疹のワクチンを接種することによって予防可能である．

　現在最も問題となっている先天性ウイルス感染症は，先天性サイトメガロウイルス感染症である．妊婦の感染により胎児が感染すると，約10～20%が出生時に何らかの症状（脳障害，難聴，肝脾腫，血小板減少など）を呈する．出生時に無症候性であった児でも，約10%はその後感音性難聴や精神運動発達遅滞などの障害を呈するようになる．わが国では多くの人が小児期（特に新生児～乳幼児期）に感染するためにあまり問題視されていなかったが，妊娠可能年齢になっても未感染の人が次第に増えてきており，注意が必要である．未感染者が妊娠したら，乳幼児の尿や唾液を取り扱う際に，排泄されたウイルスに曝されないように厳重に注意しなければならない．

　ジカウイルスは蚊が媒介するフラビウイルスの仲間だが，例外的に性感染症や経胎盤感染も起こし，小頭症などの障害をきたす．

　ヒトパルボウイルス B19 の胎児感染はこれらのウイルスとは異なり先天異常は起こさないが，胎内で重症貧血による胎児水腫をもたらす（115 頁）．

(2) 周産期感染

　分娩開始後に胎盤が剥離する過程で母体血が直接児の血流に入り込む現象を micro-

ナースのメモ
母子感染の予防

HBV

　母親が HBV キャリアである場合，特に母体にウイルス量が多い場合（つまり HBe 抗原陽性の場合）は，周産期感染を起こす危険性がきわめて高い．妊婦のスクリーニングでキャリアと判明した母親から生まれた児に対して，生直後に HB グロブリンを筋注して感染を防ぐとともに，生直後，生後 1，6 ヵ月の 3 回にわたって HB ワクチンを接種してその後の感染の危険も回避する．生後 9～12 ヵ月頃に HBs 抗原と HBs 抗体検査を実施し，HBs 抗体価が10 mIU/mL 未満の場合は追加接種を行い，HBs 抗原陽性（感染成立）の場合は専門医療機関へ紹介する．

HIV

　周産期感染と経母乳感染を防ぐための方策は，①妊娠後期から周産期にかけての母体への抗レトロウイルス薬（特にジドブジン［レトロビル®］）投与，②選択的帝王切開分娩，③新生児への抗レトロウイルス薬の投与，および④母乳遮断（完全人工栄養）であり，これによって母子感染率を数%以下に下げることができる．妊婦のスクリーニングはその意味でも重要である．

HTLV

　母子感染予防のためのワクチンも抗ウイルス薬も開発されていない．妊婦のスクリーニングでキャリアと判明した母親は，完全人工栄養により経母乳感染を防ぐ．それ以外のオプションとして凍結母乳栄養または短期（3 ヵ月未満）母乳栄養がある．

> **ナースのメモ**
> ## 妊娠中のナースが注意しないといけないこと
>
> 　妊婦がウイルス感染症に対して注意しなければならない理由は2つある．ひとつは妊婦の感染に続いて胎内感染が起こると，児に重篤な影響を与えうることがある．すでに述べたように風疹ウイルス，サイトメガロウイルス，ヒトパルボウイルスB19などが代表的である．ウイルス以外ではトキソプラズマや梅毒が有名である．
>
> 　もうひとつは妊婦ではウイルス感染症が比較的重症化しやすいことである．これはおそらく，胎児を免疫学的に異物（実際は半分異物，半分自分というべきか？）と認識して排除しないように，妊婦の体内で細胞性免疫が抑制傾向にあることに起因すると思われる．インフルエンザやポリオや水痘やE型肝炎などが妊娠中に重症化しやすいものとしてよく知られている．
>
> 　ナースはこれらのウイルスに曝露される機会が多いから，妊娠中は十分に注意しなければならない．妊娠前に必要な予防接種（風疹や水痘など）を受けておくことが重要である（これらの生ワクチンは妊娠中には禁忌）．また乳幼児の尿や唾液にはサイトメガロウイルスが高頻度に排泄されているため，未感染で妊娠中のナースは，乳幼児との接触が少ない部署に配置変えすることも考慮する．

transfusionとよぶが，これにより母体にウイルス血症を起こすウイルスが児に感染する．母体血はまた産道にも流れるので，経腟分娩の際にも児は曝露されることになる．HBVやHIVはこれらの機序で感染する．HBVに感染した新生児は，ほとんどの場合急性肝炎を起こすことなく無症候性のキャリアとなるが，将来慢性肝炎，肝硬変，そして肝がんへと進展する恐れがある．HIVに感染した児の予後は悲惨で，成人に比べると短い潜伏期の後エイズの発症が必発である．

　単純ヘルペスウイルスやサイトメガロウイルスのように産道に排泄されるウイルスは，やはり経腟分娩に際して児に感染するが，分娩開始前にも上行性に胎児に感染することがある．新生児ヘルペスは重篤な感染症であり，妊婦，新生児ともにその感染を早期に診断し，アシクロビル（ゾビラックス®ほか）を投与して治療するほか，帝王切開により産道感染を防ぐことも行われる．サイトメガロウイルスはこの経路での感染は未熟児を除き不顕性である．

(3) 出生後感染

　主たる経路は母乳を介するものである．サイトメガロウイルス，HTLV，HIVはこの経路の感染を起こす．サイトメガロウイルスはこの経路での感染は未熟児を除き不顕性である．HTLVは母子感染でキャリアになると，数十年の長い潜伏期の後に5%程度の確率で成人T細胞白血病を発症する．

ナースのメモ
医療事故による職業感染

①医療事故による職業感染の危険性

　おのおののウイルス感染について，どのような汚染事故によってどのくらい感染の危険があるのかは，**表**のように推定されている．

②ユニバーサルプレコーション universal precaution

　血液を介して感染するウイルスのキャリアは無症候のことが多いため，すべての患者検体（血液）を汚染の可能性があると考えて取り扱う必要がある．たとえば血液体液に接触する処置の際には必ず手袋を着用（一処置一手袋）する．

③針刺し事故の予防

　感染事故で最も多いものは，汚染された注射針による針刺し事故である．予防のためには「けっしてリキャップしない！」ことが大切で，注射針専用の感染性医療廃棄物収容缶に直接捨てるようにする．

④もしも針刺し事故が起こったら

　(1) 受傷後ただちに血液を押し出し，大量の水で洗浄する，(2) 次いで 0.2〜1％次亜塩素酸ナトリウム液または 1〜10％ポビドンヨード液に 3〜5 分間創部を浸す，(3) 現場責任者にただちに連絡をとるとともに，感染源となる患者についての情報を収集する，(4) 受傷直後に受傷者本人の採血を行い，ウイルスマーカーや肝機能のチェックを行う，(5) HBs 抗原陽性血液による汚染事故と判明し受傷者本人は HBs 抗体陰性の場合は 48 時間以内に HB グロブリンを投与する．HIV 陽性血液による汚染の場合（もしくはその疑いが濃厚な場合），抗レトロウイルス薬の投与を検討する．

⑤消毒法

　HBV は抵抗性が強いが，30 分間の煮沸か高圧蒸気滅菌で消毒できる．非金属性の器具や材料の消毒には，1％次亜塩素酸ナトリウム液に一晩浸しておくとよい．金属性の器具や材料の消毒には，2％グルタルアルデヒド液に 60 分間浸す．そのほかのウイルスは HBV よりも弱く，以上の消毒法により失活させることができる．

表　血液体液を介するウイルスに職業的に曝露した際に感染する危険性

ウイルス	感染の危険性（％）			感染源		
	針刺し事故	粘膜や損傷した皮膚への接触	咬傷	明らかなもの	可能なもの	心配ないもの
HBV	2〜40％	可能性はある	可能性はある	血液，血液製剤	精液，腟液，唾液，血性の体液	尿，便
HCV	3〜10％	可能性少ない	証明されていない	血液	血液製剤，精液，腟液，血性の体液	唾液，尿，便
HIV	0.2〜0.5％	0.1％	可能性少ない	血液，血液製剤，血性の体液	精液，腟液，脳脊髄液，母乳，浸出液，漿液，羊水，歯科的処置中の唾液	唾液，尿，便

9 血液を介して感染するウイルス

　感染後に血液中にウイルスが検出（ウイルス血症）されるものがあり，そのような血液を輸血したり，そうした血液由来の製剤（たとえば凝固因子）を投与したり，または血液に汚染された注射針で誤って刺してしまうと感染する．

　このように血液を介して感染するウイルスには，HBV や HCV，HIV のように重篤な予後をきたしうるものが含まれており，汚染された血液を取り扱う機会が多い看護師は，これらの感染症についての正しい知識を身につけたうえで，感染に留意しなければならない．

10 日和見感染を起こすウイルス

　さまざまな理由で免疫抑制状態にある人は，免疫機能が正常の人が軽症ですむような感染症が重症化したり慢性化したりするほか，通常はまったく病原性がない微生物によっても重篤な感染症を起こすことがある．こうした感染症を日和見感染症とよぶが，ウイルス感染では特にヘルペスウイルスによるものが重要である．

(1) サイトメガロウイルス

　潜伏しているウイルスが免疫抑制状態で再活性化してきて，間質性肺炎（特に骨髄移植後），網膜炎（特にエイズの患者），腸炎，肝炎，脳脊髄炎などの臓器病変を呈する．移植後は抗ウイルス薬の予防投与や先制治療（ウイルス血症が認められた時点で症状が出る前に行う治療）が行われる

(2) EB ウイルス

　このウイルスはもともとリンパ球を不死化（がん化）する能力をもっており，免疫抑

ナースのメモ
免疫不全宿主とは

　免疫力が低下する原因としてさまざまなものがあげられる．

①免疫系を侵す病気にかかる

　免疫担当細胞が侵される病気として，エイズ（リンパ球にウイルスが感染し死滅させる），リンパ腫（リンパ球ががん化して機能を失う），白血病（がん細胞が骨髄を占拠して，免疫担当細胞の産生を妨げる）などがあげられる．

②免疫を抑制するような治療を受ける

　悪性腫瘍（治療のために用いる抗がん剤や放射線治療により骨髄抑制が起こる），移植（移植片の拒絶を防ぐために免疫抑制薬を用いる），自己免疫疾患（免疫抑制薬を用いる），摘脾（溶血性貧血や血小板減少症の治療のために脾臓を摘出する）などがあげられる．

③生理学的に免疫力が弱い

　新生児や高齢者．

制下では悪性リンパ腫やその類縁疾患を引き起こす．

(3) 水痘帯状疱疹ウイルス

免疫不全の患者が初感染（水痘）するときわめて重症化し，肺炎や脳炎などの臓器病変を呈する恐れがある．また既感染者は免疫力の低下に伴い帯状疱疹（時に播種性）を発症する．アシクロビル（ゾビラックス® ほか）などの抗ウイルス薬が治療に有効である．また未感染者が曝露された場合は速やかに免疫グロブリンを注射し，発症予防または軽症化に努める．生ワクチン（生きたウイルス）は，免疫不全患者には禁忌である．

(4) 単純ヘルペスウイルス

再発性のヘルペス病変（口唇または性器）を頻回にみるほかに，さまざまな臓器病変を合併しうる．アシクロビル（ゾビラックス® ほか）などの抗ウイルス薬が治療に有効である．

(5) JC ウイルス

エイズなどの免疫不全宿主に，進行性多巣性白質脳症という致死的な脳炎を起こす（114 頁）．

問　題

(1) ウイルスはどういう経路で人の体内に侵入してきますか？　それぞれ例をあげて説明しなさい．
(2) ウイルス感染を予防するためにどのような手段がありますか？
(3) どうして何度もかぜをひくのでしょうか？
(4) 病棟内感染しやすいウイルスをあげ，それを防ぐためにはどうしたらよいか述べなさい．
(5) 肝炎を起こすウイルスにはどのようなものがありますか？　感染経路や臨床像の違いについて説明しなさい．
(6) 血液や体液を介して感染するウイルスにはどのようなものがありますか？　また感染を予防するために注意しなければならないこととしてどのようなことがありますか？
(7) 医原性のウイルス（もしくは類似病原体）感染にどのようなものがありますか？
(8) 妊婦が感染すると危険なウイルスにどのようなものがありますか？
(9) HIV がどのような経路で感染するのか，そしてどうして免疫不全をもたらすのか説明しなさい．
(10) 免疫不全宿主とはどのような人ですか？　また，そういう人に起こる日和見感染症にはどのようなものがあるのか説明しなさい．

文　献

1) 柳雄介，堤裕幸 編：新編ウイルスの今日的意味．医療ジャーナル社，2012．
2) 日本小児感染症学会 編：日常診療に役立つ小児感染症マニュアル 2017．東京医学社，2017．
3) 岡部信彦 監修：R-Book 2015～最新感染症ガイド～．日本小児医事出版，2017．

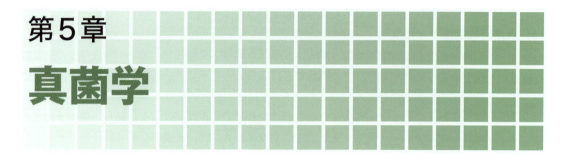

第5章
真菌学

1 真菌学総論

1 真菌とは何か

■ 真菌の生物学的特徴

　　　　真菌 fungus, Fungi（複）の特徴を**表 5-1** にまとめた．真菌は，従属栄養によって生育する真核生物であり，貪食を行わず，栄養は吸収によって摂取する．キチンやβグルカンを含む細胞壁をもち，単細胞（酵母，コウボ）か，あるいは多核多細胞による菌糸（糸状菌，カビ）を形成する．

■ 生命進化からみた真菌

　　　　近年の分子系統解析（ゲノム DNA 塩基配列の比較などによって生物進化の道筋を明らかにしようとする研究）の結果に基づいて，生物の系統における真菌と動物，ならびにほかの生物との関係は大きく再分類された．いまだに流動的な部分が多いが，近年の分子系統解析の結果に基づき，生物の系統における真菌と動物，ならびにほかの生物との関係を泡沫状の模式的系統樹として**図 5-1** にまとめた．

　　　　起源生命 prtobiont から細菌 bacteria とともに生じた古細菌 archaea 型の細胞から派生した真核生物 eukaryote から，植物（アーケプラスチダ archaeplastida）と近縁のグループを含むバイコンタ bikonta と，動物に近縁のユニコンタ unikonta がおのおの派

表 5-1　真菌の特徴

1. 真核生物である（分子系統上は動物と同じオピストコンタ）
2. 通常，菌糸または酵母として生育し，一部のものは生活環の一時期に巨大な子実体（キノコ）を形成する
3. グルカン，マンナン，キチンなどを含む堅固な細胞壁を有する
4. 細胞外酵素，そのほかの代謝産物を分泌し，栄養物を分解・吸収する
5. 従属栄養型である（葉緑体をもたず，光合成を行わない）
6. 多くのものは運動性がない（一部の菌は鞭毛をもつ）
7. 有性生殖および無性生殖によって生殖する
8. 環境中では主に分解者として腐生的に生育しているが，一部のものは寄生的（感染症の原因）である
9. 多様性に富み，記載された菌種は 10 万種に及ぶ（推定種数 150 万種）

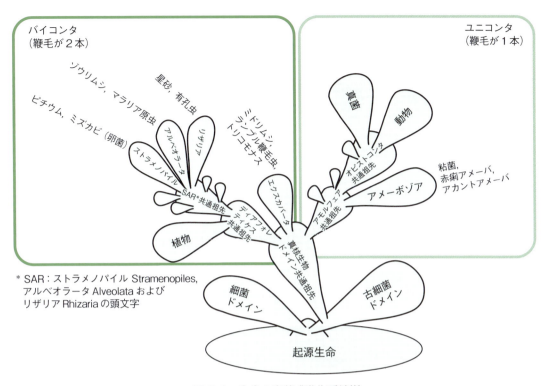

図 5-1　生命の出芽式進化系統樹

生した．一方，真菌と動物は，ともにオピストコンタとしてユニコンタから派生したものと考えられている．オピストコンタ opisthokonta（opistho 後方＋ kontos 鞭毛：ギリシャ語）とは，鞭毛の反対側に向かって遊泳する細胞をもつ生物群であり，ヒトをはじめとする動物の精子がその基本型である．多くの真菌は鞭毛をもたないが，原始的な真菌の門を構成するツボカビ（ヒト病原菌は知られていない）は鞭毛を有する．

これに対して，植物やアメーバ（アメーボゾア amoebozoa）は鞭毛の方向へ遊泳する生物群であり，アンテロコンタ anterokonta とよばれる．

この事実が，われわれヒトとして真菌症対策を難渋させている本質的な問題である．すなわち，系統的にかけ離れた細菌とは異なり，いわば真菌とわれわれとは細胞を分かち合った縁戚であるため，共有する遺伝的・表現形的形質はおのずから少なくない．したがって，本症診断のために必要となる真菌特異的なマーカー候補は限られており，治療薬開発上不可欠となる選択的な標的の発見は細菌に比してはなはだ困難となっている．

まさに真菌は，葉緑体のない植物でもなければ，抗菌薬が効かない細菌でもなく，われわれと起源を分け合う分類群であることが理解できよう．

■ 形態学

① **糸状菌 filamentous fung（カビ moulds，黴）**

自然界において主に多細胞糸状菌の形態をとる真菌をさす（**図 5-2, 5-3**）．ムーコル門では隔壁が少ない．それ以外の糸状菌では容易に隔壁を見出しうるが，細胞質は隔壁孔を通して細胞間で交通する．

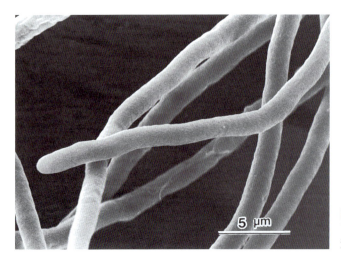

図 5-2 糸状菌（皮膚糸状菌 *Trichophyton interdigitale*）の走査電子顕微鏡像 （西山彌生博士提供）

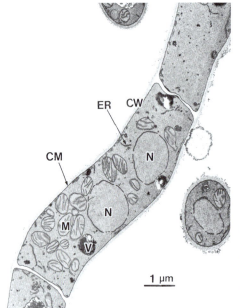

図 5-3 *Trichophyton interdigitale* の透過電子顕微鏡像（超薄切片像）　（西山彌生博士提供）
酵母状真菌と同様に，細胞内部には真核生物に特有な細胞小器官が認められる．
CW：細胞壁，CM：細胞膜，N：核，M：ミトコンドリア，V：液胞，ER：小胞体

② **酵母 yeast（酵母様真菌 yeast-like fungi）**
　自然界において，主に単細胞として発育する真菌（**図5-4，5-5**）．また，ヒトの生活との関連から，特に「酵母」をパン酵母などの有用酵母 *Saccharomyces cerevisiae* に対する和名として使用する場合がある（本書ではこの用法は使わない）．

③ **二形性真菌 dimorphic fungi**
　特に環境によって菌糸形と酵母形のいずれの形態もとりうるもの．

④ **キノコ mushroom（茸，菌，子実体 fruit body）**
　主に有性胞子を生じる菌糸組織の集合体のうち，目で見てわかるほど巨大な構造となったもの．

■ 生殖
　真菌は生活環のなかでは世代交代を行い，無性生殖を行う（無性胞子による）場合と

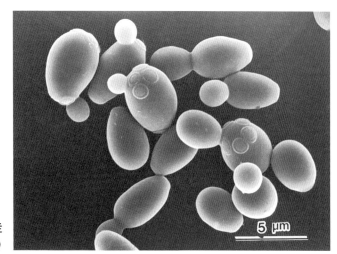

図 5-4　酵母 *Candida albicans* の走査電子顕微鏡像　（西山彌生博士提供）

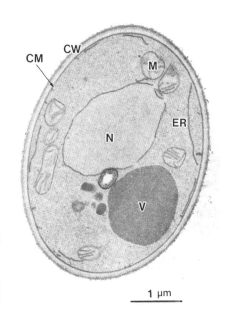

図 5-5　*Candida albicans* の透過電子顕微鏡像（超薄切片像）　（西山彌生博士提供）
細胞内部には真核生物に特有な細胞小器官が認められる．CW：細胞壁，CM：細胞膜，N：核，M：ミトコンドリア，V：液胞，ER：小胞体

有性生殖を行う（有性胞子による）場合がある．

① 無性生殖

　無性生殖によれば，酵母にみられる出芽や分裂，またはアスペルギルス *Aspergillus* 属などのいわゆる「胞子（分生子，無性胞子）」によって，基本的には同一クローンが増殖を続けることができる．このような場合には，その菌を無性世代（アナモルフ，anamorph）または不完全世代（imperfect state）とよぶ．一般的な微生物検査室では，有性世代を形成するための特殊な培養地などは用いられないので，通常臨床的に培養される真菌株は無性世代であることが多い．無性胞子の形成様式（**図 5-6**）は糸状菌の分類と同定の指標として使用されている．

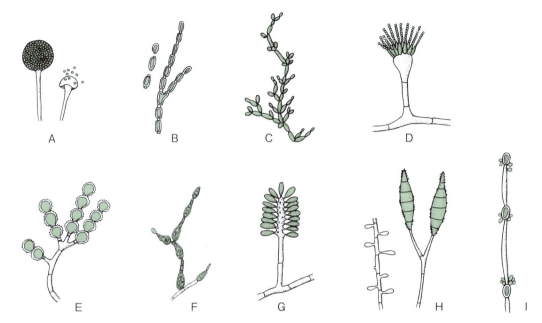

図5-6　病原真菌にみられる種々のタイプの無性胞子（西山彌生博士提供）
A：胞子嚢胞子 sporangiospore，B：分節型分生子 arthroconidia，C：分芽型分生子 blastoconidia，D：フィアロ型分生子 phialoconidia，E：アネロ型分生子 annelloconidia，F：ポロ型分生子 poroconidia，G：シンポジオ型分生子 sympodioconidia，H：アレウリオ型分生子 aleurioconidia，I：厚膜分生子 chlamydospore

② 有性生殖

　一方，多くの真菌（病原真菌ではむしろまれである）は，一定の条件のもとで反対の接合型（a に対しては α，＋に対しては －）を示す菌株と混合培養することによって，減数分裂による遺伝的組換えを経た（配偶子となりうる）有性胞子を形成することができる．このような有性胞子を形成する菌を，有性世代（テレオモルフ，teleomorph）または完全世代（perfect state）とよぶ．

2　真菌の分類

　近年の分子系統解析報告によって真菌は大きく再分類された（**表5-2**）．

3　ヒトの生活と真菌

■ 環境真菌

　　　　真菌の多くは環境中に広く分布し（菌種によっては，耐熱性，耐冷性，耐乾性などに優れたものがある），生態系における分解者としての役割を果たしている．

■ 有用真菌

　　　　直接食用となるキノコや，近年モデル生物として遺伝子研究に用いられている以上に，さまざまな有用産物の産生を通して，深くヒトの生活に寄与している．

5　真菌学　139

表5-2　医真菌（ヒトに病原性を示す真菌）分類表

界	門	亜門	ヒト病原菌の例
真菌 Fungi	子嚢菌門 Ascomycota	タフリナ亜門 Taphrinomycotina	ニューモシスチス・イロベチイ *Pneumocystis jirovecii*
		サッカロミセス亜門 Saccharomycotina	カンジダ・アルビカンス *Candida albicans*
		チャワンタケ亜門 Pezizomycotina	アスペルギルス・フミガツス *Aspergillus fumigatus*
	担子菌門 Basidiomycota	プクキニア亜門 Pucciniomycotina	ロドトルラ・ムキラギノーサ *Rhodotorula mucilaginosa*
		クロボキン亜門 Ustilaginomycotina	マラセチア・レストリクタ *Malassezia restricta*
		ハラタケ亜門 Agaricomycotina	クリプトコックス・ネオフォルマンス *Cryptococcus neoformans*
	ムーコル門 Mucoromycota	ムーコル亜門 Mucoromucotina	リゾプス・アリッス *Rhizopus arrhizus*
	トリモチカビ門 Zoopagomycota	エントモフトラ亜門 Entomophthoromycotina	コニディオボルス・コロナツス *Conidiobolus coronatus*
	ミクロスポリディア門 Microsporidia	上位分類不明 Incertae sedis	エンセファリトズーン・クニクリ *Encephalitozoon cuniculi*

■ 有害真菌

① 微生物災害起因菌

　真菌の高い環境順応性と，さまざまな代謝産物産生能により，アルミやコンピュータ基盤をはじめとした工業製品などの腐食または破損を生じる．

② 病原真菌

　宿主の健康を障害する．医学的には以下にヒトの健康を損なう「感染症起因真菌」について論じ，一部「アレルギー起因真菌」，および「中毒起因真菌」にも触れる．

4 ● 真菌症と原因真菌

　かつて「真菌症」とは，真菌による感染症（特に白癬）をさしたが，今日では病原真菌によって生じるヒトの健康障害を広く「真菌症」とよぶ．真菌症の原因菌は病態ごとに以下のとおり分類される．

■ 感染症起因真菌

　感染によって宿主の臓器・組織を障害する（各論にて論じる）．

■ アレルギー起因真菌

　局所的あるいは全身的に曝露，定着した菌の，菌体成分あるいはその分泌産物によって，アレルギー反応を惹起する．真菌に関連したアレルギーについては，夏型過敏性肺臓炎，真菌をアレルゲンとした気管支喘息や，気管支肺アスペルギルス症をはじめとし

た呼吸器領域のアレルギー疾患がよく知られているが，アレルゲンとなる菌種と抗原性との関係は，いまだ十分に解明されていない．また，少なくとも一部のアトピー性皮膚炎においても真菌がアレルゲンとなっていることが示されている．

■ 中毒起因真菌

菌体，菌体成分，またはその分泌産物の摂取，吸入，あるいは曝露などによって中毒反応を生じる．

① マイコトキシン Mycotoxin（カビ毒）中毒

アスペルギルス・フラブス *Aspergillus flavus* などが産生するアフラトキシン Aflatoxin は自然界で最も強い発がん物質（肝がん）である．またペニシリウム・シトリヌム *Penicilliium citrinum* などが産生するシトリニン Citrinin は戦後海外から輸入された黄変米から検出されたマイコトキシンであり，強い腎毒性を有する．ただし，公衆衛生の向上と関係機関の努力により，わが国においてマイコトキシンによる健康障害は近年ほとんどみられなくなった．

② キノコ中毒

キノコ中毒による死亡率は明らかに減少している．これは近年の救命医療技術の格段の進歩によるところが大きい．ところが，年平均の中毒者数は明治年間から平成に至るまでおおむね同数（最近では年間数十〜200人程）で推移している．これらのほとんどは，原因としてのキノコの誤同定によるものと推察されており，広い意味における真菌学の教育とその機会の必要性を示すものである．原因キノコとしてはツキヨタケ，クサウラベニタケ，およびテングタケ属の順に多く，これらのキノコで食中毒原因キノコのおおむね5割を占める．

5 真菌感染症の分類

真菌感染症は感染部位の解剖学的局在などに基づいて分類されている．

■ 表在性真菌症

感染が体表における表皮角質，付属器などの死組織，または粘膜にとどまるもの．通常真菌が体表から直接侵入することによって生じる．例としては，白癬（皮膚糸状菌症），癜風，黒癬などがある．

■ 深部表在性真菌症

感染が体表の生組織にとどまるもの．組織内に直接侵入できない環境真菌が外傷などに伴って偶発的に接種されることによって生じる場合と，次に述べる深在性真菌症の播種による部分症として生じる場合がある．前者の例としては，スポロトリコーシス，黒色真菌症，角膜真菌症などがあり，後者の例としては皮膚アスペルギルス症，皮膚フサリウム症などがある．

■ 深在性真菌症

感染が血流を含む本来無菌的な体液，および深部臓器に及ぶもの．全身性真菌症，侵襲性真菌症，または内臓真菌症ともよばれる．免疫不全宿主に生じたものを日和見真菌症とよび，国内に存在しない高病原性（健常者にも感染しうる）真菌による感染を地域流行性（輸入）真菌症とよぶ．前者の例としては，肺アスペルギルス症，カンジダ血

症, クリプトコックス脳髄膜炎などがあり, 後者の例としてはコクシジオイデス症, ヒストプラスマ症などがある.

6 ◉ 真菌感染症の疫学

■ 表在性真菌症の疫学

表在性真菌症のなかで医学的に最も頻度が高いものは白癬である.

・日本人口の約 20％ が足白癬, 約 10％ が爪白癬と報告されている.
・ヒトにおける主要病原菌は, *Trichophyton rubrum*（白癬のおおむね 80％）と *T. interdigitale*（おおむね 20％）である.
・わが国の皮膚科新来患者の 13％ 以上が白癬であり, 病型別の頻度としては, 足白癬が約 64％, 爪白癬 20％, 体部白癬 7％, 股部白癬 5％ の順である. 足部皮膚疾患に限ってみれば, その 4 割は足白癬である.

■ 深在性真菌症の疫学

わが国においては日和見真菌症としての発症が圧倒的に多い. 日本病理学会による病理解剖の集計（病理剖検輯報）上, すなわち死亡例としては, おおむね 1970 年以降 1990 年まで深在性真菌症例数は急激に増加し, 現在では全剖検数の 5.1％ を占めるに至った.

1989 年のフルコナゾール市販に伴ってカンジダ症例が急減したが, その後同薬に感受性をもたないアスペルギルス症例が急増し, 現在ではアスペルギルス症に関連した死亡が最も多い. カンジダ症に関連した死亡はこれに次ぐ.

直近のデータによれば, 深在性真菌症に関連した死亡の頻度は全剖検数の 5.1％ に及ぶ.

ただし, 入院患者における深在性真菌症例としては, カンジダ症が最も多いと考えられている. また, エイズ関連疾患として最も多いのはニューモシスチス肺炎であり, これに食道カンジダ症が次ぐ.

7 ◉ 真菌感染症の診断

病巣が直視可能であり, 直接起因菌を検出しうる皮膚真菌症を除けば, 一般に特異的な所見を欠く（深在性）真菌症の診断は容易ではない. そのために, 診断は臨床所見（経過）, 画像所見, 病理組織学的所見, 直接鏡検, 培養同定, 血清学的検査, および遺伝子検査の結果を総合して行うことになる.

そのなかでも, 血清学的検査（血清診断）は早期診断と病勢の評価に効果を発揮し, 診断が困難な症例に対して遺伝子検査（遺伝子診断）が決め手になることもある. 適切な病態の把握に病理学的検索は欠くことができない.

■ 臨床的診断法

国内において問題となる日和見型の深在性真菌症は, 典型的な菌球を形成したアスペルギローマなどを除けば, 一般に特異的所見に乏しいうえに原疾患やほかの二次的感染症の症状によって修飾されるため, 臨床的診断が一般に困難である. そのなかで, 症例

の経過（免疫抑制の程度，抗菌薬の投与履歴，カテーテル管理歴など）から本症発症を推定することは可能である．すなわち，本症診断の鍵は本症発症を念頭に置くことにある．また，近年の画像診断技術（CT および MRI）の向上に伴い，従来生前診断が困難であった肺アスペルギルス症やムーコル症の早期診断と治療が可能となるケースが増加している．

■ 顕微鏡的診断法

顕微鏡検査には，直接鏡検と細胞診がある．真菌感染症を疑い，かつ検体量に問題がなければ検体の培養に併せて両者の施行が推奨される．直接鏡検としては，通常のグラム染色のみによっても多くの真菌を検出することが可能である．また，蛍光顕微鏡を使用できる環境にあれば，蛍光染色によって簡便に検出感度の向上が期待できる．実際上培養できないため，遺伝子診断による検出に頼らざるをえないニューモシスチスについても，ライト・ギムザ染色などによって迅速な検出が可能である．

■ 血清学的診断法

血清学的検査法は，真菌そのものではなく菌体成分または代謝産物を生化学的または免疫学的に検出する（**表5-3**）．本法はけっして顕微鏡検査法や培養検査法の代わりになる検査法ではなく，単独で確定診断（真菌症の確定・原因菌の同定）には至らないが，検体中に含まれる原因菌を推定し経験的治療を行うための有力な根拠を迅速に提供できる．検体としては患者からの血清または血漿を用いるが，場合によっては髄液，気管支洗浄液や胸水などの体液を用いる．

① （1 → 3)-β-D-グルカン ［細胞壁の主要多糖］

広範囲の真菌感染症原因菌を検出できるスクリーニング検査法として有用である．ただし，細胞壁の周囲が厚い莢膜に包まれた細胞を有するクリプトコックス症原因菌の検出が時に困難であり，細胞壁に（1 → 3)-β-D-グルカンを有さないムーコル症原因菌の検出はできない．一部の透析膜による血液透析施行下，菌体製剤投与下，血液製剤投与下，および一部の細菌感染において偽陽性を呈する場合がある．

② アスペルギルス抗原 ［細胞壁ガラクトマンナン抗原］

おおむねアスペルギルス症原因菌を特異的に検出できることから，アスペルギルスの血清診断法として活用されている．偽陽性となる因子としては，移植片対宿主病における経管栄養剤，ほかの病原真菌および細菌の一部による感染症が知られている．

③ クリプトコックス・ネオフォルマンス抗原 ［莢膜グルクロノキシロマンナン抗原］

感度・特異度に優れているが，交差反応としてトリコスポロン症原因菌も検出される．

④ カンジダ抗原 ［細胞壁マンナン抗原］

感度に問題はあるが，多くのカンジダ症原因菌を特異的に検出する．カンジダ・グラブラータおよびカンジダ・クルーセイなどによるカンジダ症では，反応が不良となる．

■ 微生物学的診断法

感染症診断の基本は病原体の分離培養・同定に基づいた微生物学的診断法であり，本法によって起因菌種に応じた適切な治療法の選択が可能となる．したがって，培養陽性率は一般に低く菌種同定には時間がかかるが，その実施に努める必要がある．臨床検体の直接鏡検により，診断の感度と迅速性の向上は期待できる．予想される原因菌に応じて適切な培地（**表5-4**）を使用し，27℃（室温も可）と37℃の2温度にて，最低限1〜

5 真菌学 143

表5-3 深在性真菌症に対する主要血清診断法

対象疾患	検出対象	方法	キット（製造または販売元）
真菌症全般	(1→3)-β-D-グルカン	発色合成基質法 （カイネティック）	ファンギテックGテストMKⅡ （ニッスイ）
		比濁時間分析法 （カイネティック）	β-グルカンテストワコー （和光純薬）
		発色合成基質法 （エンドポイント）	β-グルカンテストマルハ（マルハ）
カンジダ症	細胞壁マンナン抗原	ELISA	ユニメディカンジダ（ユニチカ）
		フロースルー型 EIA	シカファンギテストカンジダ（関東化学），ユニメディ「カンジダ」モノテスト（極東製薬工業）
アスペルギルス症	細胞壁ガラクトマンナン抗原	ELISA	プラテリアアスペルギルス （富士レビオ）
クリプトコックス症	莢膜グルクロノキシロマンナン抗原	逆受身ラテックス凝集反応	セロダイレクト"栄研"クリプトコックス（栄研化学）
		逆受身ラテックス凝集反応	パストレックスクリプトプラス （バイオラッドラボラトリーズ）

表5-4 深在性真菌症起因菌の培養に用いる寒天培地と発育可能な菌種

培地	発育可能な菌種	特徴
クロラムフェニコール添加ポテト・デキストロース寒天培地	全菌種 （Malassezia 属*の大部分と Pneumocystis 属を除く）	一般的に用いられる非選択培地であるが，ポテト・デキストロース寒天培地のほうが一般に発育支持がよい
クロラムフェニコール添加サブロー・デキストロース寒天培地		
血液寒天培地		Histoplasma など，発育不良な二形性真菌を無菌的検体から分離する場合に用いる
ブレイン・ハート・インフュージョン（BHI）寒天培地		
病原酵母鑑別用酵素基質培地（クロモアガー Candida™，Vi-Candida™ など）		主要 Candida 属菌種については，発色によって菌種の鑑別が可能．ほかの多くの菌種発育を支持するが，コロニーの肉眼的所見は典型的ではないので注意が必要
シクロヘキシミド添加サブロー・デキストロース寒天培地（マイコセル™等）	大部分の Candida と白癬菌	Aspergillus 属など，多くの糸状菌の発育を抑制するので注意が必要

* Malassezia 属は，時にカテーテル感染の起因菌となることが知られているが，一般の培地では十分な発育が認められない．培養平板上に酵母による微細なコロニーが認められた場合には，オリーブオイルなどを重層することによって，本菌の発育を支持できる場合がある．

　2週間，可能なら4週間程度の観察（室温も可）を行う．培地は抗菌薬を添加したサブロー・デキストロース寒天培地かポテト・デキストロース寒天培地を用いるが，想定さ

表5-5 国内において発売されている白癬治療用外用抗真菌薬とその発売年

系統	一般名	商品名	国内発売年
アゾール系 azole class	クロトリマゾール clotrimazole	エンペシド™ ほか	1976
	ミコナゾール miconazole	フロリードD™ ほか	1980
	塩酸クロコナゾール croconazole hydrochloride	ピルツシン™	1986
	硝酸イソコナゾール isoconazole nitrate	アデスタン™ ほか	1982
	硝酸エコナゾール econazole nitrate	パラベール™	1981
	硝酸オキシコナゾール oxiconazole nitrate	オキナゾール™	1986
	硝酸スルコナゾール sulconazole nitrate	エクセルダーム™	1986
	ビホナゾール bifonazole	マイコスポール™ ほか	1987
	塩酸ネチコナゾール neticonazole hydrochloride	アトラント™	1993
	ケトコナゾール ketoconazole	ニゾラール™ ほか	1993
	ラノコナゾール lanoconazole	アスタット™	1994
	ルリコナゾール luliconazole	ルリコン™	2005
	エフィナコナゾール efinaconazole	クレナフィン™	2014
モルホリン系 morpholine class	塩酸アモロルフィン amorolfine hydrochloride	ペキロン™	1994
チオカルバミン酸系 thiocarbamate class	トルナフタート tolnaftate	ハイアラージン™ ほか	1962
	リラナフタート liranaftate	ゼフナート™	2001
ベンジルアミン系 benzylamine class	塩酸ブテナフィン butenafine hydrochloride	ボレー™ ほか	1992
アリルアミン系 allylamine class	塩酸テルビナフィン terbinafine hydrochloride	ラミシール™ ほか	1993
ピリドン誘導体 pyridonederivative	シクロピロクスオラミン ciclopirox olamine	バトラフェン™	1981

内用抗白癬薬：azole 系のイトラコナゾール itraconazole，ラブコナゾール ravuconazole，ならびに allyl-amine 系の terbinafine に限られる．

れる菌種によってはそのほかの培地も用いる．酵母に対しては，呈色培地も頻用されており，複数菌種の混合培養からおのおのの原因真菌を鑑別する際には有用である．ただし，呈色培地上の色調のみによって菌種を同定することはできない．

■ 遺伝子診断法

遺伝子検査法はいずれも保険適用がなく研究的色彩が強い検査法であるが，前述の各種検査法によって結論が得られない場合には PCR（ポリメラーゼ連鎖反応）法，LAMP（ループ介在性等温増幅）法，および各種塩基配列解析法に基づいた遺伝子診断（遺伝子検査）法が決め手になることもある．

8 真菌感染症の治療

■ 薬物療法

真菌症の治療は，基本的に抗真菌化学療法による．前述のとおり，ヒトと真菌は互いに細胞の構造や代謝系などが似通っているので，結果的に真菌のみに選択的毒性を示す

表 5-6　国内において発売されている深在性真菌症治療用抗真菌薬とその発売年

クラス	一般名	商品名	国内発売年	備考
ポリエン系 polyeneclass	アムホテリシン B amphotericin B	ファンギゾン™ ほか	1962	
	リポソーマルアムホテリシン B liposomal amphotericin B	アンビゾーム™	2006	アムホテリシン B の脂質製剤
フルオロピリミジン系 fluorinated pyrimidine class	フルシトシン flucytosine	アンコチル™ ほか	1979	
アゾール系 azole class	フルコナゾール fluconazole	ジフルカン™ ほか	1989	
	ホスフルコナゾール fos-fluconazole	プロジフ™	2004	フルコナゾールのプロドラッグ
	イトラコナゾール itraconazole	イトリゾール™ ほか	1993	
	ミコナゾール miconazole	フロリード F™ ほか	1986	
	ボリコナゾール voriconazole	ブイフェンド™	2005	
キャンディン系 echinocandidnclass	ミカファンギン micafungin	ファンガード™	2002	
	カスポファンギン caspofungin	カンサイダス™	2012	

薬剤の開発は容易ではない．このような限界のなかにあっても良好な抗菌活性を示す多くの抗真菌薬が開発・市販されている．

① 表在性真菌症治療薬

白癬の治療に用いられる外用抗真菌薬は，外用であることによってある程度の安全性が保障されているために，内用抗真菌薬に比較して多くの薬剤が利用可能である（**表5-5**）．しかし，内用抗真菌薬の開発は困難であり，白癬に対しては現行 3 薬に限られる．

② 深在性真菌症治療薬

内用抗真菌薬が最も重要な役割を果たすべき深在性真菌症治療薬にしても，国内で使用可能なものはわずか 4 系統 10 薬（**表5-6**）である．菌種によって抗真菌薬に対する感受性が異なることから，抗真菌活性が期待できる抗真菌薬を主要病原真菌別に 3 段階の有効性で**表5-7**に示した．表には示さないが，白癬菌においても一部の菌株がテルビナフィンに耐性を示すことが知られている．この表を見ると，一部あるいはほとんどの抗真菌薬に対して感受性を示さない菌種・属があることがわかる（自然耐性または 1 次耐性）．したがって，抗真菌化学療法施行上は確実な菌種同定が不可欠であるうえに，これらの低感受性菌種による感染であることが明らかになれば，適切な治療法の選択を考慮しなければならない．またこれらとは別に，本来当該抗真菌薬に対して感受性が高いとされている菌種内で出現した，著しく低感受性（誘導耐性または 2 次耐性）の菌株も問題となっている．これらの菌を鑑別するためには，抗真菌薬感受性測定法の施行が不可欠である．

表5-7　主要病原真菌と抗真菌活性が期待できる抗真菌薬対応表

門	属	種	抗真菌薬					
			AMPH-B	FLCZ	ITCZ	VRCZ	MCFG/CPFG	5-FC
子嚢菌	カンジダ属	*Candida albicans*	○	○	○	○	○	△
		Candida tropicalis	○	△	△	○	○	△
		Candida parapsilosis	○	○	○	○	△	△
		Candida glabrata	○	△	△	△	△	△
		Candida krusei	○	×	△	○	○	△
		Candida lusitaniae	△	△	△	△	△	×
		Candida guillierumondii	△	△	△	△	△	×
	ニューモシスチス属	*Pneumocystis jirovecii*	×	×	×	×	①	×
	アスペルギルス属	*Aspergillus fumigatus*	○	×	○	○	○	×
		Aspergillus flavus	△	×	○	○	○	×
		Aspergillus niger	○	×	△	○	○	△
		Aspergillus terreus	△	×	○	○	○	△
	スケドスポリウム属	*Scedosporium apiospermum*	△	×	×	△	×	×
		Scedosporium prolificans*	×	×	×	×	×	×
	フサリウム属	*Fusarium solani* 他	△	×	×	△	×	×
担子菌	トリコスポロン属	*Trichosporon asahii* 他	△	○	○	○	×	×
	クリプトコックス属	*Cryptococcus neoformans* 他	○	△	○	○	×	△
ムーコル	リゾプス属	*Rhizopus arrhizus* 他	△	×	×	×	×	×
	カニングハメラ属	*Cunninghamella bertholletiae* 他	△	×	×	×	×	×
	ムーコル属	*Mucor circinelloides* 他	△	×	×	×	×	×
	リクテイミア属	*Lichtheimia corymbifera* 他	△	×	×	×	×	×

AMPH-B, AmphotericinB; FLCZ, Fluconazole; ITCZ, Itraconazole; VRCZ, Voriconazole; MCFG, Micafungin; 5-FC, Flucytosine　* 現在，Lomentspora prolificans とよばれる.
○：おおむね抗真菌活性が期待できる．△：菌株によって，または用量依存的に抗真菌活性が期待できる場合がある．×：抗真菌活性は期待できない．①：理論上および動物実験によって活性が示される.

■ 外科的療法

　　病型によりまた抗真菌薬に対する感受性によって，抗真菌化学療法に限界がある場合が少なくない．病変が限局しており全身状態を勘案しても外科的切除の適応となりうる症例に関しては，病巣の摘出が最も期待できる根治療法である.

■ 温熱療法

　　スポロトリコーシスでは，使い捨てカイロを用いた温熱療法が用いられる場合がある.

■ 免疫療法

　　地域流行性（輸入）真菌症の流行地居住者には特異的免疫が成立していると考えられているが，今日までヒトの臨床に応用可能な免疫療法はない.

2 真菌学各論

1 単細胞発育を示す子嚢菌門の真菌

(1) カンジダ *Candida* 属とカンジダ症

● **分類**

カンジダ属は，サッカロミセス亜門，サッカロミセス目 Saccharomycetales に属する酵母であり，パン酵母，清酒酵母などとして知られるサッカロミセス・セレビシエ *Saccharomyces cerevisiae* と近縁である．主要病原菌種は，カンジダ・アルビカンス *Candida albicans*（137頁：図 5-4, 5-5），カンジダ・トロピカリス *C. tropicalis*，カンジダ・パラプシローシス *C. parapsilosis*，カンジダ・グラブラータ *C. glabrata*，カンジダ・ギリエルモンディ *C. guilliermondii*，およびカンジダ・クルーセイ *C. krusei* など数種類であり，臨床検体からの分離頻度もおおむねこの順で分離される．

● **生物学的性質**

カンジダ属酵母は広く湿潤環境中に生育しているが，カンジダ・アルビカンスをはじめとする病原カンジダの多くはヒトの皮膚粘膜における常在菌であり，ヒトの存在しない環境からはほとんど分離できない．しかし，一部の病原カンジダは環境菌であると考えられている．

本属菌種はサッカロミセス・セレビシエと同様に好気呼吸のみならず，アルコール発酵による嫌気呼吸が可能である．

● **形態**

本属の菌は寒天培地上でクリーム状のスムースまたはラフ状のコロニーを形成する．顕微鏡的には，出芽によって生殖する球形から卵形の単細胞真菌（出芽酵母）であるが，カンジダ・グラブラータ以外の菌種はソーセージ状の仮性菌糸を形成する．例外的に，カンジダ・アルビカンスでは特徴的な発芽管（図 5-7）および厚膜分生子形成を示す．カンジダ・グラブラータは，ほかのカンジダに比較して細胞が小型であり，仮性菌糸を形成しない．カンジダ・クルーセイは，大きく小判状の形態を示す．

● **分離・同定・検出**

臨床検体などの顕微鏡観察により，出芽酵母または仮性菌糸を認めることにより，本属を推定できる．ただし，菌種同定のためには培養が必要である．

本属酵母の同定は一般に生化学的性状検査による．リボソーム RNA 遺伝子の塩基配列解析や質量分析による同定も行われる．

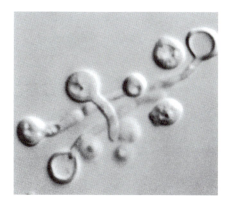

図 5-7　血清中でみられる *Candida albicans* の発芽管 germtube（ノマルスキー像）　　（西山彌生博士提供）

● **病原性**

　　・カンジダ・アルビカンスが BSL2 に規定されている.

　　・本菌は常在菌として局所に定着している場合には酵母形として発育しているが，感染時には仮性菌糸状の発育を示し，組織に侵入することが知られている.

● **カンジダ症**

　　カンジダ症は，本属酵母による日和見感染症として発症する．病型としては，表在性カンジダ症と，深在性カンジダ症に大別される.

① 表在性カンジダ症

　　湿潤部の皮膚に生じる皮膚カンジダ症や爪カンジダ症，おむつかぶれとしてみられる乳児寄生菌性紅斑などの皮膚カンジダ症と，鵞口瘡を生じる口腔カンジダ症，腟外陰部カンジダ症などの粘膜カンジダ症がある．また，特殊な病態として慢性粘膜皮膚カンジダ症が知られている.

② 深在性カンジダ症

　　日和見真菌症として，消化管カンジダ症（食道・胃カンジダ症）や，カンジダ血症にはじまり，全身諸臓器・組織に播種感染する．本症の臨床所見は，多くの場合，原疾患に続発する抗細菌薬不応の熱発に過ぎないため，早期診断が困難である．好中球数が保たれたカンジダ血症では，比較的高率にカンジダ性眼内炎を併発することが知られているので，視力予後の点で留意する.

　　カンジダ症の診断の決め手は，病態から本症発症を疑い，病巣検体からの分離培養と同定を得ることにある．しかし，顕微鏡検査，血清診断法（血清 β グルカン値，および血清カンジダ抗原），または臨床経過によって診断されるケースも少なくない.

　　本症の危険因子は免疫低下，正常菌叢の攪乱，および解剖学的バリアの破壊であり，これらの問題が解決しないかぎり再燃・再発を繰り返す.

● **薬剤感受性・予防・治療**

　　カンジダ属は，深在性真菌症治療薬に対して比較的良好な感受性を示すが，菌種によって以下の特徴を認める.

　　①アムホテリシン B 脂質製剤に対しては，カンジダ・ルシタニエ *Candida lusitaniae* を除いて，一般に良好な感受性を示す.

　　②アゾール系では，ボリコナゾールおよびイトラコナゾールに対する感受性は全般的に良好であるが，フルコナゾールに対しては，カンジダ・クルーセイが自然耐性を示し，カンジダ・グラブラータも低感受性を示す株がある.

　　③キャンディン系抗真菌薬に対する感受性も全般的には良好であるが，カンジダ・パラプシローシスの感受性がやや劣ることが知られている.

　　本症の発症が疑われる場合は，病態に応じて可能なかぎり危険因子を排除（中心静脈カテーテル関連の真菌血症が疑われる場合はカテーテルを抜去するなど）する必要がある．そのうえで，抗真菌剤の投与を行う.

● **疫学**

　　・表在性カンジダ症の頻度は高いが，外用抗真菌薬によって比較的容易に治療される.

　　・深在性カンジダ症は，わが国で最も発生率が高い日和見型深在性真菌症であるが，

真菌血症の診断が比較的容易であることと，抗真菌薬に対する反応性が比較的良好であることから，アスペルギルス症に比較して死亡率は低い．

・病原カンジダ種は施設ごとに起因菌の分離頻度が異なる場合もあるので，日頃から疫学的データの蓄積と解析が必要となる．

(2) ニューモシスチス・イロベチイ *Pneumocystis jirovecii* とニューモシスチス肺炎

● 分類

タフリナ亜門 Taphrinomycotina，ニューモシスチス菌綱 Pneumocystidomycetes，ニューモシスチス目 Pneumocystidales に属する単細胞の真菌であり，近縁種にはシゾサッカロミケス綱 Schizosaccharomycetes に属する分裂酵母（*Schizosaccharomyces pombe*）がある．

ヒトにおける感染の原因菌はニューモシスチス・イロベチイ *Pneumocystis jirovecii* に限られる．かつて本菌名であったニューモシスチス・カリニ *P. carinii* は，ラットを宿主とする別菌種名となった．本属菌種には，少なくとも数種が知られているが，おのおの特定の宿主にしか感染しない．

● 生物学的性質・形態

一般に実施できる本菌の培養法は確立されていない．また，ヒトに対する絶対寄生菌（常在菌）であり，環境中では発育できないものと考えられている．

検鏡上，小型（1〜3 μm）の栄養体（9割以上を占める）と，厚い細胞壁を有するやや大型（5〜8 μm）のシストを認める．シストには8個の胞子が含まれており，これが発芽して栄養体となる．また，栄養体は2分裂によって増殖することができる．

● 分離・同定・検出

本菌は培養できないことから，顕微鏡観察によって検出し，形態学的に同定する．PCR などによる遺伝子検出系も利用できる．

特異的ではないが，シスト細胞壁は豊富に（1 → 3）–β–D– グルカン（BD）を含有することから，BD の高値によって本菌感染を検出することが可能である．

● 病原性・ニューモシスチス肺炎

本菌は BSL1 であり，呼吸障害，発熱，および乾性咳嗽を呈するニューモシスチス肺炎（Pneumocystis pneumonia：PCP）を生じる．

ヒト肺内において，ニューモシスチスはⅠ型肺胞上皮に定着し，本菌自体の組織障害性は乏しい．したがって PCP の病態は，宿主免疫担当細胞によって惹起された，本菌に対する過剰な炎症反応に起因する肺組織障害によるものと考えられる．

そのため，免疫能が低下した HIV 感染者において，PCP は進行が緩慢であり，予後は比較的良好である．また，検体中の菌量も多く，血清 BD も（時に著しく）高い傾向を示すことから確定診断は比較的容易である．

一方，非 HIV 感染者における PCP は，HIV 症例に比較して進行が急速であり，より予後が悪い．検体中菌量は少なく，検出が困難であり，血清 BD も軽度の上昇にとどまることが多い．一方，本菌感染症は，まれに肺外播種病変を認めることがある．

● 薬剤感受性・治療・予防

本菌は，ST 合剤，ペンタミジン，およびアトバコンに感受性を示し，治療に用いられる．一方，多くの抗真菌薬に感受性を示さない．これは，多くの抗真菌薬が一般的な

真菌細胞膜における主要ステロールであるエルゴステロール合成経路を標的としているのに対して，本菌のステロールはコレステロールであることによって説明されている．

ただし，抗真菌薬のなかでは，BDの合成を阻害するキャンディン系抗真菌薬のみに，部分的な感受性を示す．これは，シストがBDからなる細胞壁を有することから説明される．しかし，栄養体は感受性を示さないことなどから，治療には使われない．

集団発生の恐れがある腎移植患者などに本菌感染を認めた場合は，隔離などの曝露予防，予防投与（ST合剤など）の可能性を検討する．

● 疫学

PCPは今日もエイズの指標疾患のひとつであり，その40〜50％を占めることから気道検体から本菌を検出した際には注意を喚起する．

本症は非HIV感染者においても，易感染宿主にみられる．とりわけ，生物学的製剤の導入に伴って，近年では関節リウマチ（RA）症例の感染比率が増加している．また，腎移植患者における集団感染の事例は，全世界から報告されている．

PCPは，深在性真菌症としては例外的にヒトからヒトへと直接的に（おそらくは空気を介して）伝播する．また，本菌を保菌している医療従事者から，感受性のある易感染宿主に対してPCPを媒介している可能性も否定できない．一方，本菌感染と土壌などの環境曝露との関連を示す論文もあり，環境が少なくとも一時的なリザーバーとなっている可能性も否定できない．その際の感染因子は，シストと考えられている．

2 糸状発育を示す子嚢菌門の真菌

（1）アスペルギルス *Aspergillus* 属とアスペルギルス症

● 分類

アスペルギルス属の糸状菌は，チャワンタケ亜門Pezizomycotina，ユーロチウム目Eurotiales，マユハキタケ科Trichocomaceaeに分類される．主要菌種としては，アスペルギルス・フミガツス *A. fumigatus*，アスペルギルス・ニゲル *A. niger*，アスペルギルス・フラブス *A. flavus*，およびアスペルギルス・テレウス *A. terreus* がある．清酒醸造などに利用されるコウジカビ（麹菌，アスペルギルス・オリザエ *A. oryzae*）も本属真菌である．

● 生物学的性質

・アスペルギルス属の真菌は，世界中の土壌を中心とした環境中に広く生息する菌であり，建築物や屋内環境からも多く見出される．その分生子は空気中に豊富に飛散している．

・環境真菌の多くは，発育の至適温度が25℃前後であり，湿度は50％以上を必要とするが，感染の原因菌となる主要アスペルギルス属は，40〜50℃程度の温度に耐えて発育が可能である．また，菌種にもよるが，比較的乾燥条件下にも発育する．

・本菌は通常，分生子による無性生殖によって増殖するが，有性世代が知られている菌種では有性胞子による生殖も可能である．

● 形態

ポテト・デキストロース寒天培地などにおいて特徴的な分生子頭を形成する糸状菌で

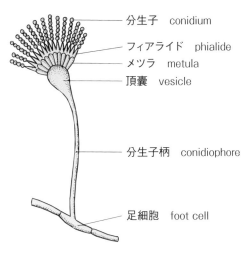

図 5-8 *Aspergillus* 属の基本形態
（西山彌生博士提供）

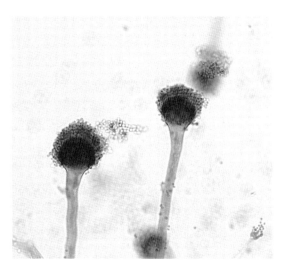

図 5-9 *Aspergillus fumigatus* の培養形態
（西山彌生博士提供）

あり，肉眼的には分生子に由来するさまざまな色調を認める．

顕微鏡的には，菌糸から垂直に伸びた分生子柄の先端が膨大した頂嚢となり，その上に分生子の着生を伴った単層，または複層フィアライドを形成することが特徴である（図5-8）．

病理組織上は，Y字形分岐を示す真菌として有名だが，この病理所見は多くの糸状菌に共通する像であり，アスペルギルス属に限らない．

● 分離・同定・検出

本菌は，臨床検体などを培地上に分離培養した後，一般に分生子頭の形態（図5-8，5-9）に基づいて同定される．

また，臨床検体の顕微鏡観察によって本菌の菌糸が検出される場合があるが，菌種同定に至ることはまれである．

血清診断法としては，本菌の細胞壁構成要素であるガラクトマンナン抗原を検出するキットが臨床的に使用されているが，本キットは本菌のほかにペニシリウムや一部の担子菌酵母も交差反応を示すことに留意する必要がある．広範囲の真菌細胞壁構成要素である，$(1\rightarrow3)$-β-D-グルカン検出法は，本菌感染症においても有用である．

● 病原性・アスペルギルス症

本属のうち，アスペルギルス・フミガツスのみがヒトに対してBSL2である．ただし，菌株によってアフラトキシンを産生するアスペルギルス・フラブスをはじめとして，さまざまなマイコトキシンを産生する本属の菌株があり，BSL2扱いとされる．

環境中に発育している本属の分生子を吸入し，感染し，または感作されることによってアスペルギルス症の各種病態を生じる．アスペルギルス属の分生子は，疎水性で小型（2〜4μm）であるため，吸入された場合は肺胞に到達することから，肺が病巣となることが多い．本症の病型としては，大きく次のものがある．

① **慢性肺アスペルギルス症 chronic pulmonary aspergillosis（アスペルギローマ aspergilloma）**

結核などによる空洞に好発する感染症．臨床症状としては，微熱，咳嗽，喀痰，および喀血が一般的であるが，訴えのない症例も少なくない．画像上臨床診断は容易であるが，起因菌同定のためには喀痰，気管支洗浄液などの培養が必須である．血清診断としては，抗体検査が有用であるが，血清抗原は通常検出されない．長期にわたって無症状で経過する例が多いが，根治できないかぎり進展し，浸潤（侵襲性への移行）または喀血により死亡することが多い．

② **侵襲性肺アスペルギルス症 invasive pulmonary aspergillosis**

免疫能低下時に日和見感染症として発症する．臨床症状は，熱発，咳嗽，喀痰，血痰，胸痛，および呼吸困難があげられる．肺が原発感染臓器となるが，宿主の感染防御能が劣る場合には血行による全身臓器への播種（播種性アスペルギルス症 disseminated aspergillosis）をきたす．この場合は，治療抵抗性であり，急速かつ致命的な臨床経過をとる．生前診断は困難であるが，胸部 CT 所見，ならびに血清診断法が診断上有効である．

③ **アレルギー性肺アスペルギルス症 allergic bronchopulmonary aspergillosis**

多くの場合気管支喘息に続発し，気道内に発育したアスペルギルス抗原に対するさまざまな免疫反応を生じる病態である．反復する喘息発作と発熱をきたす．喀出痰中または気管支鏡検査にて，アスペルギルス菌糸や好酸球塊を含んだ粘液栓子を認める．

そのほかの病型として，易感染宿主では副鼻腔アスペルギルス症 *Aspergillus* sinusitis，または全身播種に伴う中枢神経，そのほか諸臓器，および皮膚におけるアスペルギルス症が知られている．健常人においても外耳道アスペルギルス症 *Aspergillus* otitis externa を認めることがある．診断は病理組織および培養による．

● **薬剤感受性**

・本属の菌種は一般に，ポリエン系のアムホテリシン B amphotericin B およびその脂質製剤，アゾール系ではボリコナゾール voriconazole およびイトラコナゾール itraconazole，キャンディン系ではミカファンギン micafungin およびカスポファンギン caspofungin に感受性を示す．

・アスペルギルス・ニゲルはイトラコナゾールに，アスペルギルス・テレウスはアムホテリシン B およびその脂質製剤に低感受性を示す傾向がある．

・いずれの菌種もフルコナゾール fluconazole には感受性を示さない．

● **疫学**

・一般にヒトにおける感染症の原因となる菌種としては，アスペルギルス・フミガッスが最も多く，アスペルギルス・ニゲル，アスペルギルス・フラブス，およびアスペルギルス・テレウスなどによる感染がこれに次ぐ．わが国では，諸外国に比較してアスペルギルス・ニゲルによる感染例が多い．複数菌種による感染もまれではない．

・わが国の病理剖検輯報に基づいた報告によれば，内臓真菌症としてのアスペルギルス症は，1993 年以降，それ以前に内臓真菌症の原因菌として最多であったカンジダ属と頻度を逆転し，今日も真菌症剖検症例中最も頻度が高い．直近のデータでは本症の頻度は全真菌症剖検症例の半数近くを占める．この原因は，全般的な免疫低下宿主の

5　真菌学　153

増加に加えて，1989 年に市販されたフルコナゾール（カンジダ属の多くは感受性だが，アスペルギルス属は自然耐性を示す）の多用に求められている．

以上より，アスペルギルス症は，現在わが国で最も死亡率例が多い真菌症となっている．

・一方，海外の病院統計によれば，侵襲性アスペルギルス症は漸増しているものの，カンジダ血症の頻度に比較するとその 5 割程度にとどまる．これは，治療によって治癒した感染症例（侵襲性アスペルギルス症に比較して，カンジダ血症は治療により救命しやすい）を含めた退院時の医療情報に基づいていることから，より実臨床を反映しているものと考えられる．

● 予防

・本症起因菌は，建築物，上水道，製氷機などにも多く生育しており，また病院の増改築時に症例が増加することが知られている．

・侵襲性肺アスペルギルス症の絶対的な危険因子は，宿主免疫能の低下である．したがって，本症予防の決め手は宿主免疫の正常化にほかならないが，これがただちに困難な場合は院内における感染源への曝露を可能なかぎり排除することが必要である．

・本症の患者間における本症起因菌の伝播，または感染は一般に生じないことから，隔離は必要ない．

● 治療

本症の治療は，病型によって異なる．

・慢性肺アスペルギルス症に対しては，病変が限局し，残存肺が健常であるかぎり外科的切除が最も効果的であるが，手術不能例では必要に応じてイトラコナゾールの内用，あるいはアムホテリシン B 脂質製剤，ミカファンギン，またはカスポファンギンの点滴静注を行う．

・侵襲性肺アスペルギルス症では，アムホテリシン B 脂質製剤，あるいはボリコナゾールの点滴静注を行う．アレルギー性肺アスペルギルス症には，ステロイドとイトラコナゾールを内用する．

・表在性真菌症としての各病型に対しては以下のとおりである．

　①易感染宿主に発症した副鼻腔アスペルギルス症の治療は，侵襲性肺アスペルギルス症に準ずる．

　②免疫正常者に発症した，皮膚アスペルギルス症，および外耳道炎については，壊死物質の除去と清浄化，ならびに抗真菌薬の外用を行う．

　③外傷に伴う皮膚アスペルギルス症に対しては，隠れた免疫異常に留意しつつ，必要に応じてイトラコナゾールの内用を考慮する．

(2) 白癬菌と白癬

● 分類

白癬菌は，皮膚糸状菌 dermatophyte ともよばれる．チャワンタケ亜門 Pezizomycotina，ホネタケ目 Onygenales に属する菌であり，きわめて近縁関係にある 3 属：トリコフィトン *Trichophyton* 属，ミクロスポルム *Microsporum* 属，ナニッチア *Nannizzia* 属およびエピデルモフィトン *Epidermophyton* 属などからなる．主要菌種を**表 5-8** に示した．本分類群の菌は，生態学的には**表 5-8** に示されるように，

　①おおむねヒトにのみ感染する人寄生菌 anthropophilic dermatophytes

表 5-8　主要白癬菌の生態学的分類と宿主

生態学的分類	菌名	主な宿主
人寄生菌 anthropophilic dermatophytes	トリコフィトン・ルブルム Trichophyton rubrum	ヒト
	トリコフィトン・インテルジギターレ T. interdigitale（T. mentagrophytes）	
	トリコフィトン・ビオラセウム T. violaceum	
	トリコフィトン・トンスランス T. tonsurans	
	トリコフィトン・シェーンライニイ T. shoenleinii	
	ミクロスポルム・フェルギネウム Microsporum ferrugineum	
	エピデルモフィトン・フロッコスム Epidermophyton floccosum	
好獣菌 zoophilic dermatophytes	トリコフィトン・メンタグロフィテス T. mentagrophytes	ウサギ, モルモット, マウス, ラット, イヌ, ネコ
	トリコフィトン・ベルコスム T. verrucosum	ウシ
	ミクロスポルム・カニス M. canis	ネコ, イヌ
土壌菌 geophilic dermatophytes	ナニッチア・ギプセア Nannizzia gypsea（M. gypseum）	ネコ, イヌ, ウシ, ラット, 鶏, など

②自然宿主として各種の動物に寄生しているが，ヒトにも感染する好獣菌 zoophilic dermatophytes

③土壌に生息し，ヒトに感染する土壌菌 geophilic dermatophytes

に分類される．

● **生物学的性質**

ケラチンを唯一の窒素源として利用しうる菌であり，付着した皮膚角質などの基質表面から直接的に侵入し，感染しうる．人寄生菌以外の菌種は，有性生殖能をもつものが多い．

● **形態**

サブロー・デキストロース寒天培地上の発育形態は，肉眼的には白色からベージュ色を呈する綿毛状の発育を示し，分生子形成が豊富な場合は粉状を呈する糸状菌である．スライドカルチャー像では，**図 5-10～5-12** に示されるように特徴的な大分生子または小分生子の形態と着生の様式を示す．

● **分離・同定・検出**

本菌は，一般に上述の形態に基づいて同定されているが塩基配列解析による同定も有用である．ただし，臨床検体からの菌の分離率は必ずしも高くない．臨床検体からは，鱗屑，病爪，または病毛などを水酸化カリウム（KOH）にて溶解後，顕微鏡観察によって菌体を証明する．

● **病原性・感染症**

トリコフィトン属：トリコフィトン・メンタグロフィテス T. mentagrophytes，トリコフィトン・ベルコスム T. verrucosum，およびミクロスポルム・カニス M. canis ならびに関連菌が BSL2 と規定されている．本菌による皮膚角質・附属器（爪，毛）の感

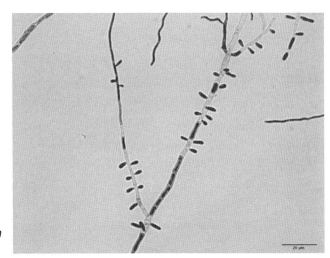

図5-10　*Trichophyton rubrum*
小分生子

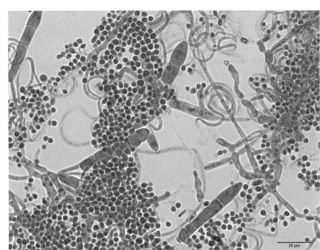

図5-11　*Trichophyton interdigitale*
大分生子，小分生子とらせん菌糸

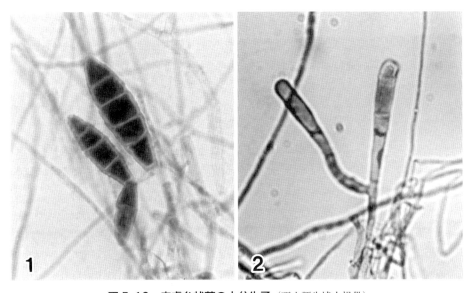

図5-12　皮膚糸状菌の大分生子（西山彌生博士提供）
(1) *Nannizzia gypsea* の大分生子．紡錘形の大分生子内は 4～5 の細胞に仕切られている．
(2) *Epidermophyton floccosum* の大分生子．菌糸先端に棍棒状の大分生子が形成されている．

染症として，白癬を生じる．本菌の感染が深部皮膚または全身に及ぶことはまれである．また，白癬菌のなかでも，一般に土壌菌や好獣菌はヒトに感染するが，人寄生菌がほかの動物に感染することはきわめてまれである．

● **病型**

・浅在性白癬 tinea superficialis（白癬の大部分を占める）は，感染部位によって以下の病型を認める：頭部白癬 tinea capitis，体部白癬 tinea corporis，陰股部白癬 tinea cruris，手白癬 tinea manuum，足白癬 tinea pedis，爪白癬 tinea unguium．また，わが国ではきわめてまれな黄癬 tinea favosa と渦状癬 tinea imbricata も本病型に含まれる．

・いわゆる深在性白癬 tinea profunda には，ケルスス禿瘡 kerion celsi，白癬性毛瘡 sycosis trichophytica，および白癬性肉芽腫 granuloma trichophyticum がある．

● **感染様式**

白癬は，患者または患畜との間接または直接の接触感染により発症する．

① **人寄生菌による患者（ヒト）から健常者（ヒト）への直接感染**

近年格闘技選手のあいだで蔓延しつつあるトリコフィトン・トンスランス *T. tonsurans* 感染症（頭部白癬および体部白癬）は，試合時の接触に伴って生じる微細な創傷に乗じて感染する．

② **好獣菌による保菌動物からヒトへの直接感染**

コンパニオン・アニマルとしてのネコから感染したミクロスポルム・カニス *M. canis* による体部白癬または頭部白癬など，**表5-8** に示した好獣菌による感染がみられる．これら好獣菌による白癬の特徴は，宿主動物である患畜においては症状が軽いか，または無症状であることが多いのに反し，ヒトに感染した場合は炎症症状が激しい点にある．

● **臨床症状**

体部の無毛部における典型的な皮疹は，境界明瞭かつ中心治癒傾向を示し，落屑を伴う（ゼニタムシとよばれる）．足部では浸潤，びらん，小水疱，または角質増殖を伴う．そのほか，生毛部では脱毛，爪では尖端から白濁を生じる．角質増殖を伴う場合や爪白癬を除いて，一般に搔痒を示す．

● **薬剤感受性**

アゾール系，モルホリン系，アリルアミン系などの各種抗真菌薬に感受性を示す．

● **疫学**

ヒトにおける主要病原菌は，トリコフィトン・ルブルム *T. rubrum*（白癬のおおむね 80%）とトリコフィトン・インテルジギターレ *T. interdigitale*（おおむね 20%）であり，ほかの菌種がこれに続く．

● **予防・治療**

無毛部の皮疹に対する治療としては抗真菌剤の外用が有効であるが，爪白癬，角質増殖型白癬，生毛部白癬などでは，一般に抗真菌剤の内服（イトラコナゾール，またはテルビナフィンなど）が必要である．爪白癬に対しては外用剤も市販されている．本症の予防は，感染対策として同居している患者・患畜の治療が第一であり，環境の清掃と身体の清浄も心掛ける必要があろう．ただし，過剰な皮膚の洗浄は健常な角質を損ない，

むしろ感染を助長するので留意しなくてはならない.

(3) コクシジオイデスなど輸入真菌症原因菌と輸入真菌症

● 分類

　　白癬菌と同じくチャワンタケ亜門 Pezizomycotina，オニゲナ目に属する菌であり，コクシジオイデス・イミチス *Coccidioides immitis*，コクシジオイデス・ポサダシイ *C. posadasii*，ヒストプラスマ・カプスラツム *Histoplasma capslatum*，パラコクシジオイデス・ブラジリエンシス *Paracoccidioides brasiliensis* およびブラストミセス・デルマチチジス *Blastomyces dermatitidis* が知られている．基本的にわが国に生息しない強毒菌であり，その感染症は海外からもたらされることから輸入真菌症とよばれる.

● 生物学的性質と形態

　　環境中では糸状菌として発育するものの，ヒトに感染すると（または 37℃では）酵母型となる，温度依存性二形性真菌である．コクシジオイデス・イミチスは組織中において特徴的な球状体，ヒストプラスマ・カプスラツムでは 1 μm ほどの細胞内寄生菌体を認める.

● 分離・同定・検出

　　呼吸検体などの臨床検体から分離培養が可能であるが，感染力が強く，実験室（検査室）感染が知られているので，培養検査は一般に行わず専門機関の指示に従う.

● 病原性・感染症

　　すべての菌種が BSL3 である．流行地において，糸状菌の産生する分生子を吸入することによって感染する．国際的人的交流が普遍化している今日，輸入真菌症症例数は増加しつつある．日本国内で通常問題となる深在性真菌症が，基本的に免疫攪乱宿主に生じる，弱毒菌による日和見感染症であるのに対して，輸入真菌症は，健常者にも経気道的に感染しうる強毒菌を起因菌とした原発性真菌症である点が大きく異なる．国内で問題となりうる輸入真菌症としては，以下の 4 疾患と，ユーロチウム目に属し，アオカビ Penicillium 属に近縁のタラロマイセス・マルネッフェイ *Talaromyces marneffei* による感染症である，マルネッフェイ型ペニシリウム症があげられる.

① コクシジオイデス症

　　知られているかぎり感染性・病原性ともに最も強い真菌である，コクシジオイデス・イミチス，またはコクシジオイデス・ポサダシイによる感染症である．感染症法において本菌は第三種病原体，本症は第四類（全例届出）感染症に規定された．流行地は米国西南部と中南米諸国の乾燥地域である.

② ヒストプラスマ症

　　起因菌はヒストプラスマ・カプスラツムである．流行地域は世界各地に広く知られており，国内感染の可能性が否定できない症例もある．培養陽性率は低く，また発育には 1 ヵ月以上を要する場合も少なくない.

③ パラコクシジオイデス症

　　起因菌は，パラコクシジオイデス・ブラジリエンシスであり，流行地はブラジル周辺が知られる．感染の進行はきわめて緩徐であり，感染から 20 年以上経過して発症する場合もまれではない．再発も多い.

④ ブラストミセス症

アメリカ東北部，アフリカ，およびインドに分布するブラストミセス・デルマチチジスによる感染症である．わが国における発症例は報告されていない．

● 薬剤感受性

各種抗真菌薬に感受性を示すが，臨床的にはアムホテリシンB脂質製剤，またはフルコナゾール（コクシジオイデス症），イトラコナゾール（ヒストプラスマ症およびパラコクシジオイデス症）が推奨される．

● 疫学

一般に本症症例は，上述の各流行地域からの渡航者，または帰国者に限られる．輸入真菌症の国内発生例は必ずしも多くないが，コクシジオイデス症とヒストプラスマ症に関しては毎年複数例の発症が報告されており，その数は増加しつつある．

● 予防・治療

深在性真菌症は一般に，ヒトからヒトへの感染を生じないと考えられており，輸入真菌症も例外ではない．したがって，患者の隔離は通常必要ない．しかし，検査室感染が知られていることから，本症が疑われる症例検体の扱いに際しては十分な注意を喚起したい．

(4) フサリウム *Fusarium* 属とフサリウム症

● 分類・生物学的性質

チャワンタケ亜門 Pezizomycotina，ボタンタケ目 Hypocreales に属し，環境中に生育する糸状菌（植物病原菌）であり，病原菌種としては，フサリウム・ソラニ *Fusarium solani*，フサリウム・オキシスポルム *F. oxysporum*，およびフサリウム・ベルチシロイデス *F. verticilloides*（フサリウム・モニリフォルメ *F. moniliforme*）などがある．顕微鏡像では，1-2細胞による小分生子と，三日月型の大分生子（**図5-13**）を認める．

● 病原性・感染症

本属菌種は基本的に BSL1 であるが，マイコトキシン産生株は BSL2 として扱う．
・本菌感染症は，フサリウム症とよばれる．
・健常者において，「突き目」による角膜真菌症，および外傷（熱傷を含む）部位また

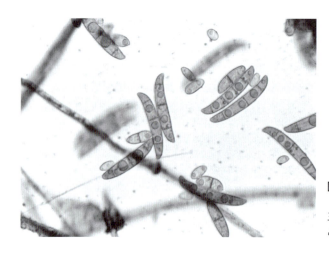

図5-13 *Fusarium solani* の培養形態
（西山彌生博士提供）
三日月形の大分生子と小型の小分生子がみられる．

は爪真菌症に続発する蜂巣炎または軟部組織壊死などの深部表在性真菌症を生じる.

・易感染宿主では，糸状菌として例外的に血行播種による深在性真菌症をきたしやすいことで知られている．この際，皮膚病変を併発することが多い.

● 薬剤感受性・治療

フサリウムの抗真菌薬に対する感受性はあまりよくないが，菌株によってボリコナゾールまたはアムホテリシンB脂質製剤に感受性を示すことから，治療にあたっては，このいずれかを用いる．むしろ播種性感染に対する治療の成否は好中球減少症の程度に依存する.

(5) スポロトリックス *Sporothrix* 属とスポロトリコーシス

● 分類・生物学的性質

チャワンタケ亜門 Pezizomycotina，オフィオストマ目 Ophiostomatales に属する温度依存性の二形性真菌である．従来，スポロトリックス・シェンキイ *Sporothrix schenckii* が主要病原菌と考えられてきたが，わが国の多くの菌株がスポロトリックス・グロボーサ *S. globosa* であることが明らかになった.

● 生物学的性質

屋外の植物表面などに生息し，環境中（または，室温）では糸状菌として発育する．しかし，ヒトに感染（または37℃で培養）すると酵母型となる．ただし，スポロトリックス・グロボーサの37℃発育はきわめて不良である.

● 形態

肉眼的には灰色から黒褐色を呈する糸状菌である．顕微鏡では，菌糸に卵円形の小分生子を着生する.

● 分離・同定・検出

菌は膿汁スメアまたは病理組織上，酵母形細胞または星芒体として認められるが，細胞数は一般に少ない．その一方，培養の陽性率は高い.

● 病原性・感染症

スポロトリックス・シェンキイは BSL2 である.

・本菌感染症はスポロトリコーシス sporotrichosis とよばれ，基本的には深部皮膚真菌症である.

・多くの場合，皮膚外傷に伴って偶発的に本菌を接種された健常人が，数週後に膿疱，膿瘍，潰瘍を伴った肉芽腫性病変などの多彩な病像（好発部位は顔面および上肢）を呈する.

・病巣は徐々に拡大するが，自覚症状は一般に乏しい．この病型は固定した部位の，皮下組織に限局した病巣を形成するため固定型（限局性）スポロトリコーシスとよばれる.

・まれな病型として，原発感染巣から上行性に皮膚転移病巣（リンパ節に一致する）が生じる場合，リンパ管型（リンパ行性）スポロトリコーシスとよぶ.

・さらにまれな病型としては易感染宿主において，本菌分生子の吸入，または固定型スポロトリコーシスからの続発として多発性，播種性に皮疹を生じる場合があり，播種型スポロトリコーシスとよばれる.

● 薬剤感受性

抗真菌薬に対する感受性は必ずしもよくないが，菌株によってイトラコナゾール，ケ

トコナゾール ketoconazole，またはテルビナフィン terbinafin に感受性を示す．

● 疫学

　本症は，健常者にも感染を惹起しうる強い病原性を有しており，わが国にみられる深部皮膚真菌症のなかで最も発生率が高い．地域としては関東以西に多く，東北，北海道には少ない．

● 治療

　ヨウ化カリウムまたはイトラコナゾールの内用，あるいは使い捨てカイロなどを用いた温熱療法が奏功し，臓器播種がないかぎり一般に予後は良好である．

(6) 黒色真菌と黒色真菌症

● 分類・生物学的性質

　チャワンタケ亜門 Pezizomycotina，ケトチリウム目 Chaetothyriales に属する環境中の黒色真菌（糸状菌）である．主要菌種としては，エキソフィアラ・ジェンセルメイ *Exophiala jeanselmei*，エキソフィアラ・デルマチチジス *E. dermatitidis*，フォンセケア・ペドロソイ *Fonsecaea pedrosoi*，フォンセケア・モノフォーラ *F. monophora*，フォンセケア・コンパクタ *F. compacta*，クラドフィアロフォラ・バンチアナ *Cladophialophora bantiana* およびクラドフィアロフォラ・カリオニイ *C. carrionii* などが含まれる．

● 病原性・感染症と治療

　フォンセケア・ペドロソイおよび関連菌，エキソフィアラ・デルマチチジスおよび関連菌，クラドフィアロフォラ・バンチアナ，およびクラドフィアロフォラ・カリオニイがBSL2となっている．

① クロモブラストミコーシス（黒色分芽菌症）

　本症は慢性深部皮膚真菌症であり，疣贅状，潰瘍，または痂皮でおおわれた皮膚病変が生じるが，比較的まれである．病巣は知覚過敏あるいは掻痒感を伴い，きわめて緩慢に拡大する．疼痛を訴えることは少ない．植物の棘または小片などの刺し傷から起因菌が皮下組織へもたらされた後に発症するが，受傷の機会を自覚しない場合も多い．真皮病理組織中に，壁が厚く，暗色に着色し，丸い形状の菌体（**図5-14**）を検出することによって診断される．外科的切除，凍結療法およびイトラコナゾールの内用によって治療する．

② フェオヒフォミコーシス（黒色糸状菌症）

　本菌感染によって生じる脳膿瘍，皮下組織膿瘍，またはアレルギー性真菌性副鼻腔炎などをさす．治療は外科的切除による．抗真菌療法には限界がある．

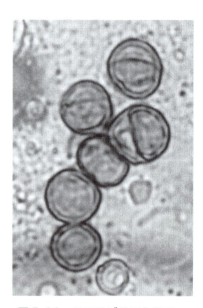

図5-14 クロモブラストミコーシス患者局所組織内にみられる硬壁細胞（sclerotic cells）

（西山彌生博士提供）

3 単細胞発育を示す担子菌門の真菌

(1) クリプトコックス *Cryptococcus* 属とクリプトコックス症
● **分類**

ハラタケ亜門 Agaricomycotina，シロキクラゲ綱 Tremellomycetes，シロキクラゲ目 Tremellales，シロキクラゲ科 Tremellaceae の担子菌酵母である．本属酵母のうちヒト病原菌としては十数種が知られているが，クリプトコックス・ネオフォルマンス *Cryptococcus neoformans* およびクリプトコックス・ガッティー *C. gattii* 以外の菌種による比較的まれな感染（クリプトコックス・クルバタス *C. curvatus* などによる）は，カンジダ血症に類似した真菌血症にとどまっており，後述するクリプトコックス症の臨床像とは異なる．

● **生物学的性質・形態**

本菌はトリなどの堆積糞などの環境中に生息する酵母である．クリプトコックス・ネオフォルマンスは，全世界に分布しているが，クリプトコックス・ガッティーは，熱帯を中心にした特定の地域に見出される．培地上の形態は，ムコイド状のコロニーであり，顕微鏡的には墨汁標本において菌体周囲に莢膜（ハロー像：図 5-15）を認める．

● **分離・同定・検出**

本菌は，各種呼吸器検体，または髄液の培養，および墨汁標本像などの顕微鏡観察によって検出される．莢膜グルクロノキシロマンナン抗原に対する血清診断法は有用である．同定は，臨床的には墨汁標本像によるが，より正確には生化学的検査，質量分析（MALDI-TOF MS），または遺伝子解析による．

● **病原性・感染症**

クリプトコックス・ネオフォルマンス，およびクリプトコックス・ガッティーは BSL2 である．また，播種性クリプトコックス症 disseminated cryptococcosis は，感染症法による 5 類全数把握疾患に規定された．

・わが国におけるクリプトコックス症患者の半数程度は，原発性肺クリプトコックス症 primary pulmonary cryptococcosis として健常者にも発症することが知られており，

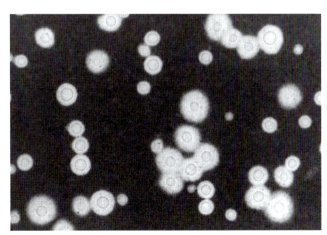

図 5-15 *Cryptococcus neoformans* の莢膜（墨汁標本） （西山彌生博士提供）

画像上結節陰影を呈するため結核や肺がんとの鑑別が問題となる場合がある．しかし炎症反応が軽度で無症状の症例も多く，予後は通常良好である．

・クリプトコックス髄膜炎 *Cryptococcus* meningitis は，カンジダ症やアスペルギルス症に比較して患者数こそ多くないものの，宿主の基礎疾患によらず無治療では致命的である．

・免疫不全宿主に好発する続発性クリプトコックス症 secondary cryptococcosis の予後は，やや不良である．

・クリプトコックス・ガッティーによる感染では，中枢神経系に後遺症を残しやすいことが知られている．

・まれな病型としては，本菌の全身播種に伴って発症する続発性皮膚クリプトコックス症と，外傷などによって本菌が直接接種された場合に起こる原発性皮膚クリプトコックス症がある．

・肺クリプトコックス症の確定診断は，喀痰および，経気管的または経皮的肺生検検体の培養および顕微鏡観察によって行われる．莢膜グルクロノキシロマンナン抗原に対する血清診断法はきわめて有効である．また，肺クリプトコックス症と診断された場合には，必ず脳脊髄液の検査を行い，髄膜炎併発の有無を確認しなければならない．

● 薬剤感受性・治療・予防

肺クリプトコックス症の治療は，フルコナゾール，またはイトラコナゾールによるが，治療に抵抗する場合はフルシトシンの併用，またはアムホテリシンB脂質製剤，あるいはボリコナゾールによる．髄膜炎にはより強力な抗真菌化学療法として，初期治療からアムホテリシンB脂質製剤を使用する．治療によって各種所見が改善しても，長期にわたって抗原の陽性が継続する場合がある．エイズ患者におけるクリプトコックス髄膜炎では，アムホテリシンB脂質製剤などによる導入療法，ならびにフルコナゾールによる地固め療法の後も，維持療法として生涯にわたるアゾールの内服が必要である．キャンディン系抗真菌薬は，担子菌である本菌には無効である．本症の予防は，宿主免疫力の維持と，環境からの本菌曝露の防御に尽きる．

● 疫学

海外においては，エイズ患者におけるクリプトコックス症が著しく増加したが，わが国においては現在までのところ本症発症数は横ばい状態である．また，カナダのバンクーバー由来のクリプトコックス・ガッティー高病原性株が北米で問題となっている．

(2) トリコスポロン *Trichosporon* 属とトリコスポロン症

● 分類

ハラタケ亜門 Agaricomycotina，シロキクラゲ綱 Tremellomycetes，シロキクラゲ目 Tremellales，トリコスポロン科 Trichosporonaceae の担子菌酵母である．本属の菌は数十種が知られているが，このうち夏型過敏性肺炎または感染の原因菌として最も重要な菌種はトリコスポロン・アサヒ *Trichosporon asahii* である．

● 生物学的性質・形態

本菌は，自然界の土壌や朽ちた木部などに発育する．本菌は酵母でありながら，分節型分生子を伴う気中菌糸を形成するため飛散しやすい．

5 真菌学 163

● **分離・同定・検出**

臨床検体か培養同定により検出する．同定は，生化学的性状解析，質量分析（MALDI-TOF MS），またはリボソーム RNA 遺伝子などの塩基配列解析による．

● **病原性・感染症**

本菌は BSL1 である．疾患としては，アレルギー疾患としての夏型過敏性肺炎と，深在性真菌症としてのトリコスポロン症がある．かつては本菌による表在性真菌症として，白色砂毛も問題となった．

① 夏型過敏性肺炎 Summer Type hypersensitivity pneumonitis

高温多湿の気密住宅において朽ちた木部に発育した本菌に感作されて生じる過敏性肺炎である．夏期に発症し，冬期には終息する．典型的には，咳，息切れ，発熱を生じ，外出によって軽快するものの，帰宅によって誘発される．血清抗トリコスポロン抗体が陽性となる．

② トリコスポロン感染症 trichosporonosis

重度の好中球減少症患者などの易感染患者において，血流中に侵入し，トリコスポロン感染症を発症する．血行感染では，全身諸臓器に播種する．組織内では，菌糸および酵母として認められる．

● **薬剤感受性・治療・予防**

アムホテリシン B 脂質製剤は本症治療の第一選択薬と考えられているが，感受性はむしろ各種アゾールに対して低い場合がある．治療および予防の成否は宿主の免疫力に依存する．

● **疫学**

本菌は，基本的に高温多湿環境に親和性が高いことから，本症も関東から西日本に多いことが知られている．

(3) マラセチア *Malassezia* 属とマラセチア症

● **分類**

クロボキン亜門 Ustilaginomycotina に属する，マラセチア目 Malasseziales の酵母である．現在 14 菌種が知られている．ヒト病原菌種としては，マラセチア・フルフル *Malassezia furfur*，マラセチア・レストリクタ *M. restricta*，およびマラセチア・グロボーサ *M. globosa* などが知られている．

● **生物学的性質・形態**

本属酵母は，ヒトをはじめとした温血動物の皮膚における常在微生物叢の構成菌である．基本的に脂質要求性の発育を示すことから，宿主を離れて環境中で発育することはできない．本属菌種の特徴として単極性出芽を示すため，細胞はボーリングのピン状となる．

● **分離・同定・検出**

本属菌種は脂質を添加しなければ，基本的に培地上で発育できない．癜風皮疹部の顕微鏡観察では，酵母と仮性菌糸を認める．同定は遺伝子解析による．

● **病原性・感染症**

本属真菌は BSL1 である．感染症としては，皮膚感染とカテーテル関連敗血症が知られている．皮膚感染としては，癜風 tinea versicolor，脂漏性湿疹 seborrheic dermati-

tis，およびマラセチア毛包炎 *Malassezia* folliculitis がある．
- 癜風は，マラセチア・グロボーサによる感染症である．一般に無症候性であり，境界鮮明な色素沈着斑または色素脱失斑が，体幹上部および上腕に集簇する．病変が融合すると大きな領域を占めるため，境界をみつけるのが困難になる．マラセチア・レストリクタの感染によって，細かな"糠状落屑 branny scale"を伴う脂漏性湿疹（フケ症を含む）やマラセチア毛包炎を認める場合もある．
- カテーテル関連敗血症は，マラセチア・フルフルなどによって生じる．脂肪を含む高栄養輸液製剤の静脈内投与を受けている患者（特に新生児）にみられる．

● **薬剤感受性・治療**

皮膚感染対しては，イトラコナゾールなどアゾール系抗真菌剤の外用が効果的であるが，市販の抗菌薬添加シャンプーなども効果的である．カテーテル関連敗血症は，通常カテーテル抜去により治癒する．

4 ムーコル門とその他の真菌

(1) ムーコル門 *Mucoromycota* の真菌とムーコル症

● **分類**

ムーコル亜門 Mucoromucotina，ムーコル目 Mucorales に属する真菌のなかでヒトに病原性を示す属は十余に及ぶが，わが国で重要となるのは分離頻度の順に，リゾプス・オリザエ *Rhizopus oryzae*（図 5-16），クニングハメラ・ベルトレチアエ *Cunninghamella bertholletiae*，ムーコル・シルシネロイデス *Mucor circinelloides*，およびリクテイミア・コリムビフェラ *Lichtheimia corymbifera*（アブシジア・コリムビフェラ *Absidia corymbifera*）である．

● **生物学的性質・形態**

ムーコルは，土壌を中心に自然界に広く生息している腐生菌，または植物病原菌である．各菌種に共通して，白色からやや灰色の綿毛様集落像で，発育がきわめて早いことが特徴である．スライドカルチャー像では，菌糸は幅広く，通常隔壁はほとんどない．リゾプス属やリクテイミア属では菌体の付着，支持，栄養吸収などの役割を果たしている仮根 rhizoid や，仮根から仮根へとつる状に伸びている匍匐（ほふく）糸 stolon がみ

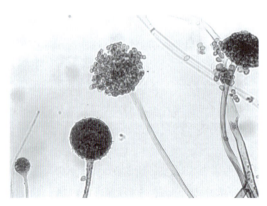

図 5-16　接合菌 *Rhizopus* の培養形態
（西山彌生博士提供）
胞子嚢柄の先端に形成された胞子嚢．胞子嚢壁が破れて内部の胞子嚢胞子が散在している．

られるが，ムーコル属では認められない．

● 分離・同定・検出

　　臨床検体の顕微鏡観察によって，本菌に特徴的な菌糸成分を見出すことによって検出する．分離培養できた菌株は，形態学を参考として，リボソーム RNA 遺伝子塩基配列解析による同定を行う．

● 病原性・感染症

　　本菌は BSL1 である．健常宿主においてムーコルは除菌されるが，糖尿病，ケトアシドーシス，またはステロイド治療時にみられる，好中球やマクロファージなどの貪食細胞などの機能低下に伴って以下のムーコル感染症を生ずる．

① 鼻脳型ムーコル症

　　鼻粘膜・副鼻腔から感染が始まり，電撃的に脳へ波及して死に到る．ケトアシドーシスを伴う糖尿病患者が高リスク（本症の 70% を占める）である．

② 全身性または内臓ムーコル症

　　全身諸臓器を感染侵襲するムーコル症であり，肺ムーコル症，消化管ムーコル症，および播種性ムーコル症が知られる．

③ 皮膚ムーコル症

　　皮膚粘膜の損傷部位，本菌の刺入部位，または播種性ムーコル症の部分症として，膿疱，潰瘍，壊死などを生じる．

● 薬剤感受性・治療・予防

　　単独で本菌に効果がある抗真菌薬はアムホテリシン B 脂質製剤に限られる．病巣が限局している場合では全身状態と勘案して広範囲の外科的切除を併せて考慮する．

● 疫学

　　わが国の病理解剖におけるムーコル症の発症頻度は 4% 前後で推移し，明らかな増加傾向は認められていない．その一方でムーコル症に関する報告は年々増加傾向にある．原因菌としては上述のとおり，わが国の報告ではリゾプス属に次いでクニングハメラ属が多く報告されている．本症の死亡率は鼻脳型で 46%，肺型で 76%，皮膚型で 31%，播種型で 100% と報告されており，致命率はきわめて高い．

(2) トリモチカビ門の真菌 Zoopagomycota とエントモフトラ症

　　エントモフトラ亜門 Entomophthoromycotina のバジディオボルス・ラナルム *Basidiobolus ranarum* による深部皮膚真菌症と，コニディオボルス・コロナツス *Conidiobolus coronatus* による鼻粘膜感染に始まる顔面部の感染が知られるが，現在までのところ症例は熱帯地域に限られる．

(3) ミクロスポリディア門 Microsporidia の真菌とミクロスポリディア症

　　かつて微胞子虫とよばれたミクロスポリディア（Microsporidia）は，最近まで原始ミトコンドリアを共生させる以前の細胞を保った原始的な真核生物（原虫）と考えられていた．しかし，近年の分子系統ならびに細胞生物学的解析の結果から，本菌は細胞内絶対寄生菌として宿主依存性を高めた結果，ミトコンドリアを退化させゲノムすら限界まで節約することを選んだ，特殊なグループの単細胞真菌として再分類された．

　　ヒトに最も多く感染する *Encephalitozoon intestinalis* のゲノムサイズは黄色ブドウ球菌より小さな 2.22 Mbp であり，（細胞長：1〜3 μm 程度）本菌は，陸生・水生・海生

を問わず，脊椎動物・無脊椎動物といわず，広範囲の動物細胞内に寄生する．ミクロスポリディアが感染する際には，細胞内に収納されていた極管とよばれる長い管を伸展して宿主となる細胞に，自らの原形質を直接注入する．宿主細胞内で本菌は増殖し続け，最終的に宿主細胞を破綻させ感染胞子を散布する．

　本菌はおおむね 1,000 種を超える菌種が知られており，そのうち少なくとも十数種のヒト病原菌種が報告されている．ヒトにおけるミクロスポリディア感染症は，ながらくエイズ患者などの免疫不全宿主のみにみられる難治性の下痢，角膜炎，副鼻腔炎，筋炎，各種固形臓器における膿瘍，そのほか播種性感染症として認識されてきた．しかし，近年では健常人症例もまれではないことが知られている．健常人例は多くの場合，下痢などの自己限定的な症候を呈するが，脳膿瘍，肝膿瘍などの重篤な感染例の報告も少なくない．

問　題

(1)　真菌の生物学的特徴を列挙しなさい．
(2)　病原真菌の分類について述べなさい．
(3)　真菌の発育形態と一般的名称について列挙して説明しなさい．
(4)　真菌の同定法とその長所および短所について説明しなさい．
(5)　抗真菌剤の開発が抗細菌剤に比較して困難である理由を述べなさい．
(6)　真菌とヒトの生活の関係について説明しなさい．
(7)　表在性真菌症について説明し，主要な起因菌を 2 つ以上あげなさい．
(8)　深在性真菌症について説明し，主要な起因菌を 2 つ以上あげなさい．
(9)　一般に，深在性真菌症に罹患した入院患者を隔離する必要はない．その理由と例外について述べなさい．
(10)　近年わが国で深在性真菌症発生率が急激に上昇している理由を述べなさい．
(11)　「感染症の予防及び感染症の患者に対する医療に関する法律」に含まれる真菌症とその起因菌について説明しなさい．
(12)　輸入真菌症について説明しなさい．

文　献

1)　神谷　茂・錫谷達夫編：標準微生物学．第 13 版．医学書院，2018.
2)　槇村浩一：医真菌 100 種 臨床で見逃していたカビたち．メディカル・サイエンスインターナショナル，2019.
3)　深在性真菌症のガイドライン作成委員会編：深在性真菌症の診断・治療ガイドライン 2014　小児領域改訂版．協和企画，2016.

第6章

寄生虫学

1 寄生虫学総論

寄生虫は体長で数 μm の単細胞の種から数 m の大型種に至る一群の多彩な生物種である．その生物学的な特徴は細菌などと異なっていずれも細胞核を保有していることで，より進化した真核生物 eucaryote である．これらがヒト体内に侵入して繁殖活動をしつつ病害を発生させるので寄生虫 parasite とよばれる．

1 世界の寄生虫病の現状

最近の世界保健機関（WHO）のデータ[1] をみると，寄生虫の世界的な感染率は依然として高度で，回虫，鞭虫，鉤虫などを原因とする土壌伝播性寄生虫症の治療を必要とする子どもの数は 8 億人を超える．さらに熱帯では赤痢アメーバに感染し，これが原因で毎年 5 万人以上が死亡している．これら腸管寄生虫のほかに，住血吸虫は 2 億人に感染がみられ，昆虫媒介性のマラリアでは毎年 2 億人の感染者が発生し，フィラリアも 10 年以前には 1 億 2 千万人以上に感染していた．寄生虫はヒト体内に長い期間住み着き，栄養を摂取し，病害を与えるために，人類の天敵ともいえる生物群である．

わが国はかつて寄生虫王国で，各種の寄生虫が蔓延していたが，国家をあげての防圧努力により，1970 年代でほとんど防圧できた．しかし，種によっては感染例が今もみられ，しかも新たな形での寄生虫の脅威に油断はできない．

他方，WHO を中心に世界の開発途上国における寄生虫防圧が徐々に進められており，これは人類の発展を阻害するものに対する挑戦である．たとえば WHO の指導のもとに 2000 年に発足したフィラリア根絶計画は，「貧困とのたたかい」を標榜して，20 年間で地球レベルの成果を上げようと進行中である．しかし，上に述べた住血吸虫症やマラリアのような大規模な疾患については，まだ根本的な防圧が困難である．先進国とよばれる北の工業化された国々では開発途上国型の寄生虫は激減しているが，異なったタイプの寄生虫病が存在し，無視できない問題点をはらんでいる．それは自然条件，農業形態，社会基盤，民度，工業化などの違いに基づいている．

■ 先進国で注意を要する寄生虫病

現在，先進国で注意を要する寄生虫は次のように分類できる．

① 輸入寄生虫病

交通機関の発達や海外旅行者の増加で，マラリア malaria のように本来その国に土着していない寄生虫が感染者によって持ち込まれる場合である．国内の医療機関では，誤診を招きやすい．アフリカやアジアからの難民が多種類の寄生虫を持ち込むことも注意しなければならない．現在，新興・再興感染症 Emerging and Re-emerging infectious diseases という名称が広く用いられている．これは最近新たに出現したか，あるいは再び出現してきた感染症・寄生虫病を意味している．

② 日和見感染

最近の，エイズ acquired immunodeficiency syndrome（AIDS）でトキソプラズマ症 toxoplasmosis などが高率に発症し重症化することが報告されている．このように種々の原因で免疫が抑制されているヒトにおいては強い毒性が発揮される．成人 T 細胞白血病（ATL）の場合にしばしば合併のみられる糞線虫重度感染もこの仲間である．

③ 特殊な人間生態に由来する寄生虫病

上下水道の完備した先進国でもアメーバ赤痢が蔓延することがある．すなわち男性同性愛者のあいだではアメーバ感染が高率に見出され，米国では性感染症 sexually transmitted infection（STI）というとらえ方をされている．同一の注射器を用いた麻薬中毒のグループにマラリアが集団発生したこともある．

④ 動物由来寄生虫病

もともと家畜などの寄生虫がヒトにも感染する場合である．ブタ肉の加工不良で旋毛虫が感染した東欧・米国の例や，わが国ではクマの刺身を食べてこの寄生虫に集団感染した例もある．本来クジラやイルカの寄生虫であるアニサキス幼虫が日本人に多く感染するのは，刺身を好む食習慣によるものである．仔イヌはイヌ回虫を保有し，砂場で一緒に遊ぶ小児にイヌ回虫の卵が感染して眼や内臓に幼虫移行症を生じることがある．

⑤ 食中毒の原因となる寄生虫

わが国では近年，ヒラメの刺身を食べて嘔吐や下痢を引き起こす事例が発生し，その原因がヒラメに寄生するクドアという粘液胞子虫のひとつであることがわかり，食中毒として取り扱われる．同様に馬刺しを食べて起こる食中毒もサルコシスチス原虫による．

2 寄生と寄生虫

寄生とは寄生虫となる生物種が，高位の生物種（これを宿主 host という）の表面か内部に侵入し，栄養を摂取しつつ宿主に病害を与えている状況をさす．体表についている場合を外部寄生虫といい，吸血性のシラミやダニがこれに相当する．腸管の中，細胞や組織の中に侵入して生活するものを内部寄生虫といって，原虫から多細胞性の蠕虫類に至る多くの種が含まれている．分類学的にみて医学的に重要な寄生虫には次のものがある．

■ 寄生虫の分類

① 原生動物門

ⅰ）根足虫類：赤痢アメーバ，アカントアメーバなど

ⅱ）鞭毛虫類：トリコモナス，トリパノソーマなど

iii）胞子虫類：マラリア原虫，トキソプラズマ，クリプトスポリジウムなど

② **扁形動物門**

ⅰ）吸虫類：肺吸虫，住血吸虫など

ⅱ）条虫類：有鉤条虫，包虫など

③ **線形動物門**

線虫類：回虫，鉤虫，アニサキス，糸状虫など

④ **節足動物門**

昆虫類：蚊，ブユ，シラミ，ノミなど

このうち扁形動物と線形動物という，いわゆる形態が「ムシ」らしい2門をまとめて特に蠕虫とよぶことがある．

■ 生活史と宿主

寄生虫が宿主に感染し，成熟し生殖により次世代を産出し，これらが外界に出て再び宿主に感染するまでの一連のプロセスを寄生虫の生活史と称する．生活史のなかで終宿主に感染する前に中間宿主という1種か2種の生物種を必要とする寄生虫と，これを要しない寄生虫がいる．

① 中間宿主

寄生虫がその幼虫の時代を過ごすかあるいは無性生殖を行う時期の宿主．2種を必要とする寄生虫もあって，その場合，最初の種を第1中間宿主（たとえば貝），次の種を第2中間宿主（たとえば魚）という．

② 終宿主

寄生虫の成虫が住む宿主か，そのなかで寄生虫が有性生殖を行う宿主をさす．固有宿主ともいう．寄生虫は一般に宿主特異性が強いので，中間宿主，終宿主ともに限られた種が多い．さらにヒトがいつも終宿主とは限らない．

③ 保虫宿主

ある寄生虫がヒト以外にも固有宿主をもつ場合，この動物をさす．ヒト以外の感染源として流行地域での防圧対策上重要である．たとえば日本住血吸虫は，ヒトのほかにネズミやウシに感染する．

④ 伝搬者

寄生虫の感染型 infective form を運び，ヒトなどに感染させる動物で，昆虫の場合によく用いられる用語である．たとえばマラリアの伝播者は蚊の一種である．

■ 感染の様式

こうして寄生虫はヒトに感染するが，そのルートとして次の様式がある．

① 経口感染

寄生虫の感染型が飲食物などとともに口から摂取される場合である．野菜とか水の中に回虫卵や赤痢アメーバなどが混入している場合とアニサキスや条虫の感染型のように中間宿主である魚肉・獣肉の中に入っている場合とがある．

② 経皮感染

寄生虫の感染型が自力で皮膚や粘膜からヒト体内に侵入する場合である．アメリカ鉤虫，糞線虫などの感染幼虫や住血吸虫の幼虫（セルカリア）は，このようにしてヒトに侵入する．この変形として接種感染がある．これは吸血性昆虫（蚊やブユ）が媒介する

寄生虫の感染様式で，昆虫がヒトを刺咬する際に侵入するものである．

③ 経胎盤感染

トキソプラズマは母体から胎児に感染するが，これは胎盤を通して起こる先天性感染である．イヌにおけるイヌ回虫も，こうして感染幼虫が仔イヌに移行するのである．

④ 接触感染

膣トリコモナスのように性行為によって感染者と直接接触することにより感染する．

■ 生殖の様式

寄生虫の生殖方法には2つあり，第1は無性生殖で，二分裂，多数分裂（マラリア原虫が赤血球内で示す），出芽（トキソプラズマなどが行う）などの様式をとる．第2は有性生殖で，両性生殖（雌雄生殖細胞の受精によるもので蠕虫類では多い），単為生殖（雌性生殖細胞のみで繁殖する．糞線虫など），幼生生殖（吸虫が貝体内で多数に分裂していく）である．この2つの方法のいずれかをとる種も，双方を交互にとる種もある．

■ 宿主−寄生虫関係 host-parasite relationship

本来，宿主動物は侵入者である寄生虫に対し，これを排除しようとして異物反応，免疫反応を示す．特に免疫系のよく発達しているヒトにおいては，体液性免疫（種々の免疫グロブリンが関与）や細胞性免疫（リンパ球が関与）が作動して寄生虫の殺滅を図ろうとする．好酸球が寄生虫に対し，特異的に集まってくることはよく知られている．それにもかかわらず，多くの寄生虫はヒトの免疫防御網をくぐり抜けて宿主体内で生存し続けるし，いわゆる防御免疫はヒトにおいてはきわめて弱い．このため寄生虫ワクチンというものは，いまだにひとつも実現していない．これは寄生虫がヒトの身体の中で巧みに免疫をかわすメカニズムをもつためである．たとえば住血吸虫は宿主の抗原を合成して体表につけたり，免疫反応を抑制したりするメカニズムをもつことが知られている．さらにトリパノソーマなどは自己の表面抗原を次々に変化させて宿主の防御抗体の作用を無効化する．これらはヒトへの適応という長い寄生の歴史の過程で備わった寄生虫の知恵であろう．

3 🌸 寄生虫による病害・症候

寄生虫は臓器特異性といって，特定の組織や臓器に定住する性質をもつ．たとえばマラリア原虫の場合，赤血球か肝細胞の中で生息する．赤痢アメーバは通常大腸粘膜を好み，これを溶かして増殖する．蠕虫類は小腸管腔（回虫，鉤虫，多くの条虫，横川吸虫など）や肝（肝吸虫や包虫など），肺（肺吸虫），リンパ管（糸状虫のある種），門脈系の血管（住血吸虫）というように決まった部位にみられる．しかし，時に例外的に異所寄生とか迷入とよばれる形をとることもある．また蠕虫などで本来ヒトの寄生虫でない種が感染すると，寄生虫は幼虫のまま身体中を巡る性質があり，これを幼虫移行症 larva migrans という．このためかえって病害が強い．寄生虫がヒト体内で引き起こす代表的な病変を**表6-1**に示す．

診断という見地から寄生虫病をみるとき，症候が重要である．これは当該寄生虫の臓器（組織）特異性と病害機序を組み合わせて考える必要がある．系統的に列挙すると次のように分類できる．

6 寄生虫学　171

表6-1　寄生虫による病変形成

病　変	典型的な例
1.　機械的な病変	
1）閉塞	①回虫成虫による小腸イレウス，②住血吸虫と虫卵による門脈系血管の閉塞とこれに伴う腸壁壊死，③糸状虫によるリンパ管閉塞とこれによる象皮病
2）細胞破壊	マラリア原虫の赤血球破壊（貧血）
3）幼虫移行	①イヌ回虫，顎口虫などによる臓器・組織内移行，②アニサキス幼虫の胃腸壁穿入
4）圧迫	包条虫幼虫の肝・肺内寄生による圧迫
5）石灰化	メジナ虫，有鉤嚢虫などの筋肉内死亡の合併症
2.　虫体成分による病変	
1）腔壁における炎症・肥厚	ランブル鞭毛虫（胆嚢）や肝吸虫（胆管）の寄生でみられる．
2）皮膚・粘膜の破壊	①リーシュマニアによる潰瘍形成，②メジナ虫成虫の皮膚潰瘍化
3）消化酵素の中和	回虫による抗酵素分泌で消化障害が起こる．
3.　免疫学的機序による病変	
1）住血吸虫性肝硬変	住血吸虫卵による虫卵結節と線維化に基づく．
2）熱帯性肺好酸球増加症	リンパ系糸状虫仔虫による．
3）アレルギー性皮膚炎	鉤虫，糞線虫幼虫の皮膚侵入による．
4）自己免疫の形成	トリパノソーマによる自己組織に対する抗体の形成（シャーガス病）

（多田　功・他：エッセンシャル寄生虫病学．第3版，医歯薬出版，1999より）

■ 血液にみられる症候

① 貧血 anemia

　蠕虫類では鉤虫の小腸咬着による失血性貧血とか広節裂頭条虫寄生による裂頭条虫性貧血が有名である．原虫においてはマラリア原虫の赤血球破壊に基づく貧血は，時には致命的となる．

② 好酸球増加症 eosinophilia

　蠕虫類の寄生においては好酸球増加が著明なことが多く，寄生局所・末梢血ともに高度に認められることが特徴的である．広東住血線虫寄生では脊髄液（リコール）内の好酸球が増加し，好酸球性髄膜脳炎の形をとる．末梢血では白血球の50～70％（通常5％程度）を占めることも多くの蠕虫感染で認められる．

■ 呼吸器症候

　肺炎を起こすものとしては回虫幼虫によるレフラー症候群という一過性肺炎が有名である．鉤虫症では若菜病という一過性呼吸器症候を呈することがある．これは若菜に付着したズビニ鉤虫幼虫によるものである．肺吸虫の肺・胸腔内寄生は胸膜炎や結核様の症候を呈する．

■ 肝脾の症候

　胆管系に寄生する肝吸虫とか肝蛭の感染，あるいは回虫の迷入により肝腫大が起こる（胆道回虫症）．条虫ではエキノコックス属の幼虫が肝に包虫を形成して巨大化する包虫症が有名である．原虫ではマラリアにおける脾臓の肥大が有名であるが，ドノバン・リーシュマニア感染によるカラ・アザールでも肝脾腫大が目立つ．赤痢アメーバによる

肝膿瘍もある．

■ 消化器症候

蠕虫の消化管寄生は，各種の消化器症状を呈する．アニサキス感染では胃・小腸壁への穿入による激烈な疼痛が生じる．ときに異食症を生じる鉤虫感染に注目する必要がある．下痢を生じるものとして糞線虫（小腸粘膜寄生），住血吸虫（門脈内寄生），横川吸虫（小腸）がある．まれではあるが，棘口吸虫による下痢，粘血便も報告されている．原虫では赤痢アメーバやランブル鞭毛虫による下痢も特徴的である．最近ではエイズなど免疫抑制状況でのクリプトスポリジウムやサイクロスポーラによる下痢も多い．

■ 中枢神経症状

寄生虫の中枢神経内への侵入に伴い，それぞれ特徴的な症候がみられる．蠕虫では広東住血線虫による好酸球性髄膜脳炎が有名である．脳肺吸虫症は脳腫瘍，てんかんに似た症状を呈する．包条虫や有鉤条虫の幼虫が血流にのって脳・脳室内に到達し，それぞれ脳包虫症，有鉤嚢虫症を発症させることがある．原虫類では熱帯熱マラリアによる脳障害（脳性マラリア）は重篤であり，アフリカ型トリパノソーマ症（アフリカ睡眠病）も髄膜脳炎によるものである．トキソプラズマの先天性感染は，網脈絡膜炎，水頭症，脳内石灰化，精神・運動障害を起こす（図6-1）．

■ 発　熱

定型的な熱発作を示すマラリアの熱型（三日熱マラリアでは48時間に1回熱発し，悪寒，戦慄を示す）が有名である．糸状虫症でもクサフルイとよばれる熱が知られているが，一定時間ごとの発熱ではない．

■ 眼症状

蠕虫類では東洋眼虫の結膜嚢内寄生が九州では多い．イヌ回虫は網膜芽細胞腫に似た肉芽性病変をつくる．アフリカに多いオンコセルカ（回旋糸状虫）症では仔虫の眼内侵入に伴う失明が起きる（河川盲目症）（図6-2）．中南米に多い原虫によるシャーガス病（クルーズ・トリパノソーマ感染症）では，ロマーニャ徴候という眼瞼浮腫がみられる

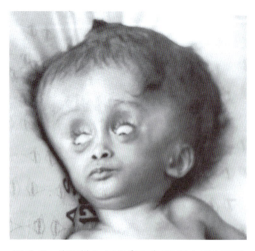

図6-1　先天性トキソプラズマ症による水頭症
（多田　功博士提供）

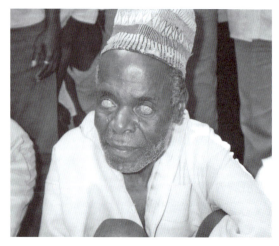

図6-2　河川盲目症による硬化性角膜炎
（吉田定信医師提供）

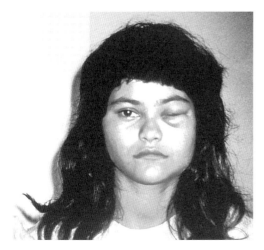
図6-3　シャーガス病のロマーニャ徴候
（所沢　剛博士提供）

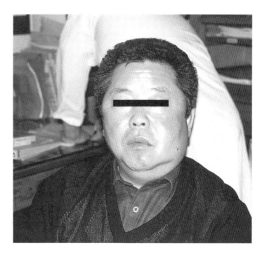
図6-4　顎口虫症による左頬部の移動性限局性腫脹
（多田　功博士提供）

（**図6-3**）．トキソプラズマ症ではしばしば網脈絡膜炎が認められる．

■ 心臓障害

蠕虫の感染では旋毛虫過剰感染で心筋障害が認められる程度で，他種によってはあまり起こらない．原虫ではシャーガス病で心筋障害が高率に発生する．

■ 皮膚・筋肉の症候

蠕虫類の幼虫，たとえばアメリカ鉤虫や住血吸虫の幼虫が皮膚から侵入する際に皮膚炎が生じる．皮膚炎は感染回数を重ねるごとに強くなる．顎口虫症の典型的な所見は幼虫の皮下組織内移動による移動性限局性腫脹，爬行疹である（**図6-4**）．リンパ系糸状虫症では陰嚢水腫，上下肢象皮病など顕著な変化が特徴である．オンコセルカ症では脱色素斑や激烈な皮膚炎が生じる．アフリカのメジナ虫は下肢に水疱を形成し，これを破って頭端を露出させ，水中に幼虫を産出する．条虫の幼虫寄生により皮下に腫瘤形成をみることがある（有鉤嚢虫症，マンソン孤虫症）．原虫類ではリーシュマニアが皮膚，粘膜に潰瘍を形成する（**図6-5**）．中南米では多彩な症状を呈し重篤な例もある．吸血性昆虫（蚊，ブユ，アブ，シラミ，ノミなど）による媒介でさまざまな皮膚症状を呈する．

■ リンパ系の障害

バンクロフト糸状虫はリンパ管内に寄生しリンパ管炎を生じ，リンパ閉塞障害から象皮病を呈するようになる（**図6-6**）．原虫類ではアフリカ睡眠病のウインターボトム徴候が有名である．これは後頭部のリンパ節腫大である．トキソプラズマ症はリンパ節炎の形を呈することが多い．

■ 泌尿生殖器の症候

蠕虫類ではバンクロフト糸状虫が乳糜尿，乳糜血尿を呈する．アフリカではビルハルツ住血吸虫感染は血尿をきたす．マラリア，特に黒水熱とよばれる重症型では赤血球が大量に破壊され，ヘモグロビン尿を生じる．膣トリコモナスは膣炎，尿道炎を呈する．

以上述べた症候は寄生虫病のなかで頻度の高いものだけで，寄生虫種別にみればさら

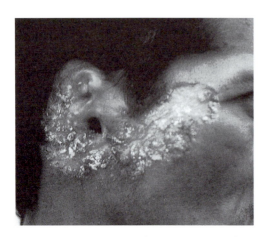
図6-5　リーシュマニア症によるチクレロ潰瘍
（三森龍之博士提供）

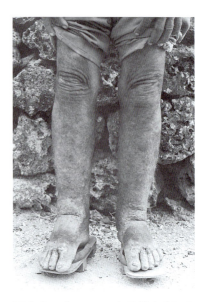
図6-6　バンクロフト糸状虫症による両下肢象皮病　（多田　功博士提供）

に組み合わさった所見がみられるし，ここに記載しなかった例も多い．

4　寄生虫感染の背景

　開発途上国，特に熱帯に寄生虫病が多いことはよく知られている．その理由はこの地域の自然条件，社会基盤，人間の生活などが寄生虫の伝播を助長する状況にあることによる．どのような条件，因子が作用しているかを以下に述べる．

■ 風土の条件

　寄生虫やこれを運ぶ伝播昆虫などにとって，20～30℃の気温は重要である．寒冷地や乾燥地帯では生存は困難である．生存環境に水を補給する降雨，これを貯める池や河川も生活史のなかで重要である．土壌伝播寄生虫にとって土壌の温湿度はきわめて重要で，昆虫媒介性寄生虫にとっては発育至適温度が存在する．動物相としては天敵や保虫宿主が伝播を左右する．標高は温度と乾燥状況に関係がある．昆虫の高度による住み分けはよくみられる．その例として，マラリアを媒介する蚊が高度によって種が異なることを示したマレー半島の例は有名である．一般に高温・多湿で，多彩な動物相をもつ熱帯・亜熱帯は寄生虫の伝播に適している．

■ 伝播昆虫・中間宿主の条件

　吸血性昆虫や貝など寄生虫を伝播する生物は通常，寄生虫ごとに決まっている．これは，これらの生物の吸血行動，日周活動，生息場所など，生態条件に寄生虫が適応しているからである．最近，伝播昆虫についてはその遺伝的背景と寄生虫感受性，あるいは抵抗性との関連が研究されるようになった．分子昆虫学が発展すれば，これら伝播昆虫の遺伝的性質を変えることにより，伝播能力を落とすように変える研究も期待される．

最近地球温暖化による温帯以北の気温上昇では昆虫媒介性寄生虫病，たとえばマラリアの流行地の北方への拡大が懸念される．

■ 人間の条件

多彩な寄生虫に感染するうえで，ヒトの個体条件と生態（社会的行動など）が大きな役割を果たしている．

① 個体条件

ヒトにおいては寄生虫に対する積極的な防御免疫は形成されない．例外的にマラリア原虫とかリーシュマニアに対する弱い免疫があることは知られている（感染免疫）．しかしヒトにおける免疫低下はニューモシスチス肺炎，トキソプラズマ，糞線虫の重度感染を引き起こす．いわゆる日和見感染である．したがって栄養不良や免疫低下に注意する必要がある．ヒトの遺伝的性質がある種の寄生虫抵抗性と関連している例がある．たとえば西アフリカに多いヘモグロビンS保有者（鎌状赤血球性貧血）や中近東にあるグルコース6リン酸脱水素酵素欠乏症のヒトは熱帯熱マラリア原虫に抵抗性を示す．

② 生態・社会条件

多くの寄生虫は経口感染であるから，食生活が非常に大きな鍵である．日本人の刺身好みはアニサキス感染を起こすし，同様にウシ肉生食を好むアフリカの人びとにとって，無鉤条虫感染は多い．アフリカなどの流行地での水浴は住血吸虫感染のもとであり，裸足で汚染された畑や湿地を歩くことは鉤虫，糞線虫の皮膚侵入を許すことになる．中南米に多い粗末な家屋はサシガメの侵入を許し，シャーガス病罹患を受ける原因である．熱帯地でもし蚊帳を使わずに就寝するとすればマラリア伝播蚊に吸血されることになる．すなわち，ヒトの住み方は寄生虫伝播にこのようなかかわりをもつのである．ヒトの移動や寄生虫病の流行地に入ることによって罹患する例は難民にみられたマラリアや住血吸虫症の場合によく知られている（輸入病）．

宗教でさえ寄生虫感染を規定している例がある．ヒンズー教徒はウシを敬い，これを食べないが，ブタを食べるために有鉤条虫症（さらには有鉤嚢虫症）に罹患する．ところが回教徒は教典コーランに導かれてブタを食べずにウシを食べるから，症状がより軽微な無鉤条虫症に罹患する．住民の衛生知識の保有はこれらの食物・水に対する注意を促し，生活習慣を改善することで寄生虫罹患を減らせる点できわめて重要である．これらは個人レベルの条件であるが，社会全体からは，①上下水道が完備していること，②屎尿処理が完全であること，③農業様式が土壌伝播寄生虫の生活環境を断ち切れること，などが寄生虫対策のうえで重要である．他方，不用意なダム建設が住血吸虫流行地を拡大してしまった例がガーナなどで知られている．あるいは南米で，アマゾン熱帯雨林への入植がマラリアの大流行を起こしつつある．実に人間の社会的行動は寄生虫との接点を，このように広げることがある．つまり，寄生虫の感染は環境問題と密接に関連している．

5 寄生虫病の診断・検査

寄生虫病を診断するコツは，特にわが国では，寄生虫が病因である可能性を考えることである．症候の項に述べた種々の徴候・症状は，いずれも寄生虫病固有のものではな

表6-2　寄生虫診断・検査法

方法	所見など
1. 血液検査	一般的に蠕虫類の感染で好酸球数が増加し，白血球アナリーゼで30～70%になる．特に組織内寄生の場合に強い．血清中のIgEおよび寄生虫特異IgEの強い上昇が認められる．
2. 画像検査 　1）胃内視鏡検査	 胃内の病変，特にアニサキス寄生の証明に用いる．検出されれば鉗子による摘出を実施．
2）X線・CT・エコー	臓器・組織内の病変．虫体のアウトラインの証明（画像診断）．
3. 免疫学的検査	虫体を被検材料から直接検出しえない場合（軽感染，幼虫移行症あるいは虫体が閉所に存在するなど），虫体抗原や特異抗体を血液中に証明する．
4. 虫卵・虫体検出 　1）血液検査	 マラリア原虫，糸状虫仔虫など血中の寄生虫を証明する．塗抹標本を作成し，染色（ギムザ染色が多用）後，虫体の検出・鑑別を行う．
2）糞便検査（検便）	虫卵・幼虫が糞便内に排出される場合に用いる．直接塗抹法，集卵法，培養法など各種の技術を用いる．肛門周囲検査（蟯虫）もこのカテゴリー．
3）検皮法 　　（皮膚バイオプシー）	皮膚内にいる寄生虫，たとえばオンコセルカ仔虫やリーシュマニアなどの同定．皮膚片から培養を行うこともある．
4）検尿	糸状虫性乳糜尿の証明のほか，尿中に虫卵が排出されるビルハルツ住血吸虫卵の検出．
5）検痰	喀痰の中に肺吸虫卵，糞線虫幼虫などを検出．
6）培養法	原虫類（アメーバ，腟トリコモナスなど）を固有の培地で培養し同定する．また鉤虫卵など一部の虫卵は孵化培養して感染型幼虫で検出・鑑別することもある．
5. 遺伝子検査	形態学的に種の同定が難しい場合の鑑別法（赤痢アメーバの病原種と非病原種の鑑別，マラリア原虫の種鑑別など）としてPCR法が用いられる．

い．したがって，ある症候を呈する患者を前にしたときに，もしかしたら寄生虫感染かもしれないと考えることが重要である．特に外国人，海外旅行を最近経験した人，熱帯地域に住んでいた人などでは注意する必要がある．

　次にX線診断・臨床検査などで病的所見・変化を明らかにして，同定にもち込むことになる．どのような材料についてどのような検査を実施するかを表6-2にまとめた．

　このほか，状況に応じて皮膚バイオプシーや試験切除，胸水採取（肺吸虫卵）などの工夫が行われる．ゾンデによる十二指腸液採取は，ランブル鞭毛虫検出にきわめて有効である．近年，特異抗体を証明する免疫診断よりも，寄生虫抗原を単クローン抗体で証明したり，寄生虫由来のDNA断片をPCR法で証明したりする方法も一部実用化された．

6 　寄生虫病対策

■ 個人レベルの対策
① 衛生知識の重要性

　目に見えない病原体を理解し，これに対処したり，寄生虫で汚染された飲食物・獣肉などの処理，感染に結びつく人間行動を避けたりするなどの局面で，衛生知識が必要なことはいうまでもない．そのためには教育が基本的に重要である．

② 生活水準の向上

熱帯地やスラムで見かけるような，隙間の多い粗末な家屋，蚊帳なしで眠る習慣，屎尿を肥料とする農業，便所を欠いた家，医療費の欠乏など，さまざまな点における低水準での生活は，あらゆる病原体に共通したリスクファクターである．その改善は基本的に重要で，ひいては衛生知識水準の改良につながる．

■ 地域・地球レベルでの対策

① 防圧キャンペーン

個人レベルで注意することでかなりの寄生虫感染を防ぎうるが，それだけではその居住地域から寄生虫を駆逐することはできない．さらに昆虫媒介性のマラリアとか糸状虫の感染を防ぐことはかなり困難である．このため土壌伝播性寄生虫に対しては，地域ぐるみの住民集団（特に小児期，学童期）を対象に集団検診と薬剤による選択的治療，あるいは集団治療が必要である．伝播昆虫に対しては殺虫剤散布による昆虫駆除が必要である．しかし，マラリアについては蚊の殺虫剤抵抗性の増大や防圧経費増大などの問題を抱え，現在もなお大きな脅威であることに変わりはない．最近 WHO は NTD（顧みられざる熱帯病）という概念を使用している．現在，総数 20 種でこのうち 11 種は寄生虫病で，住血吸虫症，フィラリア症，トリパノソーマ症などが含まれる．これらに対する抗寄生虫剤開発や防圧法の推進が望まれる．

② 社会基盤（インフラ）の整備

地域の保健を守る医療施設のほか，上下水道，道路，電気などの社会基盤整備が重要である．上下水道は病原寄生虫や微生物をヒトが摂取しないように，また，これらを衛生的に処置するうえで重要である．道路，家屋，電気などは産業を支え，衛生的な生活を実現するために欠くことのできない社会基盤といえよう．

他方，WHO は製薬会社の無償提供する駆虫剤と各種の基金などを組み合わせて，防圧プロジェクトを大陸レベルで展開している．オンコセルカ症防圧とかリンパ系フィラリア症根絶などである．

2 寄生虫学各論

1 ● 原　虫　類 Protozoa

原虫類は 2～50 μm の大きさのさまざまな単細胞生物であり，中に核を保有し，種によっては偽足，鞭毛，繊毛などを備えている．主要な寄生種のみをあげる．

1）腸管寄生性原虫類

(1) 赤痢アメーバ *Entamoeba histolytica*

熱帯地に広範に分布するが，わが国でも男性同性愛者のあいだに感染（STI として）が認められる．感染は通常，囊子型を含む飲食物の経口感染である．囊子は腸内で脱囊・分裂し，いわゆるアメーバ状をした栄養型となり大腸粘膜組織に侵入し，潰瘍を形

成する．重症例ではいちごゼリー状の粘血便を1日に数回～10回と排出するが，テネスムス（しぶり腹）は強くない．アメーバは血行性に肝に転移しやすくアメーバ性肝膿瘍を形成する．回復しても糞便内に嚢子を排出しつづけ，無症候性感染者（シストキャリア）として新たな感染源となっていることが多い．熱帯地では本種と形態的に似た非病原性の *E. dispar* とか大腸アメーバがいるので注意が必要である．アメーバ赤痢は感染症法により5類感染症に分類され，届け出が義務づけられている．

(2) ランブル鞭毛虫 *Giardia intestinalis*

温帯から熱帯にかけ広く分布する．嚢子を含む飲食物から経口的に感染し，栄養型（2核で凧の形状をする）は十二指腸・小腸上部粘膜に吸着し，吸収不良障害を生じる．このため多数寄生では脂肪性下痢，胆嚢炎を起こす．海外旅行者下痢症のひとつとして注目されている．ジアルジア症も5類感染症のひとつである．

(3) 戦争イソスポラ *Isospora belli*

熱帯地に分布する．嚢子型であるオーシストが経口的に摂取され，小腸上皮細胞内で増殖する．このため下痢，腹痛などを起こす．免疫低下や栄養不良状態の人では悪化し，時に死に至ることもある．

(4) 小形クリプトスポリジウム *Cryptosporidium parvum*

世界各地に分布する．本種もオーシストの経口摂取により汚染飲食物から感染する．小腸内で増殖し強い下痢をきたす．国内では水道水汚染による集団発生事例が報告されている．エイズなど免疫不全の人においては日和見感染を起こし悪化する．5類感染症である．

2) 血液・組織寄生性原虫類

(1) トリパノソーマ *Trypanosoma*

細長い虫体に鞭毛とそれに付属する波動膜を備えているのが特徴的である．この属にはアフリカ睡眠病の病原体であるガンビア・トリパノソーマ *Trypanosoma brucei gambiense* とローデシア・トリパノソーマ *Trypanosoma brucei rhodesiense* の2種，それにアメリカ型トリパノソーマ症（シャーガス病）の病原体クルーズ・トリパノソーマ *Trypanosoma cruzi* が含まれている．

① アフリカ睡眠病

ツエツエバエが媒介する2種のトリパノソーマはいずれも流血中で増殖し，中枢神経に侵入して病巣を広げる．リンパ系も侵され，後頭部リンパ節の腫大はウインターボトム徴候とよばれている．髄膜脳炎が進行すると重症では意識障害，昏睡，死亡の経過をたどる．

② シャーガス病

中南米に広く分布し，サシガメ吸血時に糞中の原虫が傷口から侵入し感染する．最近では輸血に伴う感染と先天性感染が問題になっている．病変は初期のロマーニャ徴候（眼瞼浮腫）が有名である．慢性期になると心筋障害型と巨大消化管型の2形をとる．

(2) リーシュマニア *Leishmania*

トリパノソーマに近い病原体で数種からなり，病変に特徴がある．いずれもサシチョウバエが媒介する．

① カラ・アザール（内臓リーシュマニア症）

インドから地中海にかけて広く分布する．病原体はドノバン・リーシュマニア *Leishmania donovani* で，肝脾を侵し，発熱，貧血，肝脾腫を生じる．死の転機をとることもある．

② 東洋瘤腫（皮膚リーシュマニア症）

中近東からアフリカに広く分布する．病変は皮膚に限られており，限局性・乾燥性皮疹をつくる都市型と，湿潤し潰瘍を形成する農村型，それに皮膚癩状結節を形成するエチオピア型とがある．いずれも自然治癒する．

③ 新世界型の皮膚・粘膜リーシュマニア症

分類学的には錯綜しているが，メキシコ・リーシュマニア群（メキシコで耳朶にチクレロ潰瘍を形成する）とブラジル・リーシュマニア群の2群がある．後者は中南米に広く分布し，皮膚のほか鼻腔，口腔，口唇などを侵して潰瘍を形成し，悲惨な外観を呈する（174頁：**図6-5**）．

(3) トキソプラズマ・ゴンディ *Toxoplasma gondii*

ネコだけが本来の終宿主で世界中に分布する．ヒトへの感染はネコ糞便由来のオーシストか獣肉内の嚢子の経口摂取と，感染した母体からの胎盤感染（先天性感染）の2経路である．

① 後天性トキソプラズマ症

免疫能が正常であれば不顕性感染で経過することが多く，成人の10～20％は抗体を保有している．発症はリンパ節炎，肺炎，肝障害，心筋炎，髄膜脳炎などさまざまな病変を呈する．最近エイズ患者で脳膿瘍を起こす例が多い．

② 先天性トキソプラズマ症

妊娠初期に感染すると流早産を起こしやすい．先天性感染児では網脈絡膜炎，水頭症，脳内石灰化，精神・運動機能障害などがみられ，発熱，貧血，肝脾腫，リンパ節肥大などを併発する．

(4) マラリア原虫 *Plasmodium*

マラリアは"悪い空気"という意味の疾病名称で，それは本症が蚊によって媒介されることがわからなかった時代の名残りである．マラリアは熱帯・亜熱帯に広く分布し，ハマダラカ（蚊）が原虫を媒介する．ヒトに寄生するのは三日熱マラリア原虫 *P. vivax*，四日熱マラリア原虫 *P. malariae*，熱帯熱マラリア原虫 *P. falciparum*，卵型マラリア原虫 *P. ovale* の4種である．蚊がヒト吸血時に血流中に注入するスポロゾイトは素早く肝細胞内に侵入・増殖し，多数のメロゾイトをつくる．メロゾイトは，流血中に出て赤血球に侵入し，中で一定数に分裂して赤血球を壊す（シゾゴニー）（**図6-7**）．三日熱マラリア原虫ではこのシゾゴニーに要する時間が48時間であり，3日に1回発熱という周期をつくる．三日熱および卵型マラリア原虫では肝細胞の中に侵入してそのまま長い年月活動を停止するものがあり，ヒプノゾイト（休眠原虫）とよばれる．これは後に再発の原因となる．マラリアは感染症法により4類感染症に分類される．

① 急性マラリア

熱発作，貧血，脾腫をマラリア3主徴とする．悪寒，戦慄を伴う定型的な発熱が三日熱と卵型マラリアでは48時間，四日熱では72時間の間隔で発生する．熱帯熱マラリア

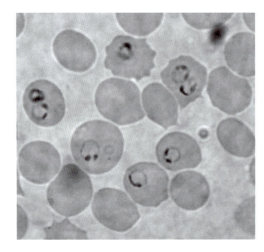
図 6-7　赤血球内に侵入した熱帯熱マラリア原虫

では 36〜48 時間または弛張熱や稽留熱であることが多い.

② 悪性マラリア

　　熱帯熱マラリアの経過は急で，早期に治療しないと脳・肝・腎内の毛細血管内に感染赤血球が粘着して播種性血管内凝固（DIC），全身出血，循環不全を伴うショックを引き起こし，強い血色素尿（黒水熱）もみられる．死亡率は高い．熱帯地を旅行し帰国した人で発熱と意識障害をもっていれば脳マラリアの罹患を考慮する.

③ 慢性マラリア

　　感染が長く続くと熱型は不定となる．一方，貧血，脾腫が著明になり衰弱していく.

3）泌尿生殖器寄生性原虫

(1) 膣トリコモナス *Trichomonas vaginalis*

　　世界中に広く分布する．女性で膣炎を起こすが，男性では尿道，前立腺などに寄生をみる．栄養型原虫が性行為感染経路（接触感染）をとる．定型的な例では陰部瘙痒感，灼熱感，帯下増加がある．他覚的には膣粘膜のびらん，出血斑をみる.

2　条　虫　類 Cestoda；tapeworm

　　条虫は俗に"さなだ虫"とよばれるようにヒモ状に長く，消化管腔内寄生に適している．条虫は数個ないし数千個の片節が鎖のように連なった構造で，サイズは数 mm から 10 m に達する種までさまざまある．消化器官をもたず，栄養はもっぱら体表から吸収する.

1）腸管寄生性条虫類

(1) 日本海裂頭条虫 *Diphyllobothrium nihonkaiense*

　　日本に分布する．サケ，マスが第 2 中間宿主で，これらを生食し感染する．成虫は小腸に寄生し，体長 3〜10 m に達する．下痢，胸やけ，腹部膨満感，片節排出がみられる．北欧に分布する種は広節裂頭条虫 *D. latum* という類似種で，消化器症状のほか，

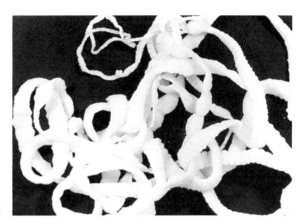

図 6-8　無鉤条虫の成虫

小腸で大量のビタミン B_{12} を吸収して裂頭条虫性貧血を起こす．このような大型の条虫が便とともに排出されると，患者は"腸"が出てきたと恐れることもある．

(2) 無鉤条虫 Taeniarhynchus saginatus

世界中でウシの分布する地域に分布する．ウシが唯一の中間宿主で，筋肉内に無鉤嚢虫とよばれる幼虫形を保有している．ヒトがこれを食すると小腸内で 4～10 m 大の成虫になる．腹痛などが訴えられるが，ほとんど自覚症状はなく，白い 3～4 cm 大の片節が便内に排出されて寄生に気づくことが多い（図 6-8）．近年，本種にきわめて近い種（亜種）としてアジア条虫が存在することが明らかとなった．このアジア条虫はブタ肝に寄生しヒトに感染する．

(3) 有鉤条虫 Taenia solium

前種とは分類学的に近似種であるが，中間宿主はブタである．世界中に広く分布し，ことに東アジアなどで"豚便所"があった地域では，ヒトとブタのあいだで典型的な生活環が成立していた．ヒトはブタ肉内の有鉤嚢虫を経口摂取して感染する．本種では，成虫が産出した虫卵がヒト腸管内で孵化すると，幼虫が血流にのって全身の組織に移行し体内に有鉤嚢虫が形成されるため危険である．

(4) 瓜実条虫 Dipylidium caninum

世界中のネコ，イヌに感染している 10～50 cm 大の条虫で，ヒトでは幼児が感染しやすい．中間宿主はノミ，シラミで，これらを経口摂取して感染する．瓜の種子状の片節が糞便内に排出されて感染に気づくことが多い．

2) 幼条虫症を起こす条虫類

ヒトを終宿主としていない条虫がヒトに感染すると幼条虫症を起こす．

(1) マンソン孤虫症 sparganosis mansoni

ネコ，イヌに感染しているマンソン裂頭条虫の幼虫がヒトに感染すると幼条虫のまま皮下（腹壁，陰部，鼠径部）や眼部に腫瘤を形成する．感染は一般的にカエル，ヘビの生食による．皮下の腫瘤形成・異物感で気づかれることが多い．

(2) 有鉤嚢虫症 cysticercosis

汚染された食物内の有鉤条虫卵か小腸内の成虫から産出された虫卵が消化液により孵

化され，中の幼虫は中枢神経，皮下，眼などに移行し，嚢虫を形成する．特に脳実質，脳室，脳膜に形成されると周囲組織を圧迫し，重篤な病状を呈する．

(3) 包虫症（エキノコックス症）hydatid disease（echinococcosis）

単包条虫と多包条虫という2種の条虫の幼条虫症の名称であるが，ここでは一括する．いずれもイヌ，キツネが終宿主である．ヒトはこれらの糞便で汚染された水や山菜，野草を通じて虫卵を取り込んで感染する．北海道では最近，多包条虫による包虫症の発生が増加している．包虫形成部位は肝，次いで肺が多い．病理組織学的には単包虫は中空状の単一の嚢として拡大していき，多包虫は海綿状構造をしつつ周囲組織を浸潤拡大していく．周囲組織に圧迫・破壊がみられ，包虫液がもれるとアナフィラキシーショックが発生する．

3 吸 虫 類 Trematoda；fluke

吸虫類は2〜40 mmのサイズの扁平な生物で，口吸盤と腹吸盤という2個の吸盤をもつのでこうよばれている．消化器官をもつ．雌雄同体が一般的だが，住血吸虫類は雌雄異体である．一般に第1中間宿主は貝，第2中間宿主は魚，カニなどである．第2中間宿主の体内または体表にて生育したメタセルカリアとよばれる幼虫が感染性である．住血吸虫だけは貝を唯一の中間宿主としており，その中で形成されたセルカリアが水中に放出され，経皮感染する．

1）腸管寄生性吸虫類

(1) 横川吸虫 *Metagonimus yokogawai*

日本を含む東アジアに広く分布している．第2中間宿主はアユ，ウグイ，ヤマメなどである．うろこの下や筋肉内のメタセルカリアがヒトに経口摂取され感染する．成虫は1〜2 mmと小さく，寄生部位は小腸粘膜である．多数寄生で下痢，腹痛などを起こす．

(2) 有害異形吸虫 *Heterophyes heterophyes nocens*

日本に分布する．前種に似て小さく，ボラ，メナダから感染する．小腸・十二指腸粘膜内に寄生し，多数寄生で腹痛，下痢を起こす．

(3) 肥大吸虫 *Fasciolopsis buski*

東南アジアに広く分布している．本種のメタセルカリアは水生植物・イネなどの茎，ヒシの実などの表面に形成される．これらを食べたり，手で触れたりしてメタセルカリアが経口摂取されると感染する．成虫は8〜20 mmと大型で，十二指腸・小腸粘膜表面に吸着寄生する．多数寄生すると重篤な消化障害，腸閉塞を引き起こす．虫体成分が粘膜から吸収されて浮腫が発症する．下痢，疼痛のほか，腹水，貧血，るいそうを起こす．

2）血管寄生性吸虫類

住血吸虫はアフリカ，アジアで2億人以上に感染しており，病変が重篤であるため社会・経済上の大きな問題でもある．住血吸虫はいずれも貝だけが中間宿主で，貝の体内で増殖したセルカリアが湖沼・水田内を遊泳する．このためヒトが作業や水浴のために汚染水系に手足や体を入れると経皮感染を受ける．

(1) 日本住血吸虫 *Schistosoma japonicum*

フィリピン，中国に分布する．日本では防圧の結果，新感染はみられない．中間宿主はミヤイリガイである．成虫のペアは門脈内に寄生し産卵をする．虫卵は腸壁の毛細血管に栓塞を起こすため，初期には腸組織の壊死，粘膜脱落，粘血便を生じる．次いで虫卵は徐々に肝内に集積して虫卵肉芽腫を形成し，その結果，肝硬変，門脈圧亢進，腹水，静脈側副路形成などが起こる．患者は貧血，栄養障害の結果，重篤な病状を呈し，時に死亡する．インドシナ半島に本種に近いメコン住血吸虫が分布している．

(2) マンソン住血吸虫 *Schistosoma mansoni*

アフリカ，南米，西インド諸島に分布する．中間宿主はヒラマキガイの類である．生活史，病変は日本住血吸虫に類似しているが軽度である．

(3) ビルハルツ住血吸虫 *Schistosoma haematobium*

アフリカ，マダガスカル，中近東に分布する．紀元前1000～2000年のエジプトのミイラ体内に本種の虫卵が見出されている．本種は骨盤内，特に膀胱静脈叢内に寄生するため，主病変は膀胱で尿路住血吸虫症ともよばれる．膀胱壁の潰瘍，出血，線維化と尿管拡大，尿道閉塞が生じる．このため排尿時の灼熱感，腰痛，血尿をみる．肝の変化はない．このような病変はアフリカでは通常少年期に認められるので，疾病というより人生の通過儀礼と考えられている地域さえある．

(4) 住血吸虫性皮膚炎 Schistosome dermatitis

わが国の宍道湖など世界中の特定の湖では鳥の住血吸虫セルカリアによる皮膚炎がある．したがって，この皮膚炎は水浴皮膚炎 swimmer's itch とか湖岸病，水田性皮膚炎などとよばれる．セルカリア侵入部位の発赤，瘙痒，じんま疹形成がみられ，回を重ねるごとに重症化する．

3) 組織寄生性吸虫類

(1) 肝　　蛭 *Fasciola hepatica*

牧畜の盛んなところには世界中どこでも存在するが，ヒトの感染例は多くはない．水生植物表面に付着したメタセルカリアを経口摂取すると，幼虫は小腸壁を穿通して肝実質に入り，最終的には胆管系に寄生する．肝障害，胆嚢症を発現し，上腹部疼痛，発熱，肝肥大，黄疸，下痢，じんま疹が認められるようになる．

(2) 肝　吸　虫 *Clonorchis sinensis*

東アジアに分布する．第2中間宿主はコイ科の魚やワカサギなどである．筋肉中のメタセルカリアは摂取されると小腸で遊離し，胆管系にもぐり込んで成熟する．胆管の閉塞や周囲肝組織の圧迫・壊死が生じる．胆汁のうっ滞，肝硬変が起きれば重症化する．症状としては発熱，腹部膨満，肝腫大で始まり，腹水，黄疸，貧血を生じる．多数感染例は致死的である．類似種のタイ肝吸虫 *Opisthorchis viverrini* はタイ北部で濃厚感染がみられ，胆管がんとの関連が示唆されている．

(3) 肺　吸　虫 *Paragonimus*

東アジアでヒト寄生性肺吸虫として最も重要な種はウェステルマン肺吸虫である．第2中間宿主はモクズガニとサワガニである．これらを不完全調理で食べると血管系に寄生しているメタセルカリアを摂取し感染する．調理時に包丁，まな板などに付着したメタ

セルカリアも危険である．胸部肺吸虫症は虫体が胸腔から肺に侵入する際，限局性胸膜炎を起こした後に虫嚢腫を形成することによる．喀痰，胸痛，咳を生じ，胸部X線像で輪状影，結節影をみる．結核性陰影と間違いやすい．肺吸虫が脳に異所寄生すると痙攣，視力障害，運動障害を起こす．脳圧が亢進すれば頭痛，嘔吐を生じる．宮崎肺吸虫症も散発的に報告されている．中華料理店で飾りのつもりで出した生のサワガニを食したことなどが原因である．本症では胸膜炎とこれに伴う胸水の貯留，気胸が起こりやすい．

4 線　虫　類 Nematoda

糸状あるいはヒモ状で白色の外観を呈する2mm〜100cmとさまざまな体長を示す一群の生物で，雌雄異体である．体表はクチクラとよばれる弾力性の強い硬い表面からなっている．体表には多数の棘を有する種（顎口虫）もあり，口腔に咬着用の歯を保有する種（鉤虫など）もある．尾端は雄虫では交接刺がみられ，さらに交接嚢をもつ種もある．

1）腸管寄生性線虫類

いわゆる土壌伝播性寄生虫（回虫，鉤虫，鞭虫など）は消化管の中にいる成虫が産出した卵が糞便とともに外界に出て，土壌表面や野菜に付着・発育する点に特徴がある．ヒトはその卵や感染幼虫を野菜などとともに経口摂取するか，幼虫の経皮侵入により感染を受ける．かつて糞便を肥料として畑に散布しており，1947年頃にはこれらの線虫は日本人の60〜80％に感染していた．現在ではそれらの保有率は0.1％以下である．しかし開発途上国では現在でも非常に高い寄生がみられる．

(1) 回　虫 *Ascaris lumbricoides*

成虫は雌で20〜30cmと大きい．雄虫はやや小さいがともに小腸管腔内に寄生しており，時に胆道や虫垂に迷入して急性腹症を呈する（外科回虫症）．感染型虫卵を摂取した場合に幼虫は肺で血管系から気管系に移動して，強い回虫性肺炎を呈する．本種に近いイヌ回虫はイヌが排泄した糞便中の卵が砂場などで幼児の口に入り，幼虫移行症を呈することがある．この場合，好酸球増加症，肝腫大，網膜腫瘍状病変を呈する．

(2) 鉤　虫

ズビニ鉤虫 *Ancylostoma duodenale* とアメリカ鉤虫 *Necator americanus* の2種が主なヒト寄生種であるが，いずれも口腔に歯があり，これで小腸粘膜に咬みついて吸血する．このため前種の寄生では1日1個体当たり0.2mLの血液を失う（後種ではその1/3）．したがって，鉤虫症 ancylostomiasis の本体は失血性貧血である．強い貧血では爪のスプーン状変形や異食症，赤血球の減少が著明になる．

(3) アニサキス *Anisakis* sp.

成虫はもともとイルカやクジラなどの胃の中に寄生している．ヒトは海産魚（サバ，サケ，スケトウダラなど多数種）を生食することでその筋肉内幼虫を摂取して感染を受ける（図6-9）．刺身好きの日本人に最も多く，国内での食中毒発生事件数ではカンピロバクターに次いで第2位を占めるほど多発している（2017年度）[2]．感染のほとんどは胃粘膜への幼虫侵入寄生である．典型的なアニサキス症 anisakiasis は海産魚を摂取後6〜9時間以内に腹部疼痛ではじまる．悪心・嘔吐もみられる．最近では胃内視鏡を

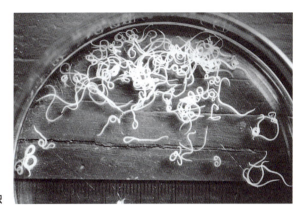
図 6-9　海産魚を開腹して得たアニサキス幼虫

用いてただちに診断が確定することも多く，付設した鉗子で幼虫を摘出する．初感染のヒトでは幼虫が胃粘膜に侵入しても，ほとんど症状がなく経過することが多い．醤油，酢，ワサビなどの香辛料では予防効果は得られない．

(4) 蟯　虫 *Enterobius vermicularis*

先進国でも特に幼児に感染が高い（5〜15％）のが特徴である．さらにこれら感染児のケアをしている母親にも比較的多い感染者がいる．盲腸に寄生する雌成虫は夜間肛門の外に出て産卵をする習性があるため，爪で引っ掻いて炎症を起こしたり湿疹のもとになったりすることが多い．患児は神経質になったり，夜泣きの原因になったりするといわれる．卵は数時間で感染性を獲得するので，ほこりや夜具を媒介にほかの人に経口摂取されると，体内に侵入して盲腸内壁に定着する．

(5) 糞　線　虫 *Strongyloides stercoralis*

熱帯地方など高温・高湿地に広く分布する．わが国では最近も沖縄で感染がみられ，成人T細胞白血病に合併し重症化することが多い．成虫は小腸粘膜にもぐり込んで寄生し産卵する．外界で幼虫は感染型となり，ヒトに経皮感染するか，または自由生活世代の雌雄成虫へと分化するかのいずれかのコースを選ぶ．小腸粘膜では上皮のカタル性変化から出血・潰瘍に至るさまざまな病変が生じる．免疫低下状況下では腸内で虫卵が孵化し，感染性を獲得した幼虫が同じ宿主内で発育寄生（自家感染）するため，大量感染となる．このため腹痛，水様性下痢，るいそう，浮腫を悪化させる．呼吸器系にも多数の糞線虫がみられると重症となり，咳，喀痰が強まる．致死例もみられる．

2）組織寄生性線虫類

(1) 糸状虫（フィラリア）類 Filaria

糸状虫は吸血性昆虫によって媒介される一群の線虫である．リンパ系寄生性の糸状虫の代表はバンクロフト糸状虫であり，蚊によって媒介される．皮下組織寄生種では回旋糸状虫（オンコセルカ）が代表的で，ブユによって媒介される．

① バンクロフト糸状虫 *Wuchereria bancrofti*

世界中に1億2千万人の感染者がおり[1]，特にインド，アフリカにおいて多数の感染者が目立つ．急性期には発熱，リンパ管炎が特徴的で，慢性期には上下肢の象皮病，乳糜尿，陰嚢水腫を呈する．2000年からWHO主導の根絶計画が全世界の流行地で開始

され，根絶に向け制圧が進みつつある．

② 回旋糸状虫（オンコセルカ）*Onchocerca volvulus*

本種の仔虫は皮膚組織内に分布して激しい皮膚炎を起こすが，徐々に眼球内にも侵入し，視力障害ひいては失明をもたらすのが特徴である．媒介者であるブユの発生は河川であるため，河川盲目症 river blindness ともよばれる．オンコセルカ症防圧は伝播者対策により西アフリカで防圧に成功したが，1980 年代半ばからイベルメクチンがオンコセルカ症に有効とわかり，流行地住民に集団投与する方式に変わり成果を上げつつある．イベルメクチン発見者である大村 智博士はこの業績で 2015 年にノーベル賞を受賞した．わが国では牛などのオンコセルカがヒトに寄生する例が報告されている．

最近，本来はイヌの寄生虫であるイヌ糸状虫の偶発感染がヒト肺にみられることがある．胸部 X 線所見上，円形の陰影から多くは肺腫瘍と診断されやすい．

(2) 顎　口　虫 *Gnathostoma*

日本人は刺身好きなので淡水魚の生食をして顎口虫幼虫の感染を受けやすい．従来はライギョやコイ由来の有棘顎口虫感染が多かったが，輸入ドジョウ稚魚の "おどり食い" による剛棘顎口虫症の報告が目立つ．いずれも幼虫はヒト体内を移行し，皮膚爬行疹，移動性腫瘤を形成するのが特徴である．気管の周囲に潜入し浮腫を起こすため，呼吸困難に陥ったり，脳内侵入を起こしたりした重篤例も知られている．最近は中南米での多発が注目される．

(3) 広東住血線虫 *Angiostrongylus cantonensis*

南太平洋に広く分布する寄生虫だが沖縄にも土着しており，わが国でも散発的に感染者がみられる．感染者はナメクジやアフリカマイマイの生食により本種の幼虫を摂食している．幼虫は脳・頭蓋腔内に侵入し，好酸球性髄膜脳炎を呈する．多くは一過性の経過で治癒する．本種に近いコスタリカ住血線虫は中米で特に小児に感染が多い．本種は腸間膜動脈内に寄生し，虫垂炎様の症候を呈する．

(4) 旋　毛　虫 *Trichinella spiralis*

欧米での感染例は多数知られているが，わが国ではクマ肉の生食によるハンターたちの集団感染がきっかけとなり注目されるようになった．一般的に生か不完全加熱されたブタ肉（ソーセージなど）の生食が原因である．母成虫が腸粘膜内で産出した幼虫は血流にのって全身の横紋筋線維内に入り，被囊幼虫となり長期間生存する．初期は下痢，血便，次いで発熱，顔面浮腫，筋炎，咀嚼障害，四肢運動障害，脱力感が続く．感染後 1 ヵ月ぐらいで幼虫のまわりに被囊ができて症状は軽くなるが，重度感染例では肺炎，心筋炎で死亡することもある．

寄生虫の感染はヒトの衣食住における生活習慣・風習・知的レベルなどによって規定される．さらにヒトが住んでいる環境（気候など自然的要素と社会基盤など人工的要素）と生物相などが感染の背景になっている．個々の寄生虫の感染経路を理解することが，予防につながる．わが国では寄生虫症の頻度はきわめて低くなっているが，医学的観点からはこれを無視することはできない．さらに開発途上国における高い寄生虫罹患率は人類にとって重要な問題である．

(1) 次にあげた生物はどのような寄生虫の中間宿主であるかを述べなさい．
①モクズガニ，②サバ，③マス，④アユ，⑤ドジョウ，⑥ナメクジ，⑦ブタ，⑧ウシ，⑨クマ，⑩カエル

(2) 次にあげた症候を示す患者はどのような寄生虫病を考えられるかを述べなさい．
 1) 刺身を食べた夜，突然始まった急激な上腹部疼痛と嘔気．
 2) 熱帯から帰国をして下血と腹痛がみられた患者．
 3) 熱帯から帰ってきて間もなく高熱と意識障害を起こした人．
 4) 皮下に腫瘤形成，数日後に消失してほかの部位に移る．1ヵ月前にドジョウのおどり食いをした．
 5) ある湖で泳いだら発赤，痒みを伴う皮膚炎を発症した．
 6) 夜間，肛門を手指でしきりに掻く小児．

(3) 熱帯地域に寄生虫感染が多い理由を考えてみよう．逆に工業化された国に少ない理由は何かを述べなさい．

(4) わが国における寄生虫感染について，最近の特徴的傾向をあげなさい．

(5) 吸血性昆虫が媒介する寄生虫を3種あげなさい．このような疾病を予防するための対策を考察してみよう．

(6) 次の語について寄生虫感染という立場から簡単に説明しなさい．
 1) 土壌伝播性寄生虫
 2) 日和見感染
 3) 輸入寄生虫病
 4) 保虫宿主
 5) 爬行疹
 6) 水田性皮膚炎
 7) 好酸球性髄膜脳炎
 8) 幼虫移行症
 9) 河川盲目症
 10) シャーガス病

(7) マラリア流行地の拡大が大気温度上昇に関係するという理由を考えてみよう．

文 献

1) WHO：Fact sheets. https://www.who.int/immunization/newsroom/factsheets/en/
2) 厚生労働省：食中毒統計資料．https://www.mhlw.go.jp/stf/seisakunitsuite/bunya/kenkou_iryou/shokuhin/syokuchu/04.html
3) 吉田幸雄，有薗直樹：図説人体寄生虫学．改訂9版，南山堂，2016．
4) 多田 功 編：医学のあゆみ別冊／現代寄生虫病事情．医歯薬出版，2006．

5）宮入源太郎，多田　功，石井　明編：住血吸虫症と宮入慶之助．九州大学出版会，2005．
6）多田　功：日本における寄生虫防圧とその特質．Tropical Medicine and Health, 36（Supplement）：49-67，2008．
7）北　潔 編：医学のあゆみ別冊 / グローバル感染症最前線．NTDs の先へ．医歯薬出版，2017．
8）平山謙二：最新臨床検査学講座　医動物学，医歯薬出版，2016．
9）中込　治　監：標準微生物学．第 13 版，医学書院，2018．

付表1 感染症法の分類，対象疾患と病原微生物

分類	対象となる疾患	病原微生物
1類	エボラ出血熱	エボラウイルス
	クリミア・コンゴ出血熱	クリミア・コンゴ出血熱ウイルス
	痘そう	痘そうウイルス
	南米出血熱（アルゼンチン出血熱，ブラジル出血熱，ベネズエラ出血熱，ボリビア出血熱の総称）	フニンウイルス，サビアウイルス，ガナリトウイルス，マチュポウイルス，チャパレウイルス
	ペスト	ペスト菌
	マールブルグ病	マールブルグウイルス
	ラッサ熱	ラッサウイルス
2類	急性灰白髄炎	ポリオウイルス
	結核	結核菌
	ジフテリア	ジフテリア菌
	重症急性呼吸器症候群	SARSコロナウイルス
	中東呼吸器症候群	MERSコロナウイルス
	鳥インフルエンザ（H5N1）	A型インフルエンザウイルス（H5N1）
	鳥インフルエンザ	鳥インフルエンザAウイルス（H7N9）
3類	コレラ	コレラ菌
	細菌性赤痢	赤痢菌（志賀赤痢菌，フレクスナー赤痢菌，ボイド赤痢菌，ソンネイ赤痢菌）
	腸管出血性大腸菌感染症	腸管出血性大腸菌
	腸チフス	チフス菌
	パラチフス	パラチフス菌
4類	E型肝炎	E型肝炎ウイルス
	ウエストナイル熱	ウエストナイルウイルス
	A型肝炎	A型肝炎ウイルス
	エキノコックス症	エキノコックス
	黄熱	黄熱ウイルス
	オウム病	オウム病クラミジア
	オムスク出血熱	オムスク出血熱ウイルス
	回帰熱	回帰熱ボレリア
	キャサヌル森林病	キャサヌル森林病ウイルス
	Q熱	Q熱コクシエラ
	狂犬病	狂犬病ウイルス
	コクシジオイデス症	コクシジオイデス・イミティス
	サル痘	サル痘ウイルス
	ジカウイルス感染症	ジカウイルス
	重症熱性血小板減少症候群	SFTSウイルス
	腎症候性出血熱	ハンタウイルス
	西部ウマ脳炎	西部ウマ脳炎ウイルス
	ダニ媒介脳炎	ダニ媒介脳炎ウイルス
	炭疽	炭疽菌
	チクングニア熱	チクングニアウイルス
	つつが虫病	つつが虫病リケッチア
	デング熱	デング熱ウイルス
	東部ウマ脳炎	東部ウマ脳炎ウイルス
	鳥インフルエンザ	鳥インフルエンザウイルス（H5N1，H7N9を除く）

	ニパウイルス感染症	ニパウイルス
	日本紅斑熱	日本紅斑熱リケッチア
	日本脳炎	日本脳炎ウイルス
	ハンタウイルス肺症候群	新世界ハンタウイルス（シンノンブレウイルス等）
	Bウイルス病	Bウイルス
	鼻疽	鼻疽菌
	ブルセラ症	ブルセラ菌（ウシ流産菌，ブタ流産菌，マルタ熱菌，イヌ流産菌）
	ベネズエラウマ脳炎	ベネズエラウマ脳炎ウイルス
	ヘンドラウイルス感染症	ヘンドラウイルス
	発しんチフス	発疹チフスリケッチア
	ボツリヌス症	ボツリヌス菌
	マラリア	三日熱マラリア原虫，熱帯熱マラリア原虫，四日熱マラリア原虫，卵形マラリア原虫
	野兎病	野兎病菌
	ライム病	ライム病ボレリア
	リッサウイルス感染症	リッサウイルス属（狂犬病ウイルスを除く）
	リフトバレー熱	リフトバレー熱ウイルス
	類鼻疽	類鼻疽菌
	レジオネラ症	レジオネラ・ニューモフィラなど
	レプトスピラ症	レプトスピラ・インターロガンスなど
	ロッキー山紅斑熱	ロッキー山紅斑熱リケッチア
5類全数	アメーバ赤痢	赤痢アメーバ
	ウイルス性肝炎（E型，A型を除く）	B型，C型，その他のウイルス性肝炎
	カルバペネム耐性腸内細菌科細菌感染症	カルバペネム耐性腸内細菌科
	急性弛緩性麻痺（急性灰白随縁を除く）	ウイルスなどの種々の病原体
	急性脳炎（ウエストナイル脳炎，西部ウマ脳炎，ダニ媒介脳炎，東部ウマ脳炎，日本脳炎，ベネズエラウマ脳炎及びリフトバレー熱を除く），	ウイルスなど種々の病原体
	クリプトスポリジウム症	クリプトスポリジウム属原虫
	クロイツフェルト・ヤコブ病	異常プリオン蛋白
	劇症型溶血レンサ球菌感染症	A群溶血性連鎖球菌
	後天性免疫不全症候群	ヒト免疫不全ウイルス
	ジアルジア症	ジアルジア（別名ランブル鞭毛虫）
	侵襲性インフルエンザ菌感染症	インフルエンザ菌
	侵襲性髄膜炎菌感染症	髄膜炎菌
	侵襲性肺炎球菌感染症	肺炎球菌
	水痘（入院例）	水痘・帯状疱疹ウイルス
	先天性風しん症候群	風疹ウイルス
	梅毒	梅毒トレポネーマ
	播種性クリプトコックス症	クリプトコックス属真菌
	破傷風	破傷風菌
	バンコマイシン耐性黄色ブドウ球菌感染症	バンコマイシン耐性黄色ブドウ球菌
	バンコマイシン耐性腸球菌感染症	バンコマイシン耐性腸球菌
	百日咳	百日咳菌
	風しん	風疹ウイルス
	麻しん	麻疹ウイルス
	薬剤耐性アシネトバクター感染症	薬剤耐性アシネトバクター

5 類定点

小児科定点	RS ウイルス感染症	RS ウイルス
	咽頭結膜熱	アデノウイルス
	A 群溶血性レンサ球菌咽頭炎	A 群溶血性レンサ球菌
	感染性胃腸炎	ロタウイルス，ノロウイルス，エンテロウイルス，アデノウイルス，細菌性など
	水痘	水痘・帯状疱疹ウイルス
	手足口病	エンテロウイルス属
	伝染性紅斑	パルボ B19 ウイルス
	突発性発疹	ヒトヘルペスウイルス 6，7 型
	ヘルパンギーナ	エンテロウイルス属
	流行性耳下腺炎	ムンプスウイルス
インフルエンザ定点	インフルエンザ（鳥インフルエンザおよび新型インフルエンザを除く）	インフルエンザウイルス
眼科定点	急性出血性結膜炎	エンテロウイルス 70 型やコクサッキーウイルス A24 の変異型
	流行性角結膜炎	アデノウイルス 8，19，37，4 型など
性感染症定点	性器クラミジア感染症	性器クラミジア
	性器ヘルペス感染症	単純ヘルペスウイルス 1，2 型
	尖圭コンジローマ	ヒトパピローマウイルス 6，11 型
	淋菌感染症	淋菌
基幹定点	感染性胃腸炎（病原体がロタウイルスであるものに限る）	ロタウイルス
	クラミジア肺炎（オウム病を除く）	肺炎クラミジア，性器クラミジア
	細菌性髄膜炎（インフルエンザ菌，髄膜炎菌，肺炎球菌以外）	種々の細菌
	マイコプラズマ肺炎	肺炎マイコプラズマ
	無菌性髄膜炎	種々のウイルス
	ペニシリン耐性肺炎球菌感染症	ペニシリン耐性肺炎球菌
	メチシリン耐性黄色ブドウ球菌感染症	メチシリン耐性黄色ブドウ球菌
	薬剤耐性緑膿菌感染症	薬剤耐性緑膿菌
疑似症定点	摂氏 38 度以上の発熱および呼吸器症状発熱および発疹または水疱	

1999 年施行，2017 年一部改正

付表2　主な新興感染症と起因病原体

報告年	起因病原体	感染症
1969	Lassa virus	ラッサ熱
1973	Rota virus	小児下痢症
1975	Parovirus B19	慢性出血性貧血
1976	*Cryptosporidium parvus*	急性慢性下痢症
	Borrelia burgdorferi	ライム病
1977	Ebola virus	エボラ出血熱
	Legionella pneumophila	レジオネラ症
	hantaan virus	腎症候性出血熱
	Campylobacter jejuni	カンピロバクター腸炎
1978	*Streptococcus pyogenes*	中毒性ショック症候群（TSS）
1980	HTLV-1	成人T細胞白血病
1982	*Escherichia coli* O157	腸管出血性大腸菌感染症
1983	HIV	エイズ
	Helicobacter pylori	胃潰瘍
1988	Human herpes virus 6	突発性発疹
1989	Hepatitis C virus	C型肝炎
	Guanarito virus	ベネズエラ出血熱
1992	*Bartonella henselae*	ネコひっかき病
	Vibrio cbolerae O139	コレラ
	Hanta virus	ハンタウイルス症候群
1994	Sabia virus	ブラジル出血熱
1995	Human herpes virus 8	カポジ肉腫
1996	BSE agent	新型クロイツフェルト・ヤコブ病
1997	Avian Influenza virus（H5N1）	インフルエンザ
1999	Clostridium difficile	偽膜性腸炎
	Nipah virus	脳炎
2003	Avian Influenza virus（H7N7）	インフルエンザ
	SARS virus	重症急性呼吸器症候群

1996年 WHO 報告より

付表3　主な再興感染症と起因病原体

起因病原体	感染症
Bordetella bronchiseptica	百日咳
Corynebacterium diphtheriae	ジフテリア
Mycobacterium tuberculosis	結核
Salmonella spp.	サルモネラ感染症
Streptococcus pyogenes	劇症型溶血連鎖球菌感染症
Vibrio cholerae	コレラ
Yersinia pestis	ペスト
Dengue virus	デング（出血）熱
Influenza virus	インフルエンザ
Rabies virus	狂犬病
Yellow fever virus	黄熱
Leishmania	リーシュマニア症
Plasmodium	マラリア
Toxoplasma gondii	トキソプラズマ症
Echinococus	エキノコックス症
Schistosoma	住血吸虫症

索引

あ

秋疫レプトスピラ 97
悪性貧血…………………………50
悪性マラリア……………………180
アクチノマイセス属……………74
アクロモバクター属……………87
アシネトバクター属……………86
アジュバント……………………19
アスペルギルス抗原……………142
アスペルギルス症………………150
アスペルギルス属………………150
アスペルギローマ………………152
アデノウイルス…………………114
アトピー…………………………37
アトピー性皮膚炎………………37
アニサキス………………………184
アニサキス感染…………………172
アフリカ睡眠病…………………178
アミノグリコシド（アミノ配糖
　体）系…………………………59
アレルギー………………………32
アレルギー起因真菌……………139
アレルギー性肺アスペルギル
　ス症……………………………152
アレルゲン………………………35

い

胃 MALT リンパ腫………………93
硫黄顆粒…………………………74
胃がん……………………………93
易感染性宿主……………………5
異種移植…………………………42
移植免疫…………………………41
医真菌……………………………139
異染小体…………………………72
遺伝子検査法……………………144
イヌ・レプトスピラ……………97
医療関連感染……………………5
院内感染…………………………5
院内感染対策委員会……………10
インフルエンザ…………………118
インフルエンザウイルス………117
インフルエンザ菌………………88
インフルエンザ菌 b 型…………89

う

ウイルス…………………………100
ウイルス感染……………………107

え

ウイルスの感染形態……………106
ウイルスの構造…………………101
ウイルスの増殖…………………104
ウイルスの伝播様式……………105
ウイルスの特徴…………………105
ウイルス分離……………………110
ウェルシュ菌……………………71
ウォーターハウス・フリードリ
　クセン症候群…………………67
瓜実条虫…………………………181

え

エイズ……………………………116
エキノコックス症………………182
エシェリキア属…………………78
エピトープ………………………19
エルシニア・エンテロコリティ
　カ………………………………81
エルシニア属……………………80
エロモナス属……………………84
エンテロウイルス………………122
エンテロウイルス属……………119
エントモフトラ症………………165
エンベロープ……………………101

お

黄色ブドウ球菌…………………61
黄疸出血性レプトスピラ………97
オウム病…………………………99
オリエンチア属…………………97
オリエンチア・ツツガムシ……98
オルソミクソウイルス…………117
オンコセルカ……………………186
温熱療法…………………………146

か

外因性感染………………………4
回帰熱……………………………96
回帰熱ボレリア…………………96
回帰発症…………………………1
開口困難…………………………69
回旋糸状虫………………………186
回虫………………………………184
外部寄生虫………………………168
ガウンテクニック………………62
化学療法…………………………57
牙関緊急…………………………69
顎口虫……………………………186
顎口虫症…………………………173

か

核酸………………………………101
核酸検出…………………………110
殻蛋白……………………………101
獲得免疫…………………………18
ガス壊疽…………………………71
かぜ………………………………123
河川盲目症………………………172
カナマイ難聴……………………59
化膿レンサ球菌…………………63
カビ毒……………………………140
カプシド…………………………101
カラ・アザール…………………178
カリシウイルス…………………119
カルバペネム系…………………59
肝炎………………………………125
肝吸虫……………………………183
環境真菌…………………………138
桿菌………………………………55
感作リンパ球……………………18
カンジダ抗原……………………142
カンジダ症………………………147
カンジダ属………………………147
関節リウマチ……………………49
感染………………………………1
感染管理認定看護師……………10
感染経路…………………………2
完全抗原…………………………19
感染症……………………………1
感染症起因真菌…………………139
感染症サーベイランス…………6
感染症発生動向調査……………6
感染症法…………………………6
感染症予防及び感染症の患者
　に対する医療に関する法律……6
感染性廃棄物……………………12
感染性廃棄物の判断フロー……16
完全世代…………………………138
感染防御機構……………………4
感染防御抗原……………………45
感染防御抗体……………………45
感染免疫…………………………45
感染様式…………………………4
肝蛭………………………………183
寒天培地…………………………143
広東住血線虫……………………186
カンピロバクター属……………92

き

既往症反応………………………28

索　引　195

偽結核菌 81
寄生 168
寄生虫 167
寄生虫診断・検査法 176
寄生虫による病害・症候 170
寄生虫の生活史 169
寄生虫病 175
キノコ 136
茸，菌，子実体 136
キノコ中毒 140
キノロン系 59
偽膜 72
偽膜性大腸炎 70
球桿菌 91
吸気性喘鳴 91
球菌 55
急性 HIV 感染 115
急性胃腸炎 80
急性感染 106
急性気道感染症 122
急性マラリア 179
吸虫類 169
凝集反応 30
蟯虫 185
莢膜グルクロノキシロマンナ
　　ン抗原 142
供与者 42
局所アナフィラキシー 37
局所感染 106
キラー T 細胞 25
ギラン・バレー症候群 92
菌血症 94
菌交代症 4

く

空気感染 8
クームス試験 30
クラミジア属 98
クラミジア・トラコマティス 98
グラム陰性桿菌 78
グラム陰性球菌 65
グラム陰性菌 56
グラム陽性桿菌 67
グラム陽性球菌 61
グラム陽性菌 56
グリコペプチド系薬 60
クリセオバクテリウム属 87
クリプトコックス症 161
クリプトコックス属 161
クリプトコックス・ネオフォル
　　マンス抗原 142
クレブシエラ属 82
クロストリジウム属 68

クロストリジウム・ディフィシル
　　 70
クロストリジウム・テタニ 68
クロストリジウム・パーフリン
　　ゲンス 71
クロストリジウム・ボツリヌム
　　 70
クロモブラストミコーシス 160

け

経口感染 169
経胎盤感染 170
経皮感染 8
痙攣性咳嗽 91
外科的療法 146
劇症型レンサ球菌感染症 64
血液・組織寄生性原虫類 178
血液・体液感染 8
結核菌群 75
結核症の診断 76
血管寄生性吸虫類 182
血清学的検査法 142
血清学的診断 110
血清療法 32
ゲノム 101
下痢原性大腸菌 78
嫌気性細菌 56
健康保菌者 80
顕性感染 1
原生動物門 168
原虫類 177
原発性習慣性流産 53
原発性免疫不全 51
顕微鏡検査 142

こ

コアグラーゼ陰性ブドウ球菌 61
抗 C 型肝炎ウイルス薬 113
高圧酸素療法 71
抗アレルギー薬 36
抗インフルエンザウイルス薬…
　　113
抗ウイルス薬 111
抗ウイルス療法 111
好塩基球 27
好気性細菌 56
抗菌化学療法 9
抗菌スペクトラム 57
抗菌薬 9
抗菌薬関連下痢症 70
抗結核剤 60
抗原 19
抗原決定基 19
抗原検出 110

抗原抗体反応 29
抗原抗体複合体 32
膠原病 50
好酸球 28
好酸球増加症 171
格子説 30
抗真菌化学療法 144
抗真菌薬 145
硬性下疳 95
抗生物質 57
抗体 18
抗体産生機構 28
鉤虫 184
好中球 27
後天性トキソプラズマ症 179
後天性免疫不全症候群 51
抗 B 型肝炎ウイルス薬 113
抗ヘルペスウイルス薬 111
酵母 136
酵母様真菌 136
抗レトロウイルス薬 112
小形クリプトスポリジウム 178
呼吸器ウイルス 122
コクシエラ属 97
コクシジオイデス 157
コクシジオイデス症 157
黒死病 81
黒色糸状菌症 160
黒色真菌 160
黒色真菌症 160
黒色分芽菌症 160
古典的経路 33
顧みられざる熱帯病 177
ゴム腫 96
米のとぎ汁様下痢 83
コリネバクテリウム・ジフテリ
　　アエ 72
コリネバクテリウム属 72
コレラ顔貌 83
コレラ菌 83
コロナウイルス 120
混合ワクチン 46
根足虫類 168
昆虫類 169

さ

再活性化 1
再帰感染 107
細菌 55
細菌性赤痢 79
再興感染症 8
最小発育阻止濃度 57
サイトカイン 39
サイトメガロウイルス 114

細胞傷害性T細胞……………25
細胞性免疫………………18
細胞内寄生細菌……………90
細胞壁ガラクトマンナン抗原…142
細胞壁合成阻害薬…………57
細胞壁の主要多糖…………142
細胞壁マンナン抗原………142
さなだ虫…………………180
サルモネラ食中毒…………80
サルモネラ属………………80
塹壕熱………………………97

し

自家移植……………………42
死菌（不活化）ワクチン………46
自己免疫病…………………49
糸状菌……………………135
糸状虫（フィラリア）類…185
自然免疫……………………18
持続感染……………………1
市中感染……………………5
至適増殖温度………………56
シネディ菌…………………94
ジフテリア菌………………72
しぶり腹……………………79
シャーガス病……………172
弱毒生菌（生）ワクチン………46
弱毒生菌ワクチン…………60
住血吸虫性皮膚炎………183
周産期感染………………129
終宿主……………………169
重症筋無力症………………51
シュードモナス・エルジノーサ
　…………………………86
宿主‐寄生虫関係…………170
出芽式進化系統樹………135
出生後感染………………130
出生前感染………………128
受動免疫…………………110
受容者………………………42
主要組織適合遺伝子複合体……42
主要組織適合性抗原………41
腫瘍特異抗原………………46
腫瘍免疫……………………46
猩紅熱………………………63
常在菌叢……………………2
条虫類……………………169
消毒…………………………11
消毒薬………………………13
消毒例………………………14
職業感染…………………131
食中毒……………………168
真菌………………………134
真菌感染症の疫学………141

真菌感染症の診断………141
真菌感染症の治療………144
真菌感染症の分類………140
真菌症……………………139
新興感染症…………………8
新興・再興感染症………168
深在性カンジダ症………148
深在性真菌症……………140
深在性真菌症治療薬……145
侵襲性インフルエンザ菌感染症
　…………………………89
侵襲性髄膜炎菌感染症……67
侵襲性肺アスペルギルス症……152
新生児ループス症候群……49
新世界型の皮膚・粘膜リーシュ
　マニア症………………179
侵入門戸……………………2
深部表在性真菌症………140

す

垂直感染……………………4
垂直伝播…………………105
水痘帯状疱疹ウイルス…114
水平感染……………………4
水平伝播…………………105
髄膜炎菌……………………66
ステノトロフォモナス属……88
ストマイ難聴………………59
ストレプトコッカス・アガラク
　ティアエ………………64
ストレプトコッカス・ニューモ
　ニアエ…………………64
スピロヘータ科……………95
スポルディング分類………11
スポロトリコーシス……159
スポロトリックス属……159

せ

性感染症……………………5, 128
性器クラミジア症…………98
生体防御……………………18
生物学的偽陽性反応………96
赤痢アメーバ……………177
赤痢菌属……………………79
世代時間……………………55
接種感染…………………169
接触感染……………………8
節足動物門………………169
セパシア菌…………………86
セフェム系…………………59
セラチア属…………………82
セレウス菌…………………67
線形動物門………………169
全身感染…………………106

全身性アナフィラキシー………37
全身性エリテマトーデス………49
全身性ムーコル症………165
戦争イソスポラ…………178
選択毒性……………………57
洗濯婦の手…………………83
線虫類……………………169
先天性サイトメガロウイルス
　感染症…………………114
先天性トキソプラズマ症………179
先天性梅毒…………………96
先天性免疫不全症…………51
先天梅毒……………………95
先天免疫……………………18
潜伏感染……………………1
潜伏期………………………1
旋毛虫……………………186

そ

創傷ボツリヌス症…………70
象皮病……………………173
即時型アレルギー…………35
続発性免疫不全……………51
鼠径リンパ肉芽腫症………98
組織寄生性吸虫類………183
組織寄生性線虫類………185
組織適合性抗原……………42

た

体液性免疫…………………18
耐性誘導……………………9
代替経路……………………33
多価ワクチン………………46
多剤耐性アシネトバクター……87
多剤耐性菌…………………9
多剤耐性結核………………76
多剤耐性緑膿菌……………86
卵型マラリア原虫………179
短桿菌………………………55
単純ヘルペスウイルス…133
炭疽…………………………68
炭疽菌………………………68
胆道回虫症………………171

ち

地域流行性真菌症………140
遅延型アレルギー…………35
遅延型過敏症………………38
腟トリコモナス…………180
中間宿主…………………169
中毒起因真菌……………140
中和反応……………………32
腸炎エルシニア……………81
腸炎ビブリオ………………84

索引　197

腸管寄生性吸虫類⋯⋯⋯⋯182
腸管寄生性原虫類⋯⋯⋯⋯177
腸管寄生性条虫類⋯⋯⋯⋯180
腸管寄生性線虫類⋯⋯⋯⋯184
腸管凝集性大腸菌⋯⋯⋯⋯78
腸管出血性大腸菌⋯⋯⋯⋯78
腸管侵入性大腸菌⋯⋯⋯⋯78
腸管毒素原性大腸菌⋯⋯⋯78
腸球菌⋯⋯⋯⋯⋯⋯⋯⋯⋯65
腸炭疽⋯⋯⋯⋯⋯⋯⋯⋯⋯68
腸チフス⋯⋯⋯⋯⋯⋯⋯⋯80
腸内細菌科⋯⋯⋯⋯⋯⋯⋯78
腸内細菌叢⋯⋯⋯⋯⋯⋯⋯4
沈降反応⋯⋯⋯⋯⋯⋯⋯⋯30

つ

通性嫌気性細菌⋯⋯⋯⋯⋯56
恙虫病⋯⋯⋯⋯⋯⋯⋯⋯⋯98
ツツガムシ病リケッチア⋯⋯⋯98
ツベルクリン反応⋯⋯⋯⋯75

て

ディック毒素⋯⋯⋯⋯⋯⋯63
ディフィシル菌⋯⋯⋯⋯⋯70
テトラサイクリン系⋯⋯⋯59
テネスムス⋯⋯⋯⋯⋯⋯⋯80
伝播昆虫⋯⋯⋯⋯⋯⋯⋯174
伝播者⋯⋯⋯⋯⋯⋯⋯⋯169

と

同種異系移植⋯⋯⋯⋯⋯⋯42
同種同系移植⋯⋯⋯⋯⋯⋯42
糖尿病⋯⋯⋯⋯⋯⋯⋯⋯⋯50
動物媒介感染⋯⋯⋯⋯⋯⋯8
動物由来感染症⋯⋯⋯⋯⋯5
動物由来寄生虫病⋯⋯⋯168
東洋瘤腫⋯⋯⋯⋯⋯⋯⋯179
トール様レセプター⋯⋯⋯40
トガウイルス⋯⋯⋯⋯⋯121
トキソイド⋯⋯⋯⋯⋯⋯⋯46
トキソプラズマ・ゴンディ⋯179
特異的免疫⋯⋯⋯⋯⋯⋯108
毒素性ショック症候群⋯⋯62
特発性（免疫性）血小板減少性
　紫斑病⋯⋯⋯⋯⋯⋯⋯⋯93
ドナー⋯⋯⋯⋯⋯⋯⋯⋯⋯42
トラコーマ⋯⋯⋯⋯⋯⋯⋯98
トラコーマ・クラミジア⋯⋯98
トリコスポロン感染症⋯⋯163
トリコスポロン症⋯⋯⋯162
トリコスポロン属⋯⋯⋯162
トリパノソーマ⋯⋯⋯⋯178
トリモチカビ門の真菌⋯165
トレポネーマ属⋯⋯⋯⋯95

トレポネーマ・パリダム⋯⋯95

な

内因性感染⋯⋯⋯⋯⋯⋯⋯4
内因性免疫⋯⋯⋯⋯⋯⋯108
ナイセリア・ゴノレエ⋯⋯66
ナイセリア属⋯⋯⋯⋯⋯65
ナイセリア・メニンジティディ
　ス⋯⋯⋯⋯⋯⋯⋯⋯⋯66
内臓ムーコル症⋯⋯⋯⋯165
内臓リーシュマニア症⋯178
内部寄生虫⋯⋯⋯⋯⋯⋯168
夏型過敏性肺炎⋯⋯⋯⋯163
軟性下疳⋯⋯⋯⋯⋯⋯⋯88

に

二形性真菌⋯⋯⋯⋯⋯⋯136
二次免疫応答⋯⋯⋯⋯⋯28
日本海裂頭条虫⋯⋯⋯⋯180
日本住血吸虫⋯⋯⋯⋯⋯183
乳児ボツリヌス症⋯⋯⋯70
ニューモシスチス・イロベチイ
　⋯⋯⋯⋯⋯⋯⋯⋯⋯149
ニューモシスチス肺炎⋯149
妊娠⋯⋯⋯⋯⋯⋯⋯⋯⋯53

ね

ネコひっかき病⋯⋯⋯⋯97
熱帯苺腫⋯⋯⋯⋯⋯⋯⋯96
熱帯熱マラリア原虫⋯⋯179

の

脳性マラリア⋯⋯⋯⋯⋯172
能動免疫⋯⋯⋯⋯⋯⋯⋯110
膿漏眼⋯⋯⋯⋯⋯⋯⋯⋯66
ノカルディア症⋯⋯⋯⋯74
ノカルディア属⋯⋯⋯⋯74
ノロウイルス⋯⋯⋯⋯⋯119

は

肺炎⋯⋯⋯⋯⋯⋯⋯⋯⋯171
肺炎球菌⋯⋯⋯⋯⋯⋯⋯64
バイオハザードマーク⋯⋯12
バイオフィルム⋯⋯⋯⋯86
肺吸虫⋯⋯⋯⋯⋯⋯⋯⋯183
肺結核⋯⋯⋯⋯⋯⋯⋯⋯75
敗血症⋯⋯⋯⋯⋯⋯⋯⋯94
肺炭疽⋯⋯⋯⋯⋯⋯⋯⋯68
梅毒⋯⋯⋯⋯⋯⋯⋯⋯⋯95
梅毒血清反応⋯⋯⋯⋯⋯95
梅毒疹⋯⋯⋯⋯⋯⋯⋯⋯95
梅毒トレポネーマ⋯⋯⋯95
白癬⋯⋯⋯⋯⋯⋯⋯⋯⋯141
白癬菌⋯⋯⋯⋯⋯⋯⋯⋯153

バクテリオファージ⋯⋯⋯103
橋本病⋯⋯⋯⋯⋯⋯⋯⋯⋯50
波状熱⋯⋯⋯⋯⋯⋯⋯⋯⋯91
破傷風菌⋯⋯⋯⋯⋯⋯⋯⋯68
破傷風トキソイドワクチン⋯⋯69
破傷風ヒト免疫グロブリン抗
　毒素⋯⋯⋯⋯⋯⋯⋯⋯69
バシラス・アンスラシス⋯⋯68
バシラス・セレウス⋯⋯⋯67
バシラス属⋯⋯⋯⋯⋯⋯67
パスツレラ属⋯⋯⋯⋯⋯89
パスツレラ・ムルトシダ⋯⋯89
バセドウ病⋯⋯⋯⋯⋯⋯50
ハッチンソン三徴⋯⋯⋯96
パピローマウイルス⋯⋯114
ハプテン⋯⋯⋯⋯⋯⋯⋯19
パラインフルエンザウイルス⋯117
パラコクシジオイデス症⋯157
バラ疹⋯⋯⋯⋯⋯⋯⋯⋯80
パラチフス⋯⋯⋯⋯⋯⋯80
パラミクソウイルス⋯⋯117
バルトネラ属⋯⋯⋯⋯⋯97
パルボウイルス⋯⋯⋯⋯115
パレコウイルス⋯⋯⋯⋯119
反弓緊張⋯⋯⋯⋯⋯⋯⋯69
バンクロフト糸状虫⋯⋯185
バンコマイシン耐性腸球菌⋯⋯65
ハンセン病⋯⋯⋯⋯⋯⋯77
反応原性⋯⋯⋯⋯⋯⋯⋯19

ひ

非 T 非 B リンパ球⋯⋯⋯⋯27
比較的徐脈⋯⋯⋯⋯⋯⋯80
非結核抗酸菌症⋯⋯⋯⋯77
非結核性抗酸菌⋯⋯⋯⋯76
微好気性細菌⋯⋯⋯⋯⋯92
ピコルナウイルス⋯⋯⋯118
ヒストプラズマ症⋯⋯⋯157
微生物学的診断法⋯⋯⋯142
微生物災害起因菌⋯⋯⋯139
肥大吸虫⋯⋯⋯⋯⋯⋯⋯182
ヒト T リンパ球好性ウイルス⋯115
ヒトヘルペスウイルス⋯⋯114
ヒトメタニューモウイルス⋯⋯117
ヒト免疫不全ウイルス⋯⋯52
泌尿生殖器寄生原虫⋯⋯180
鼻脳型ムーコル症⋯⋯⋯165
非病原微生物⋯⋯⋯⋯⋯2
ヒブ⋯⋯⋯⋯⋯⋯⋯⋯⋯89
皮膚炭疽⋯⋯⋯⋯⋯⋯⋯68
皮膚ムーコル症⋯⋯⋯⋯165
皮膚リーシュマニア症⋯179
ビブリオ・コレラエ⋯⋯⋯83
ビブリオ属⋯⋯⋯⋯⋯⋯83

ビブリオ・パラヘモリティカス
 ……………………84
飛沫核感染……………8
飛沫感染……………8
肥満細胞……………27
百日咳菌……………90
病院感染……………5
病原真菌……………139
病原体……………2
病原微生物……………2
表在性カンジダ症……………148
表在性真菌症……………140
表在性真菌症治療薬……………145
表皮ブドウ球菌……………61
日和見感染……………132
日和見感染症……………5
日和見真菌症……………140
非淋菌性尿道炎……………98
ビルハルツ住血吸虫……………183
ピロリ菌……………93
貧血……………171
ピンタ……………96

ふ

フィロウイルス……………116
風疹……………124
ブースター効果……………110
フェオヒフォミコーシス……………160
不活化 Hib ワクチン……………89
不活化ワクチン……………60
不完全抗原……………19
不完全世代……………137
不顕性感染……………1
フサリウム症……………158
フサリウム属……………158
ブドウ球菌……………61
ブドウ球菌性皮膚剝脱症候群…62
ブドウ糖非発酵グラム陰性桿菌
 ……………85
ブラストミセス症……………158
フラビウイルス……………120
フランシセラ属……………90
フランシセラ・ツラレンシス亜
 種ツラレンシス……………90
プリオン……………121
ブルセラ症……………91
ブルセラ属……………91
プレジオモナス属……………85
プロテウス属……………81
プロバイオティクス……………79
糞口・経口感染……………8
分子系統解析……………134
糞線虫……………185

へ

ベーチェット病……………51
ベジェル……………96
ペスト……………81
ペスト菌……………81
ペニシリン系……………57
ペニシリン耐性肺炎球菌……………64
ペニシリン耐性淋菌……………66
ペネム系……………59
ヘパドナウイルス……………115
ペプチド系薬……………60
ヘモフィルス・インフルエンゼ…88
ヘモフィルス属……………88
ヘリコバクター・シネディ……………94
ヘリコバクター属……………93
ヘリコバクター・ピロリ……………93
ヘルパー T 細胞……………26
ヘルペスウイルス……………113
ベンガルコレラ菌……………83
扁形動物門……………169
扁平コンジローマ……………95
鞭毛虫類……………168

ほ

胞子虫類……………168
放線菌症……………74
放線菌類……………74
包虫症……………171
補液……………83
保菌……………1
保菌者……………1
母子感染……………129
ホスホマイシン……………60
補体……………32
補体結合反応……………35
保虫宿主……………169
ポックスウイルス……………113
発疹チフスリケッチア……………98
発疹熱リケッチア……………98
発赤毒……………63
ボツリヌス菌……………70
ボツリヌス食中毒……………70
ホメオスタシス……………18
ポリオーマウイルス……………114
ボルデテラ属……………90
ボルデテラ・パツーシス……………90
ボレリア属……………96
ボレリア・ブルグドルフェリ……96
ボレリア・レカレンティス……………96
ポンティアック熱……………92

ま

マイコトキシン中毒……………140

マイコバクテリウム属……………75
マイコバクテリウム・ツベルク
 ローシス・コンプレックス…75
マイコバクテリウム・レプラレ
 ……………77
マイコプラズマ属……………94
マイコプラズマ肺炎……………95
膜……………101
マクロファージ……………24
マクロライド系……………59
麻疹……………124
麻疹ウイルス……………117
マスト細胞……………27
マラセチア症……………163
マラセチア属……………163
マラリア……………172
マラリア原虫……………179
慢性感染……………1
慢性肺アスペルギルス症……………152
慢性マラリア……………180
慢性遊走性紅斑……………96
マンソン孤虫症……………181
マンソン住血吸虫……………183

み

ミクソウイルス……………118
ミクロスポリディア症……………165
ミクロスポリディア門の真菌…165
三日熱マラリア原虫……………179

む

ムーコル症……………164
ムーコル門の真菌……………164
無鉤条虫……………181
無性生殖……………137
無性世代……………137
無性胞子……………138
ムンプスウイルス……………117

め

メチシリン耐性黄色ブドウ球菌
 ……………62
滅菌……………11
免疫……………1
免疫応答……………23
免疫応答機構……………28
免疫学的監視機構……………46
免疫グロブリン……………20
免疫グロブリン A……………21
免疫グロブリン D……………22
免疫グロブリン E……………22
免疫グロブリン G……………21
免疫グロブリン M……………21
免疫原……………19

索　引　199

免疫原性·················· 19
免疫担当細胞············· 23
免疫チェックポイント阻害薬··· 48
免疫低下··················108
免疫複合体病·············· 38
免疫不全·················· 51
免疫不全宿主··············109
免疫不全症················ 49
免疫抑制·················· 54
免疫抑制薬················ 54
免疫療法·················· 48

も

モノカイン················ 39
モノバクタム系············ 59

や

野兎病菌·················· 90

ゆ

有害異形吸虫··············182
有害真菌··················139
有鉤条虫··················181
有鉤嚢虫症················181
有性生殖··················138
有性世代··················138
有用真菌··················138
輸血梅毒·················· 95
輸入感染症················ 5
輸入寄生虫病··············168
輸入真菌症················140
輸入真菌症原因菌··········157

よ

溶血性尿毒症症候群········ 78
幼条虫症··················181
幼虫移行症················170
横川吸虫··················182
四日熱マラリア原虫········179
予防接種·················· 45
四種混合不活化ワクチン···· 91
四種混合ワクチン·········· 61

ら

らい菌···················· 77
ライノウイルス············119
ライム病·················· 96

ライム病ボレリア·········· 96
らせん菌·················· 55
ラブドウイルス············116
ランブル鞭毛虫············178

り

リーシュマニア············178
リガンド·················· 19
リケッチア科·············· 97
リケッチア属·············· 97
リケッチア・ティフィ······ 98
リケッチア・プロワゼキィ··· 98
リステリア症·············· 72
リステリア属·············· 72
リステリア・モノサイトゲネス
······················· 73
リッター病················ 62
緑膿菌···················· 86
旅行者下痢症·············· 78
淋菌···················· 66
リンホカイン·············· 39

れ

レオウイルス··············116
レクチン経路·············· 34
レジオネラ症·············· 92
レジオネラ属·············· 91
レシピエント·············· 42
レトロウイルス············115
レプトスピラ科············ 97
レプトスピラ症············ 97
レンサ球菌················ 63

ろ

老化···················· 53
ロタウイルス··············116

わ

若菜病··················171
ワクチン·················· 45

数字

Ⅰ型アレルギー············ 35
Ⅱ型アレルギー············ 37
Ⅲ型アレルギー············ 38
Ⅳ型アレルギー············ 38

（1 → 3）-β-D-グルカン········142

ギリシャ文字

β-ラクタマーゼ陰性アンピシ
リン耐性菌·············· 89
β-ラクタム系·············· 57

欧文

ABO 式血液型·············· 30
A 型肝炎ウイルス··········125
A 群レンサ球菌············ 63
BCG ワクチン·············· 76
BLNAR···················· 89
B 型肝炎ウイルス··········125
B 群レンサ球菌············ 64
B 細胞抗原レセプター······ 27
B リンパ球················ 26
CD 分類·················· 24
CNS 感染症················ 62
C 型肝炎ウイルス··········126
DNA ウイルス··············113
D 型肝炎ウイルス··········126
EB ウイルス··············114
E 型肝炎ウイルス··········126
GVH 反応·················· 43
Hib······················ 89
HLA······················ 42
JC ウイルス··············133
M. avium complex········ 77
MAC······················ 77
MRSA···················· 62
NTD······················177
Q 熱···················· 97
Rh 式血液型·············· 31
RNA ウイルス··············115
RS ウイルス··············117
S. aureus 感染症········ 62
Schick 試験·············· 72
STI··················66, 128
T 細胞·················· 25
T 細胞抗原レセプター······ 26
T リンパ球················ 25
Widal 反応················ 80

| 看護微生物学　第4版 | ISBN978-4-263-23724-3 |

1993年 3月 5日　第1版第1刷発行
2001年 1月20日　第2版第1刷発行
2010年 3月10日　第3版第1刷発行
2019年 3月25日　第4版第1刷発行
2020年 1月10日　第4版第2刷発行

編著者　今 西 二 郎
　　　　市 村　　宏
発行者　白 石 泰 夫

発行所　医歯薬出版株式会社

〒113-8612　東京都文京区本駒込1-7-10
TEL.（03）5395-7618（編集）・7616（販売）
FAX.（03）5395-7609（編集）・8563（販売）
https://www.ishiyaku.co.jp/
郵便振替番号 00190-5-13816

乱丁，落丁の際はお取り替えいたします　　印刷・あづま堂印刷／製本・皆川製本所

© Ishiyaku Publishers, Inc., 1993, 2019. Printed in Japan

本書の複製権・翻訳権・翻案権・上映権・譲渡権・貸与権・公衆送信権（送信可能化権を含む）・口述権は，医歯薬出版（株）が保有します．
本書を無断で複製する行為（コピー，スキャン，デジタルデータ化など）は，「私的使用のための複製」などの著作権法上の限られた例外を除き禁じられています．また私的使用に該当する場合であっても，請負業者等の第三者に依頼し上記の行為を行うことは違法となります．

JCOPY ＜出版者著作権管理機構　委託出版物＞
本書をコピーやスキャン等により複製される場合は，そのつど事前に出版者著作権管理機構（電話 03-5244-5088，FAX 03-5244-5089，e-mail : info@jcopy.or.jp）の許諾を得てください．